瘦下 17 kg
的祕密！

漫畫版

別再勉強自己！不必節食的瘦身哲學

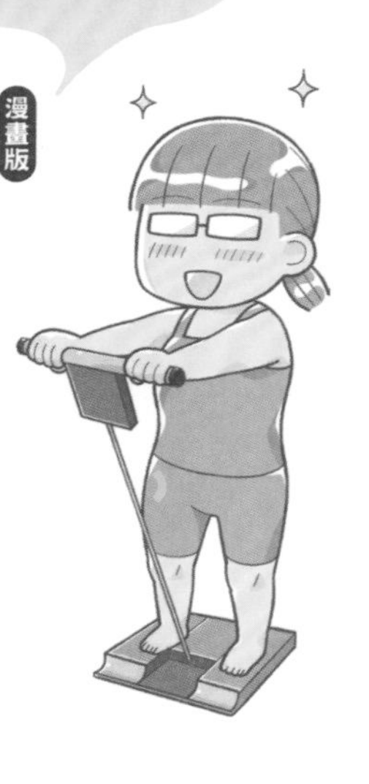

Nagimayu

Contents

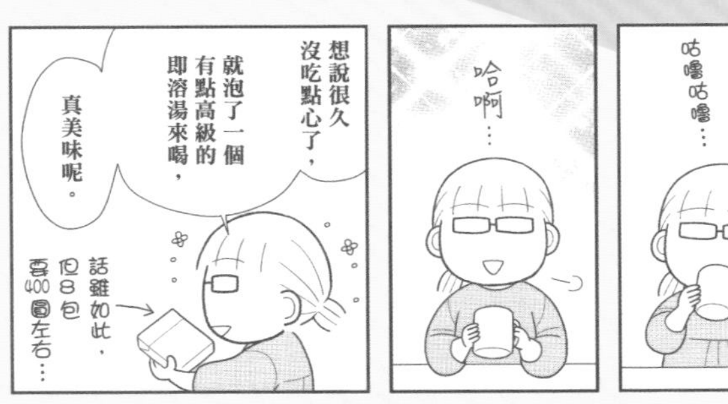

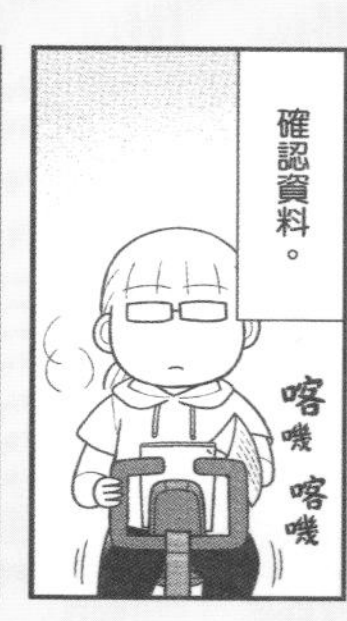
確認資料。
喀嘰
喀嘰

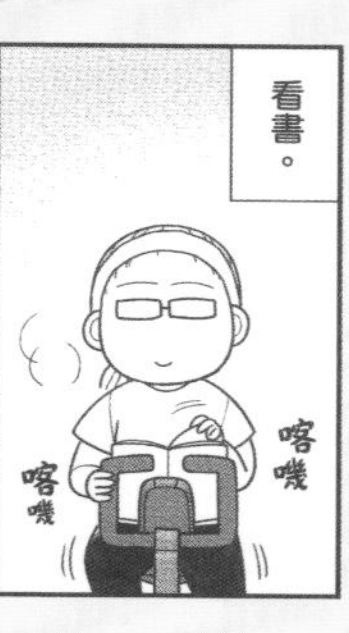
看書。
喀嘰
喀嘰

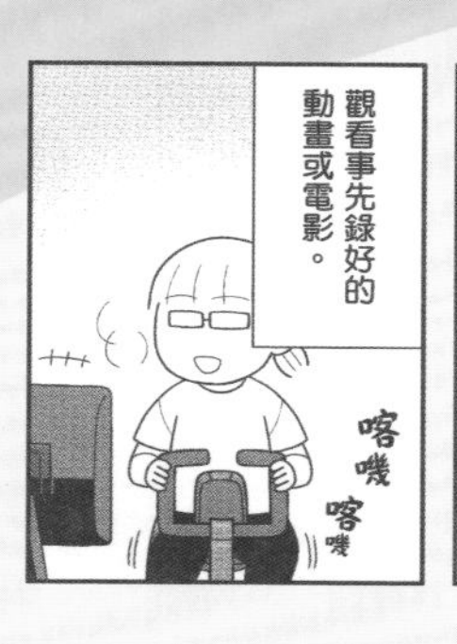
觀看事先錄好的動畫或電影。
喀嘰
喀嘰

第1話

邁入40歲後，就會愈來愈懶得減肥

大家好，
我是Nagimayu。
……
呃……
我現在，

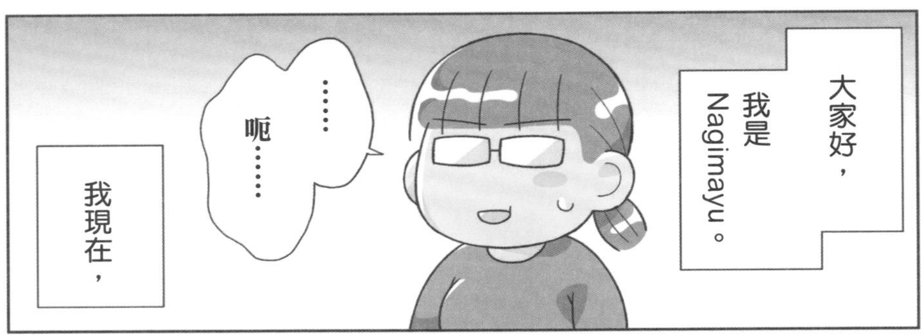

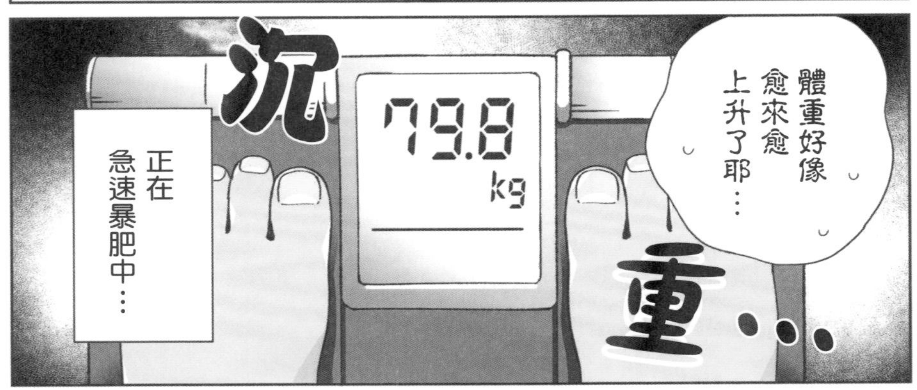

體重好像愈來愈上升了耶…
沉
79.8
kg
正在急速暴肥中…
重…

雖然身高171公分算挺高的，
但這個體重還是過胖了啊…
全身上下的肥肉確實都增加了…
晃動
晃動
沒辦法了，
稍微控制一下食量吧…
唉…
吃東西還要在意這些好麻煩喔。
份量是平時的一半。

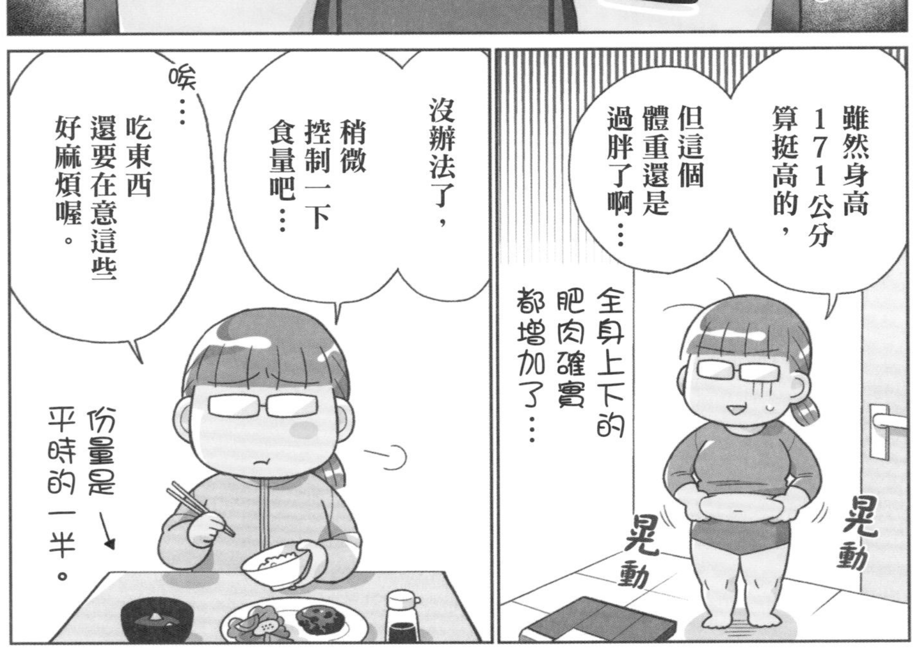

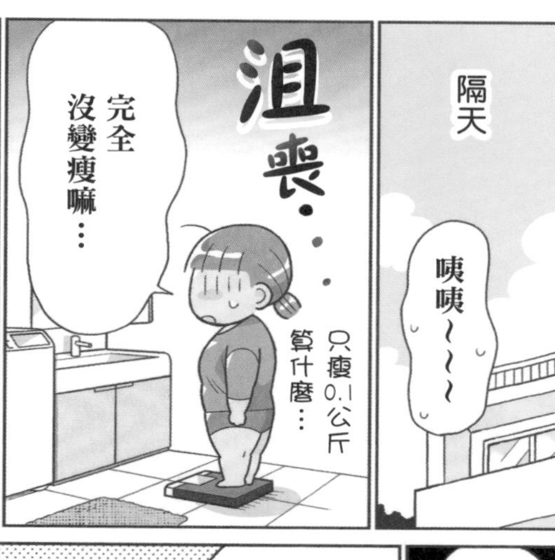
隔天
咦咦～～～
沮喪・・・
完全沒變瘦嘛…
只瘦0.1公斤算什麼…

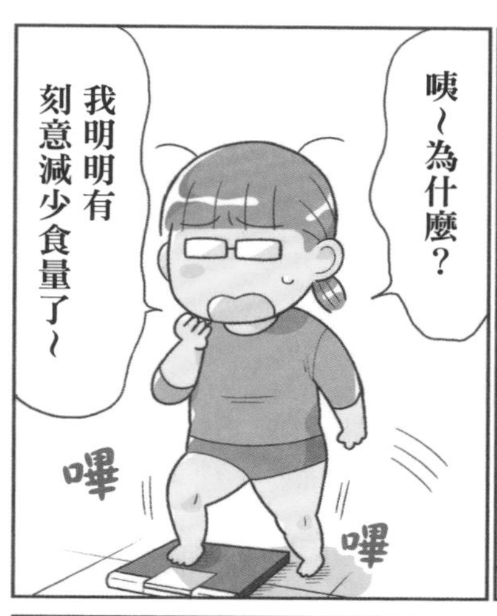
咦～為什麼？
我明明有刻意減少食量了～
嗶
嗶

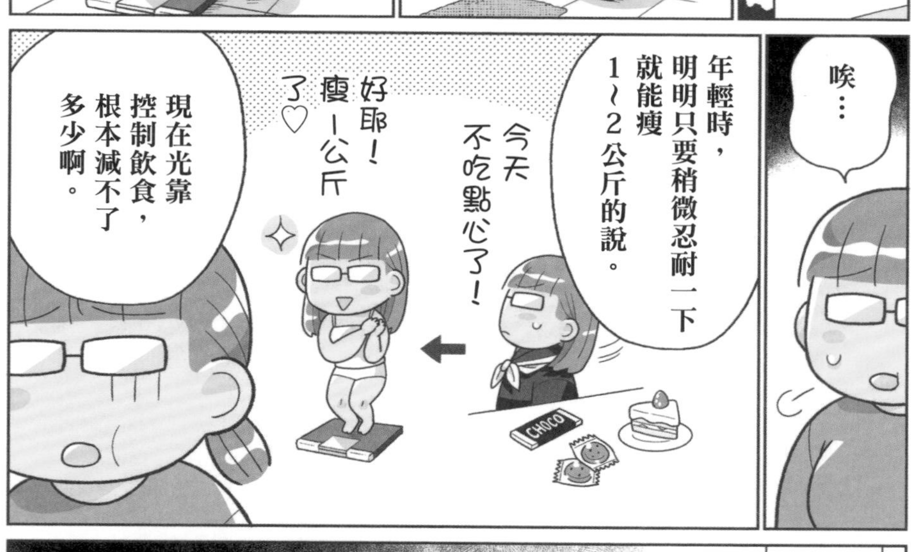
唉…
年輕時，明明只要稍微忍耐一下就能瘦1～2公斤的說。
今天不吃點心了！
好耶！瘦1公斤了♡
CHOCO
現在光靠控制飲食，根本減不了多少啊。

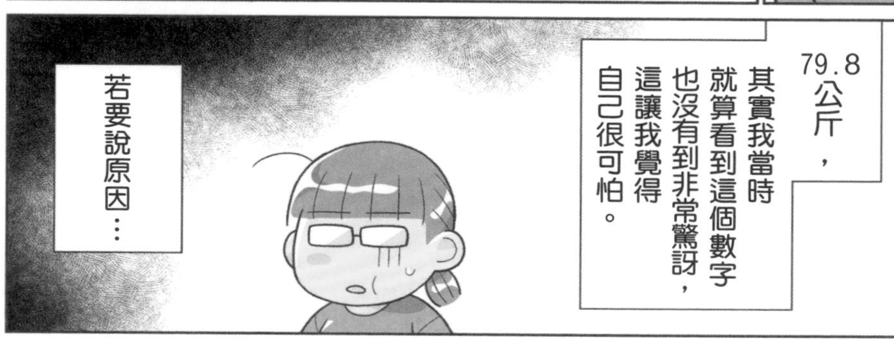
79.8公斤，
其實我當時就算看到這個數字也沒有到非常驚訝，
這讓我覺得自己很可怕。
若要說原因…

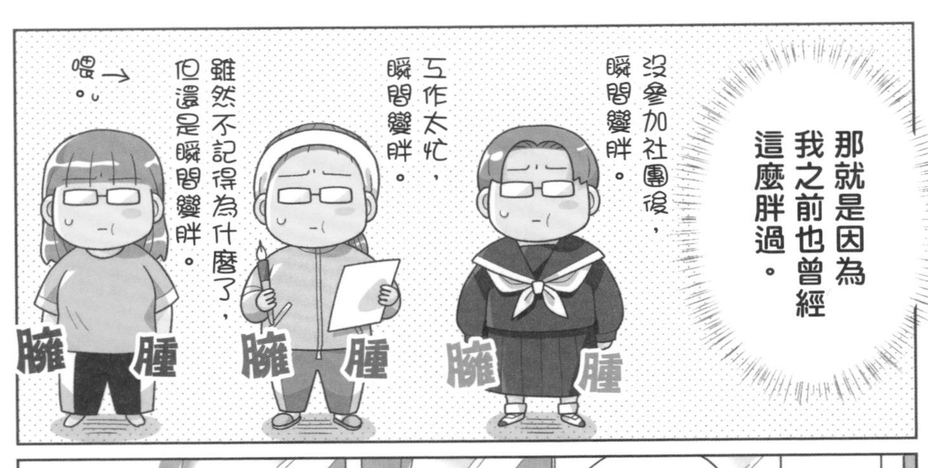
那就是因為
我之前也曾經
這麼胖過。
沒參加社團後，
瞬間變胖。
工作太忙，
瞬間變胖。
雖然不記得為什麼了，
但還是瞬間變胖。
嗯。→
臃
腫
臃
腫
臃
腫

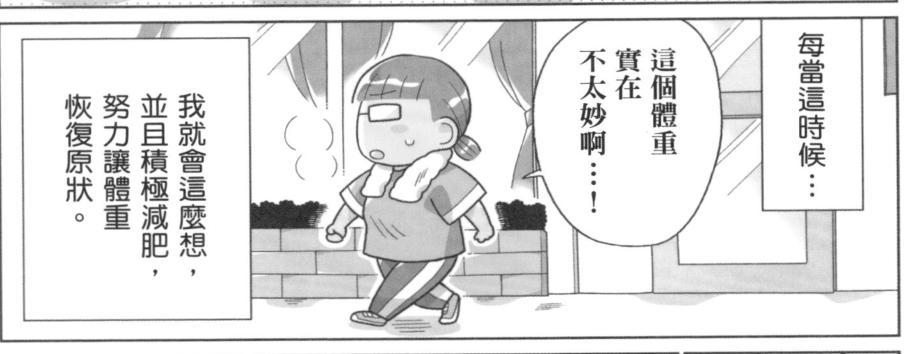
每當這時候…
這個體重
實在
不太妙啊…！
我就會這麼想，
並且積極減肥，
努力讓體重
恢復原狀。

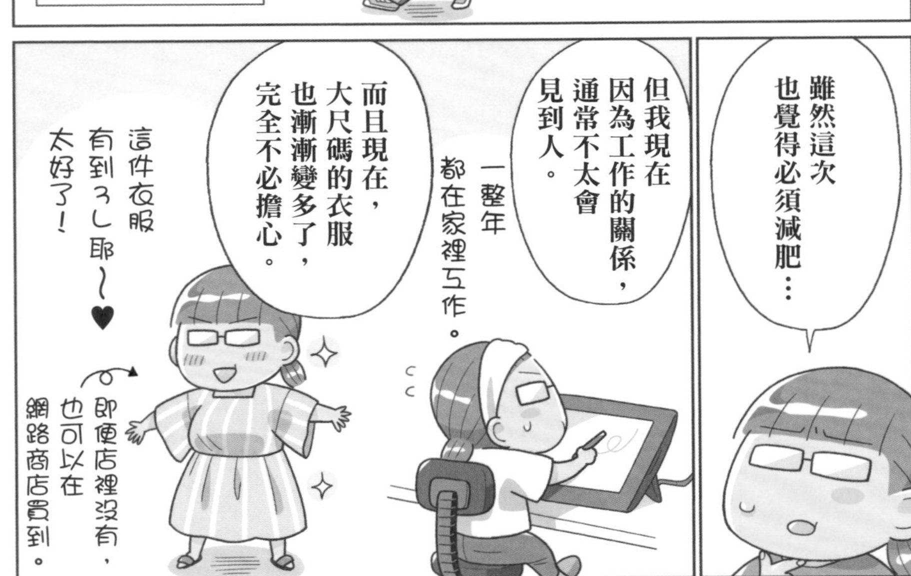
雖然這次
也覺得必須減肥…
但我現在
因為工作的關係，
通常不太會
見到人。
一整年
都在家裡工作。
而且現在，
大尺碼的衣服
也漸漸變多了，
完全不必擔心。
這件衣服
有到ㄋㄟ耶～
太好了！
即便店裡沒有，
也可以在
網路商店買到。

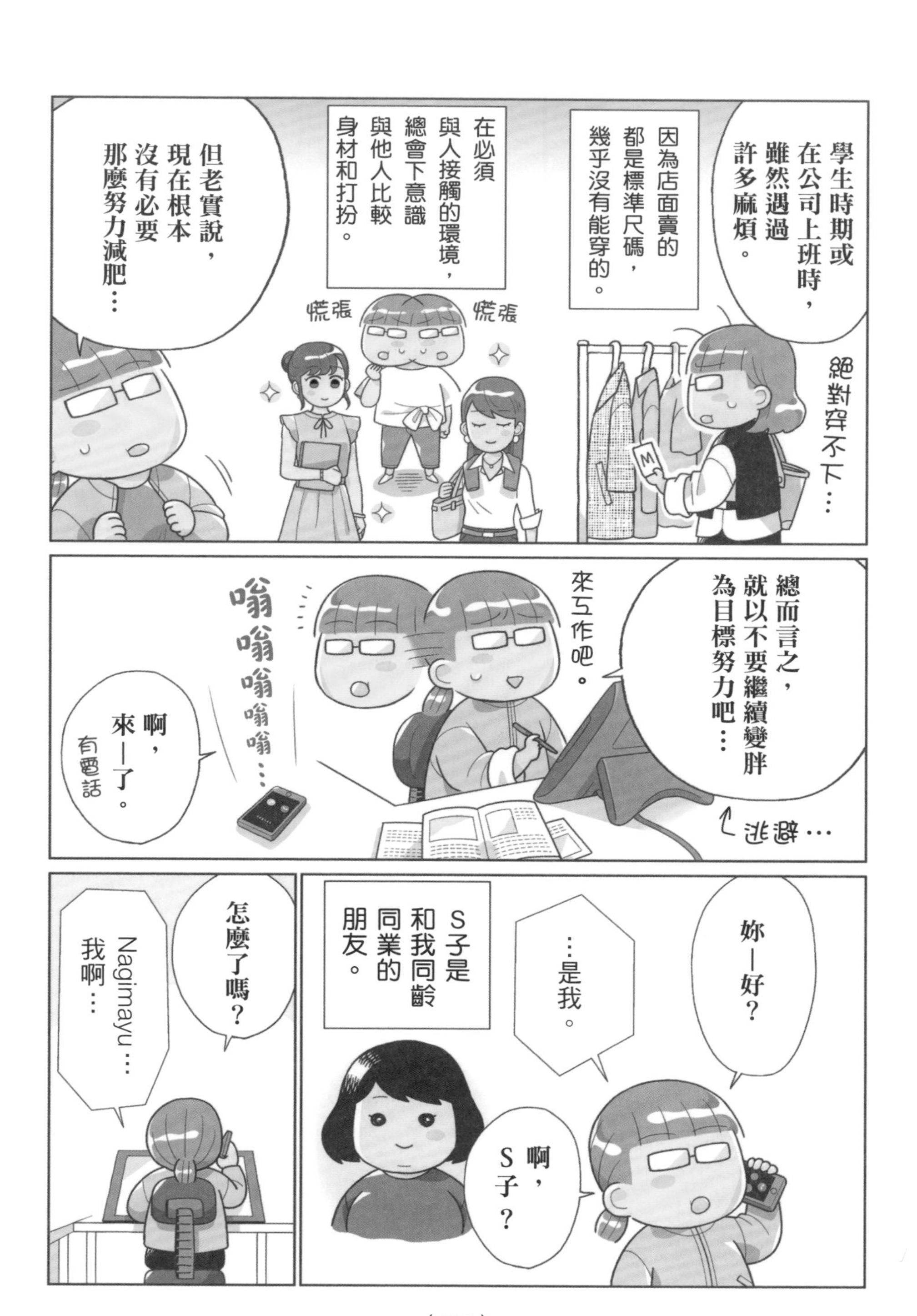
學生時期或在公司上班時，雖然遇過許多麻煩。
因為店面賣的都是標準尺碼，幾乎沒有能穿的。
絕對穿不下…
M
在必須與人接觸的環境，總會下意識與他人比較身材和打扮。
慌張
慌張
但老實說，現在根本沒有必要那麼努力減肥…
總而言之，就以不要繼續變胖為目標努力吧…
逃避…
來工作吧。
嗡嗡嗡嗡嗡…
啊，來—了。
有電話
妳—好？
…是我。
S子是和我同齡同業的朋友。
啊，S子？
怎麼了嗎？
Nagimayu…我啊…

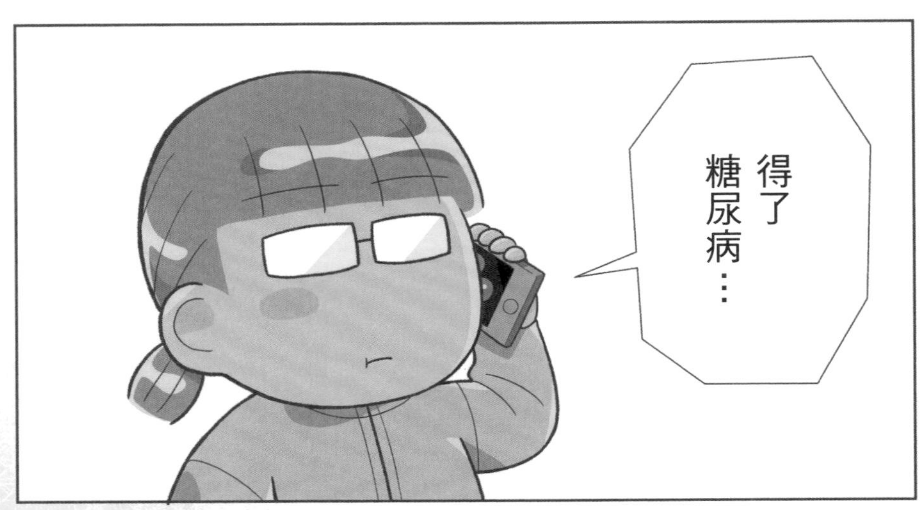
得了糖尿病…

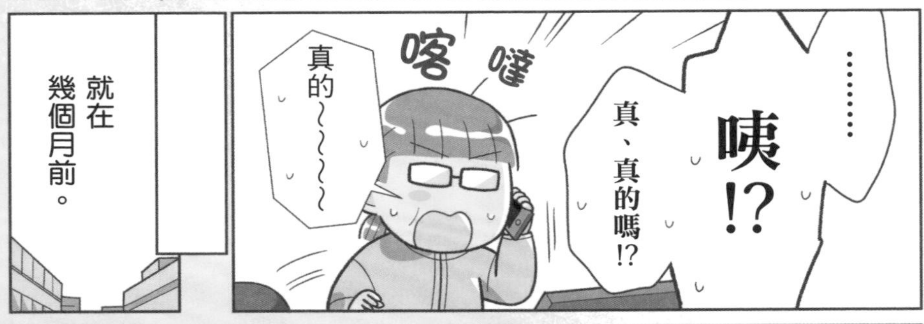
………
咦!?
真、真的嗎!?
喀噠
真的~~~~~
就在幾個月前。

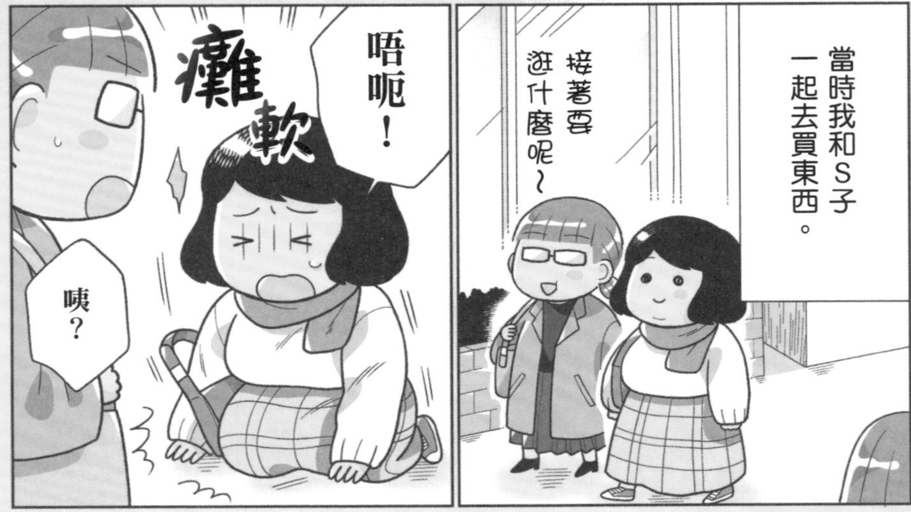
當時我和S子一起去買東西。
接著要逛什麼呢~
唔呃!
癱軟
咦?

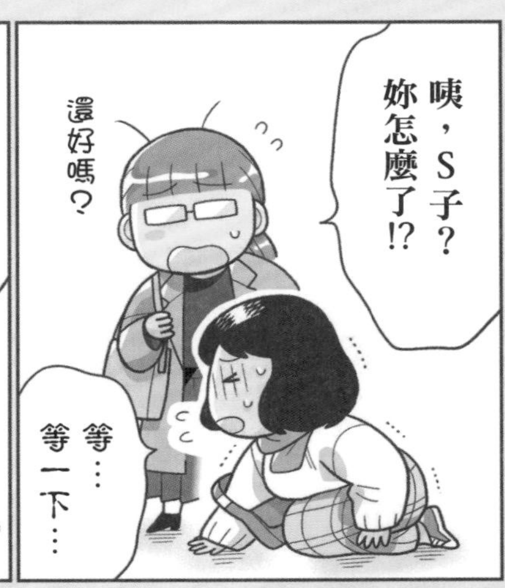
咦，S子？妳怎麼了!?
還好嗎？
等…等一下…

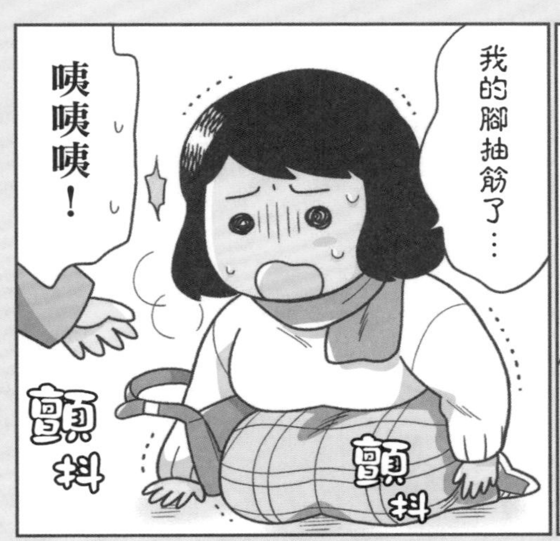
我的腳抽筋了…
咦咦咦！
顫抖
顫抖

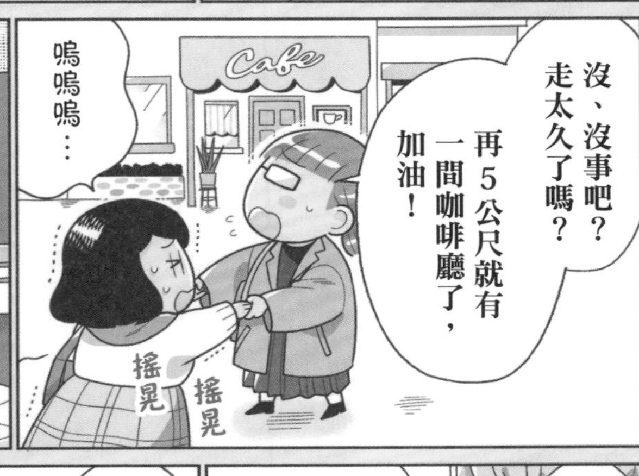
沒、沒事吧？走太久了嗎？
再5公尺就有一間咖啡廳了，加油！
嗚嗚嗚…
Cafe
搖晃
搖晃

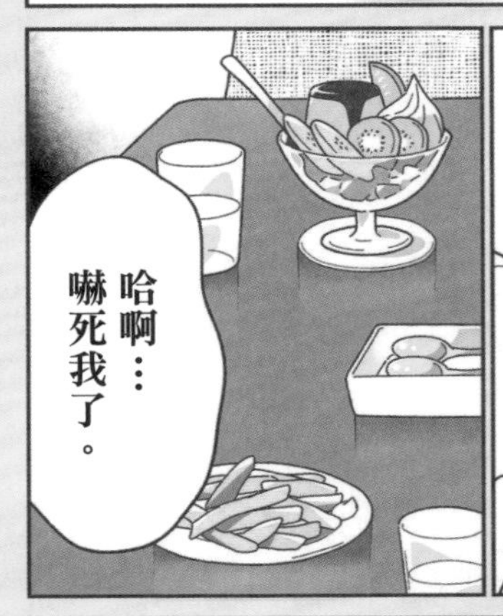
哈啊…嚇死我了。

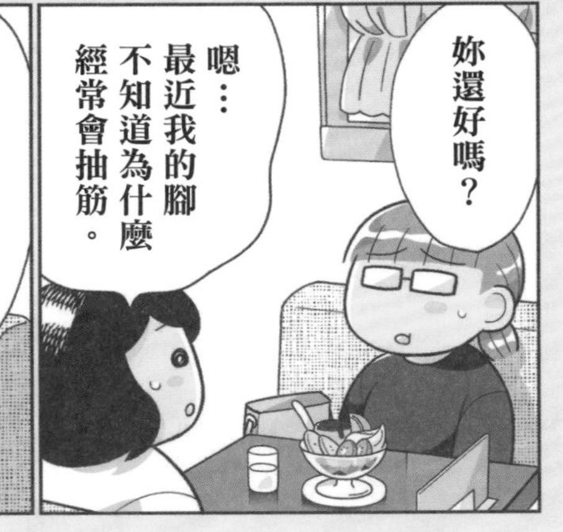
妳還好嗎？
嗯…最近我的腳不知道為什麼經常會抽筋。

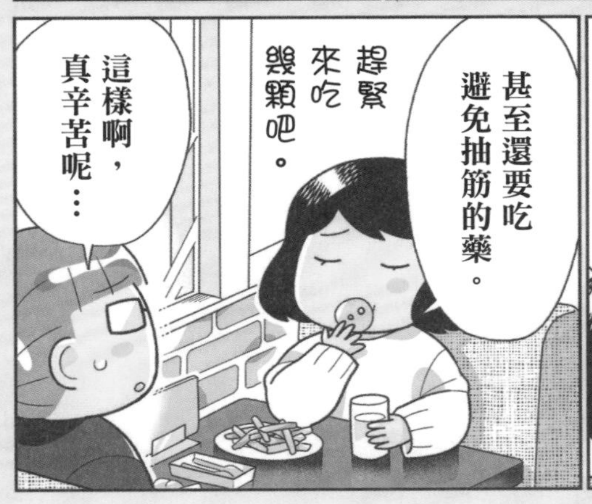
甚至還要吃避免抽筋的藥。
趕緊來吃幾顆吧。
這樣啊，真辛苦呢…

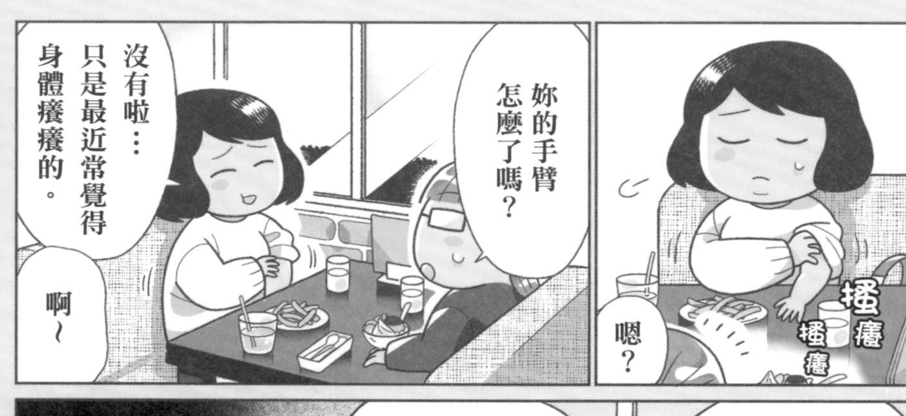

搔癢
搔癢
嗯？
妳的手臂怎麼了嗎？
沒有啦⋯只是最近常覺得身體癢癢的。
啊～

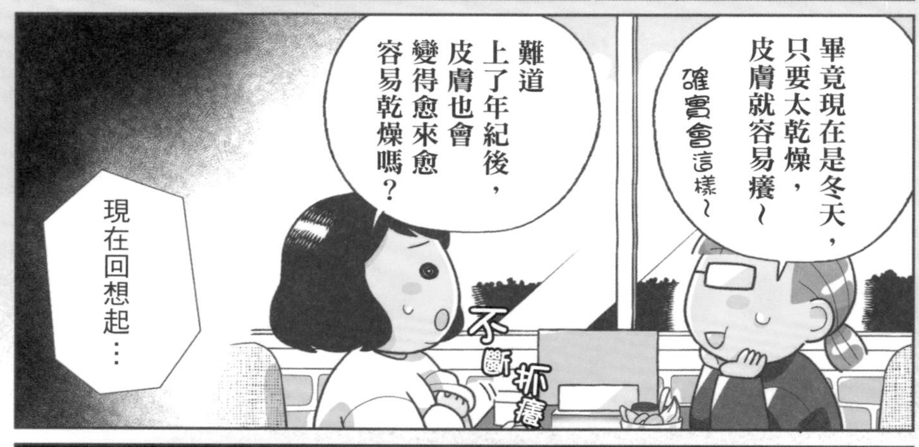

畢竟現在是冬天，只要太乾燥，皮膚就容易癢～
確實會這樣～
難道上了年紀後，皮膚也會變得愈來愈容易乾燥嗎？
不斷抓癢
現在回想起⋯

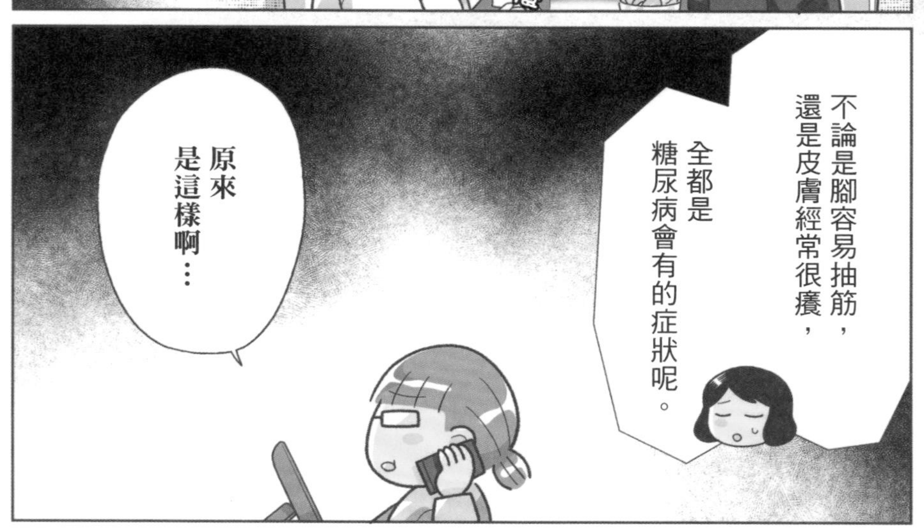

不論是腳容易抽筋，還是皮膚經常很癢，
全都是糖尿病會有的症狀呢。
原來是這樣啊⋯

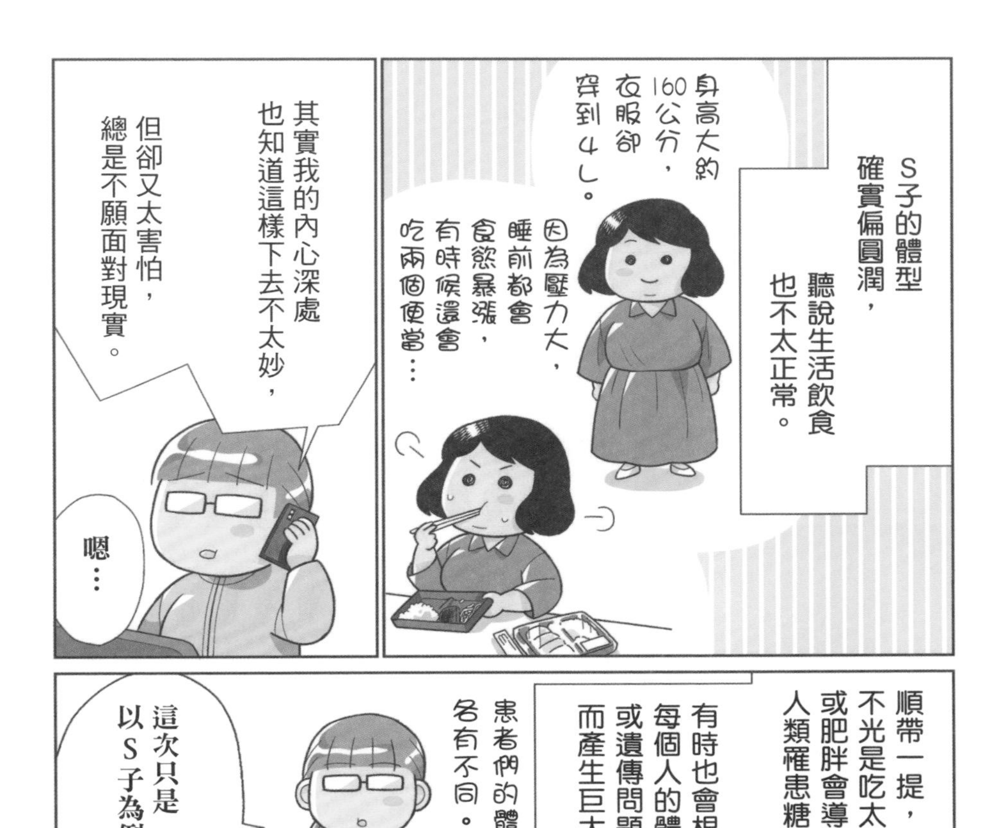
S子的體型確實偏圓潤，
聽說生活飲食也不太正常。
身高大約160公分，衣服卻穿到4L。
因為壓力大，睡前都會食慾暴漲，有時候還會吃兩個便當…
其實我的內心深處也知道這樣下去不太妙，
但卻又太害怕，總是不願面對現實。
嗯…

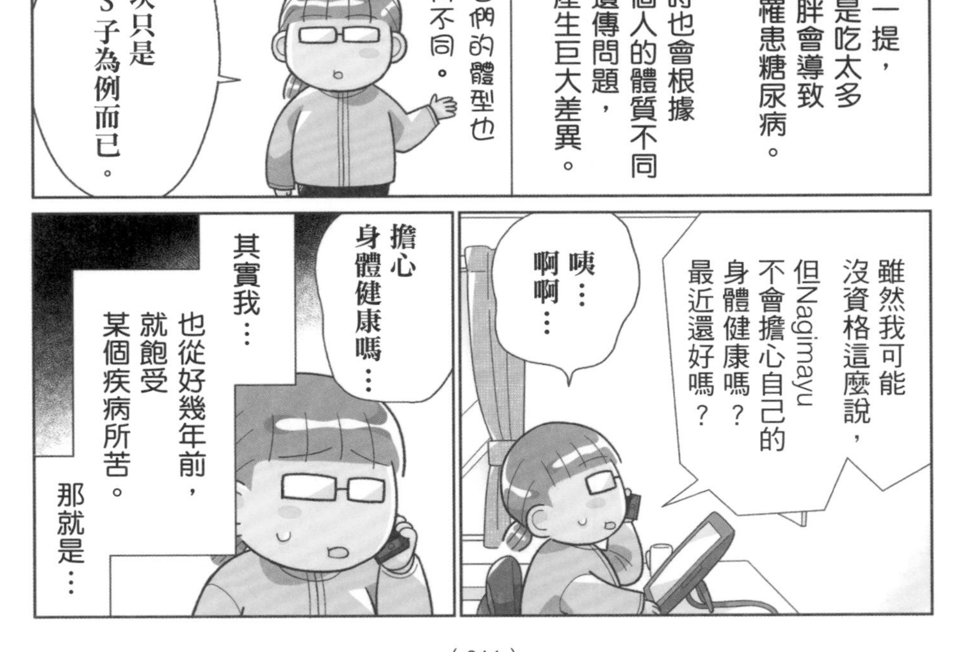
順帶一提，不光是吃太多或肥胖會導致人類罹患糖尿病。
有時也會根據每個人的體質不同或遺傳問題，而產生巨大差異。
患者們的體型也各有不同。
這次只是以S子為例而已。
雖然我可能沒資格這麼說，但Nagimayu不會擔心自己的身體健康嗎？最近還好嗎？
咦…啊啊…
擔心身體健康嗎…
其實我…
也從好幾年前，就飽受某個疾病所苦。
那就是…

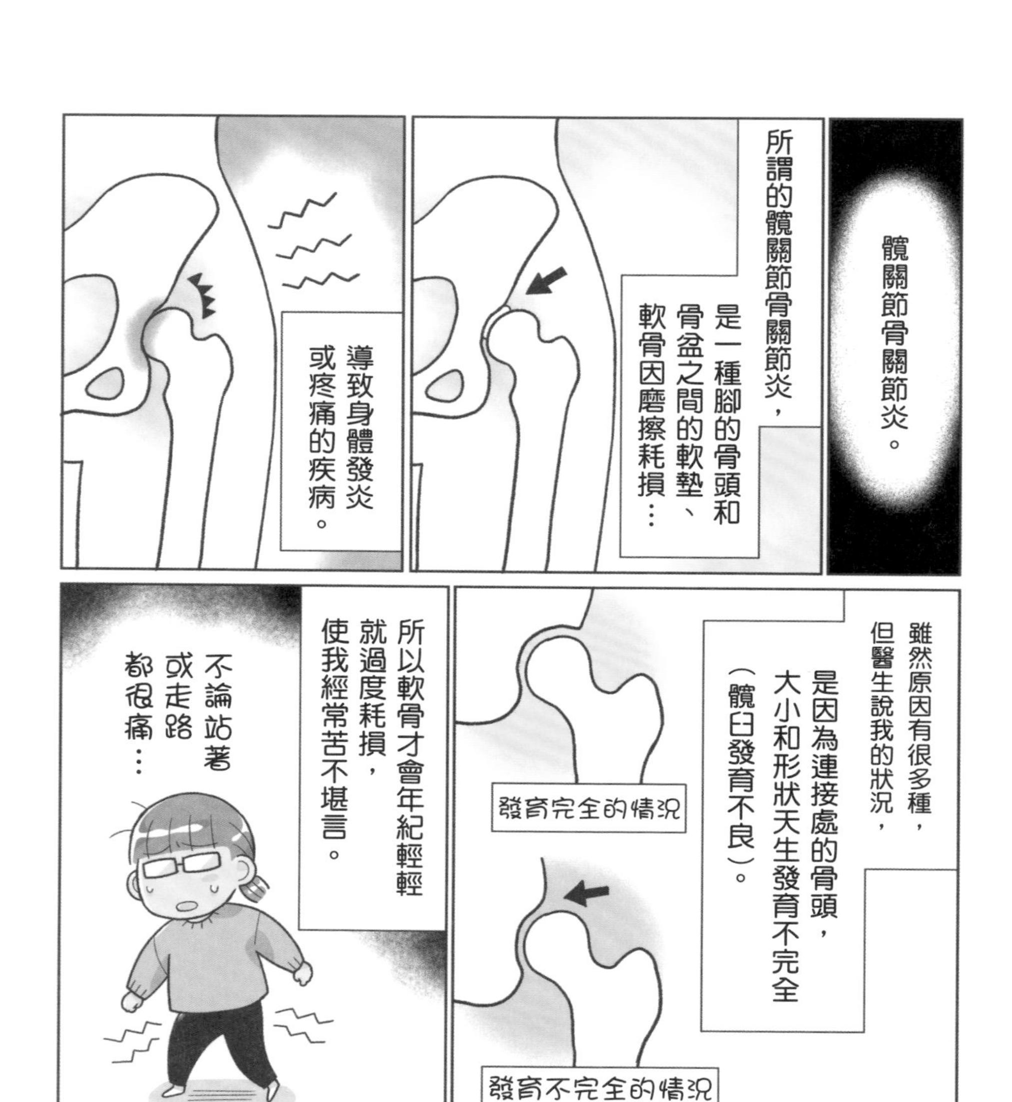
髖關節骨關節炎。
所謂的髖關節骨關節炎，
是一種腳的骨頭和骨盆之間的軟墊、軟骨因磨擦耗損…
導致身體發炎或疼痛的疾病。
雖然原因有很多種，但醫生說我的狀況，
是因為連接處的骨頭，大小和形狀天生發育不完全（髖臼發育不良）。
發育完全的情況
發育不完全的情況
所以軟骨才會年紀輕輕就過度耗損，使我經常苦不堪言。
不論站著或走路都很痛…

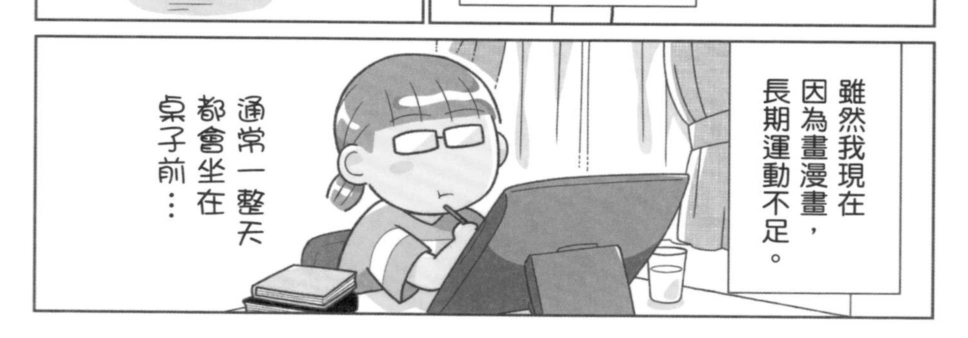
雖然我現在因為畫漫畫，長期運動不足。
通常一整天都會坐在桌子前…

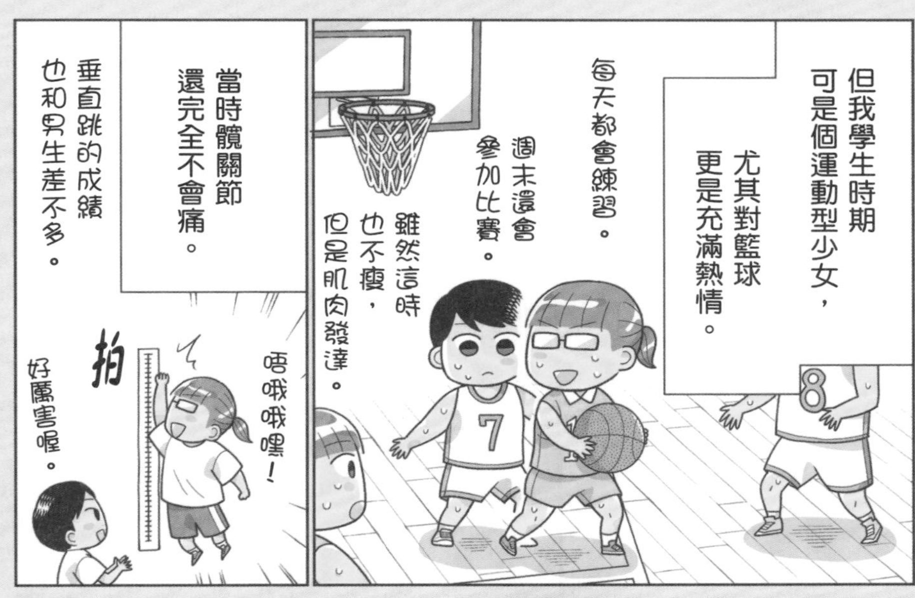
但我學生時期
可是個運動型少女，
尤其對籃球
更是充滿熱情。
每天都會練習。
週末還會
參加比賽。
雖然這時
也不瘦，
但是肌肉發達。
當時髖關節
還完全不會痛。
垂直跳的成績
也和男生差不多。
拍
唔哦哦嘿！
好厲害喔。

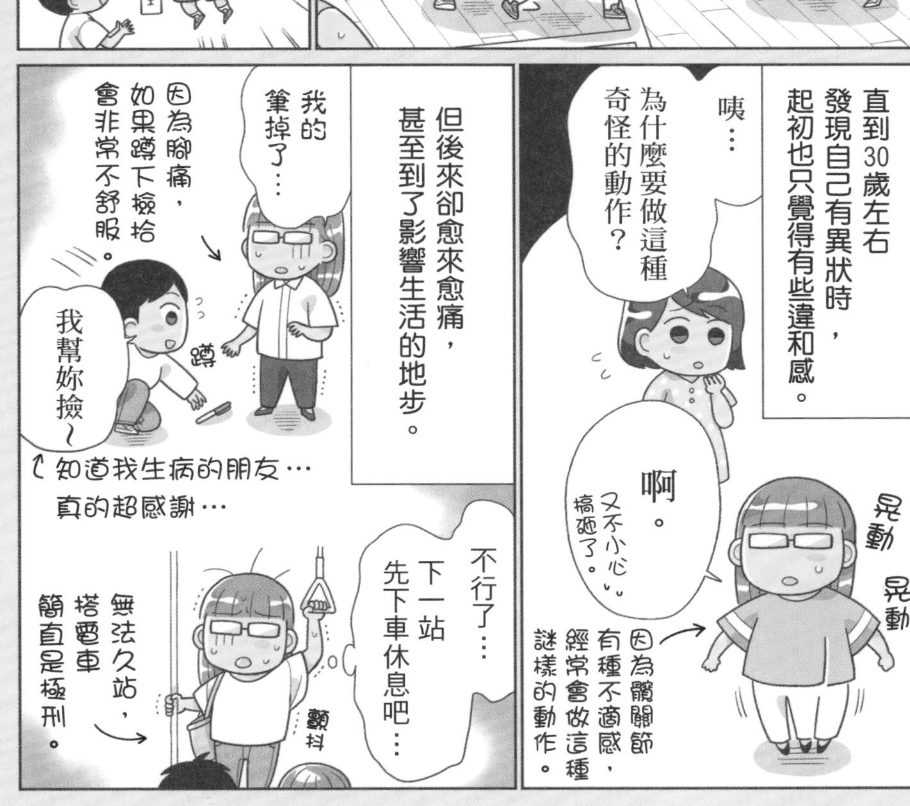
直到30歲左右
發現自己有異狀時，
起初也只覺得有些違和感。
咦…
為什麼要做這種
奇怪的動作？
啊。
又不小心
搞砸了。
晃動
晃動
因為髖關節
有種不適感，
經常會做這種
謎樣的動作。
但後來卻愈來愈痛，
甚至到了影響生活的地步。
我的
筆掉了…
因為腳痛，
如果蹲下撿拾
會非常不舒服。
蹲
我幫妳撿~
知道我生病的朋友…
真的超感謝…
不行了…
下一站
先下車休息吧…
顫抖
無法久站，
搭電車
簡直是極刑。

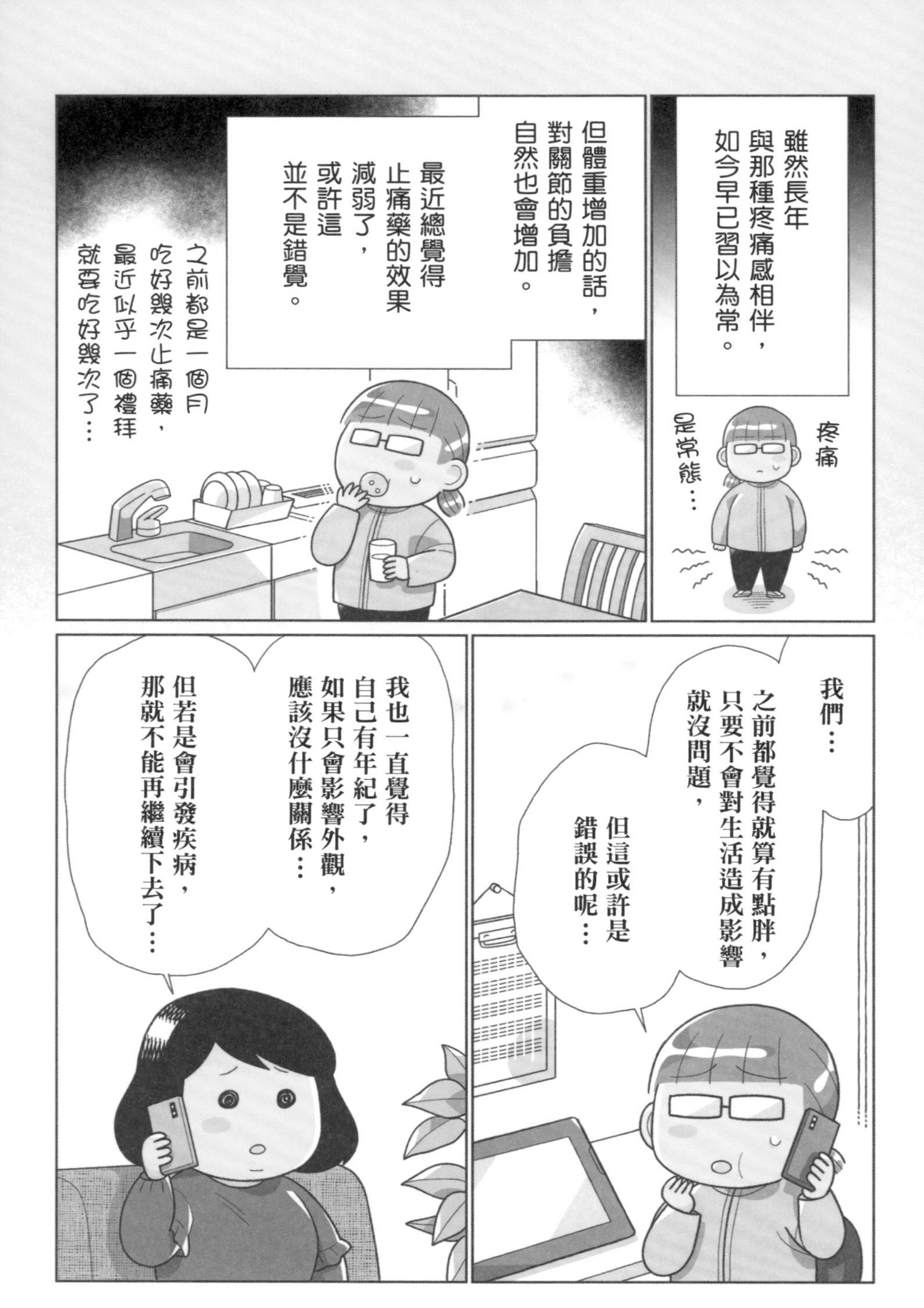
雖然長年
與那種疼痛感相伴，
如今早已習以為常。
疼痛
是常態…
但體重增加的話，
對關節的負擔
自然也會增加。
最近總覺得
止痛藥的效果
減弱了，
或許這
並不是錯覺。
之前都是一個月
吃好幾次止痛藥，
最近似乎一個禮拜
就要吃好幾次了…
我們…
之前都覺得就算有點胖，
只要不會對生活造成影響
就沒問題，
但這或許是
錯誤的呢…
我也一直覺得
自己有年紀了，
如果只會影響外觀，
應該沒什麼關係…
但若是會引發疾病，
那就不能再繼續下去了…

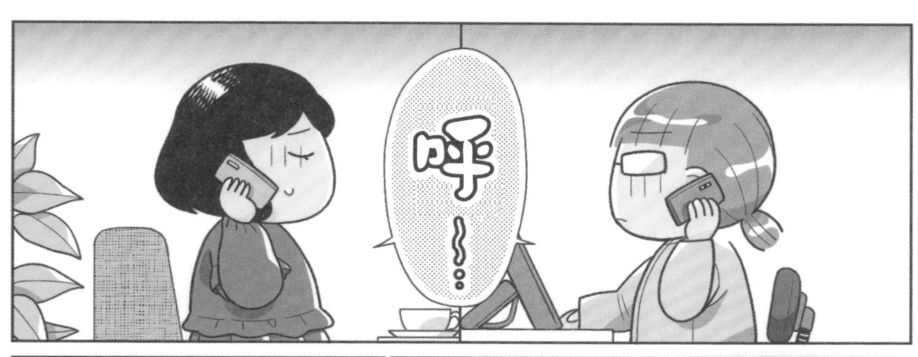
呼～～⋯⋯

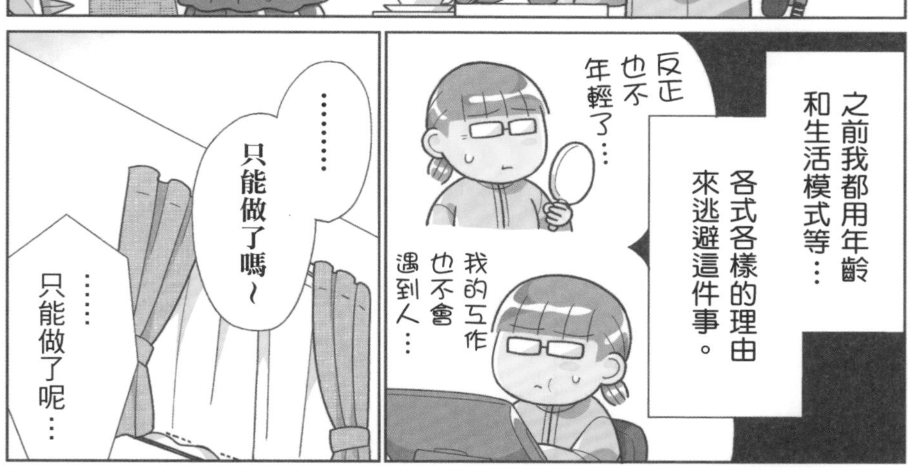
之前我都用年齡和生活模式等⋯⋯
各式各樣的理由來逃避這件事。
反正也不年輕了⋯
我的工作也不會遇到人⋯
⋯⋯⋯只能做了嗎～
⋯⋯只能做了呢⋯

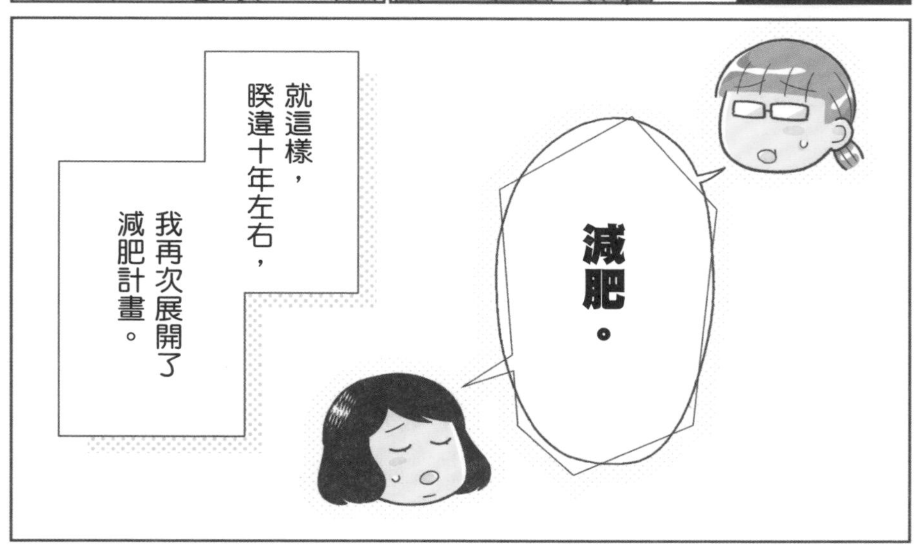
減肥。
就這樣，睽違十年左右，
我再次展開了減肥計畫。

第2話

看完過去的減肥日記後，終於下定決心

不過…
減肥啊。
雖然上次減肥
已經是好幾年前的事，
基本上
記不太清楚了…
是……
10年前嗎？

但依稀記得
當時真的很努力，
而且每天
都過得超痛苦的…
印象
模
糊…

這次也要
拚死努力
才會
有所成果嗎…
討厭啦～～
好不想努力…
倒下
話說回來，
我到底為什麼
每次都會
復胖啊？

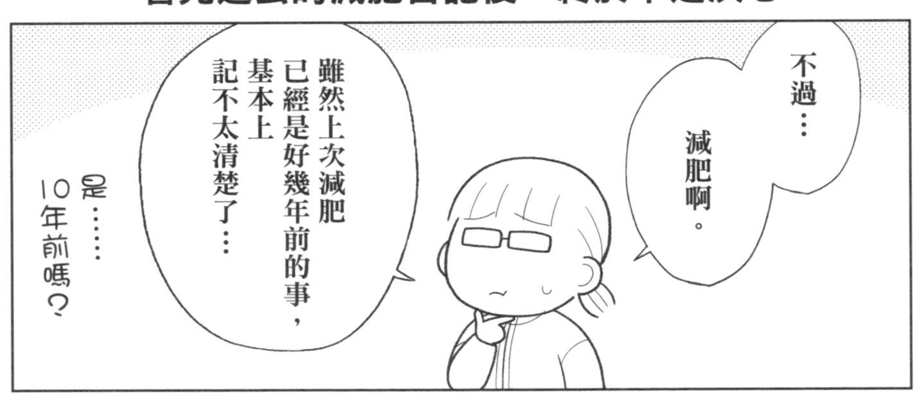

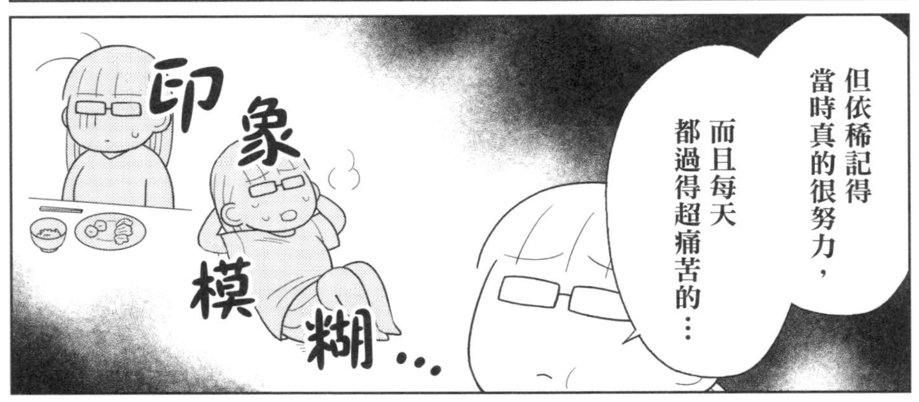

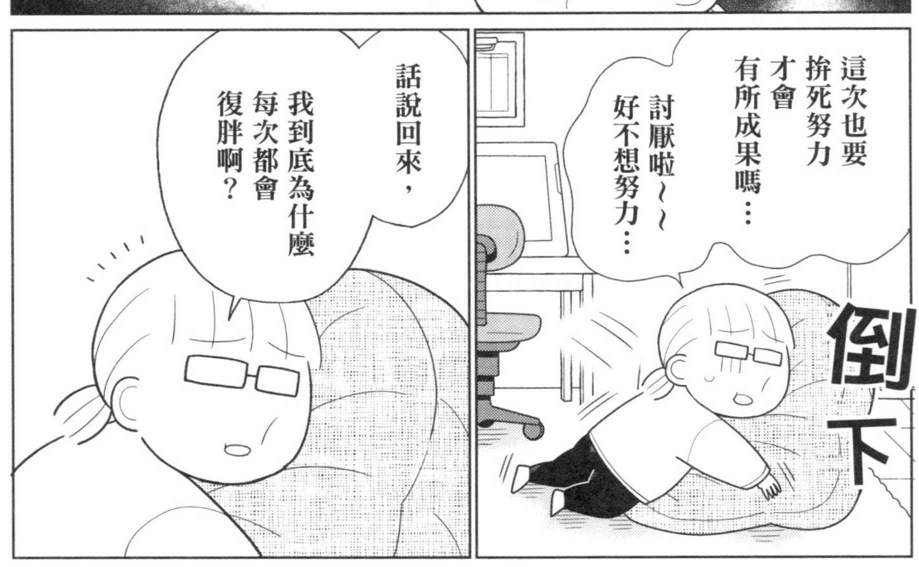

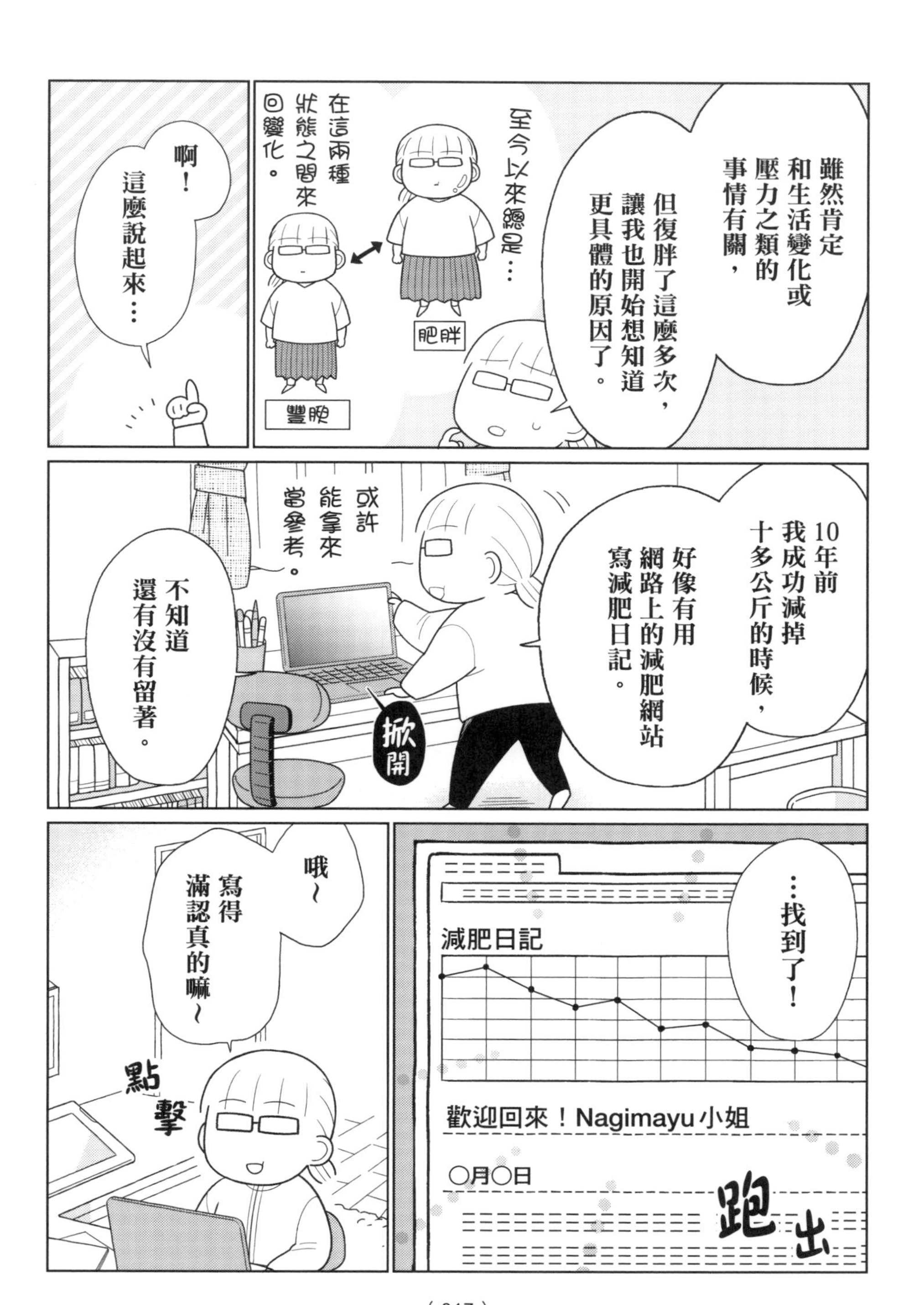
雖然肯定和生活變化或壓力之類的事情有關，
但復胖了這麼多次，讓我也開始想知道更具體的原因了。
至今以來總是…
在這兩種狀態之間來回變化。
肥胖
豐腴
啊！這麼說起來…
10年前我成功減掉十多公斤的時候，好像有用網路上的減肥網站寫減肥日記。
或許能拿來當參考。
不知道還有沒有留著。
掀開
…找到了！
減肥日記
歡迎回來！Nagimayu小姐
○月○日
跑出
哦～寫得滿認真的嘛～
點擊

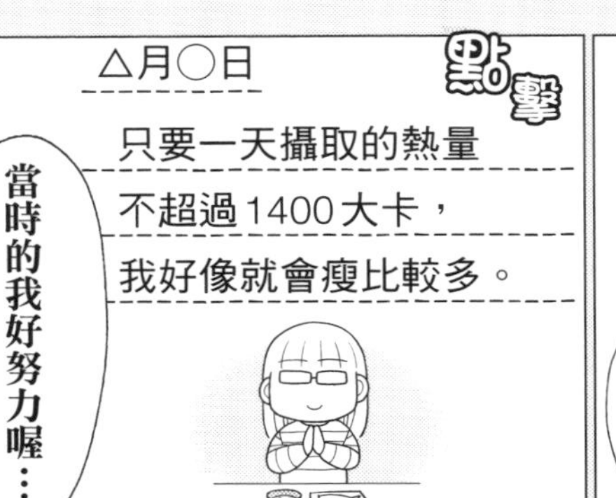

△月○日
點擊
只要一天攝取的熱量
不超過1400大卡，
我好像就會瘦比較多。
當時的我好努力喔…

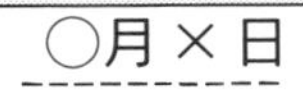

○月×日
點擊
開始控制食量後，
一天就瘦了0.9公斤呢！

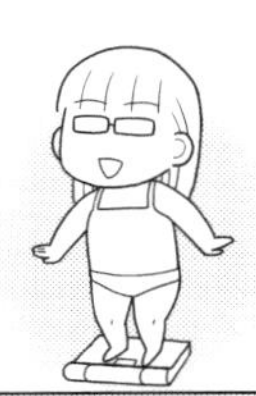

哦哦哦！

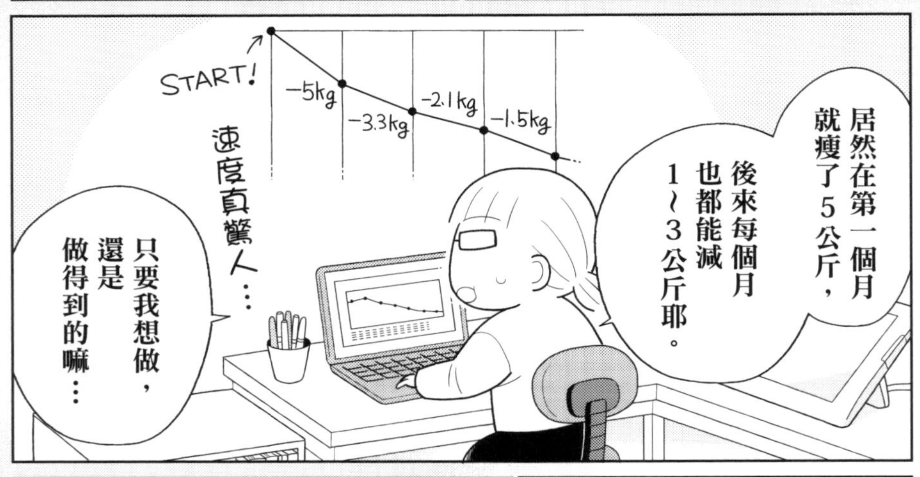

START!
-5kg
-3.3kg
-2.1kg
-1.5kg
居然在第一個月就瘦了5公斤，後來每個月也都能減1~3公斤耶。
速度真驚人…
只要我想做，還是做得到的嘛…

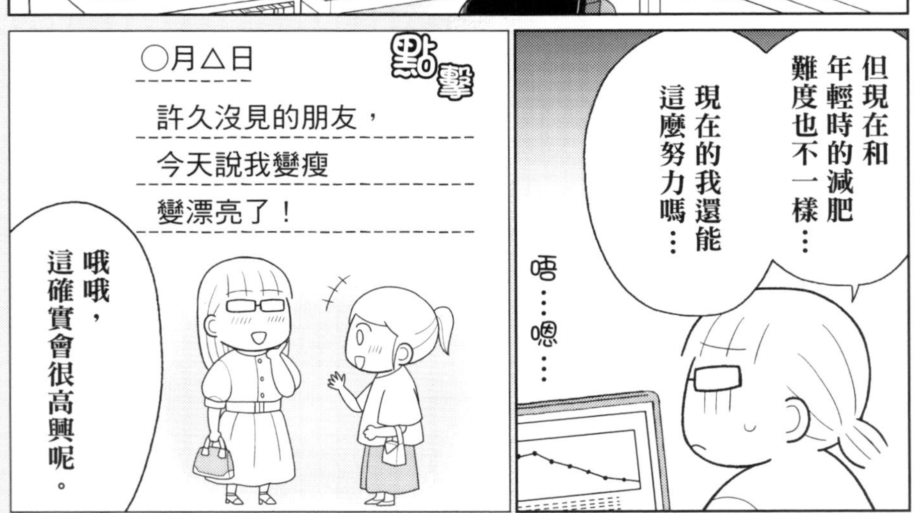

○月△日
點擊
許久沒見的朋友，
今天說我變瘦
變漂亮了！
哦哦，這確實會很高興呢。
但現在和年輕時的減肥難度也不一樣…
現在的我還能這麼努力嗎…
唔…嗯…

△月×日

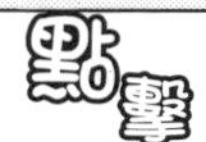

肚子好餓喔。
如果滿分是10分，現在每餐的
滿足度大概是早5：中5：晚2。

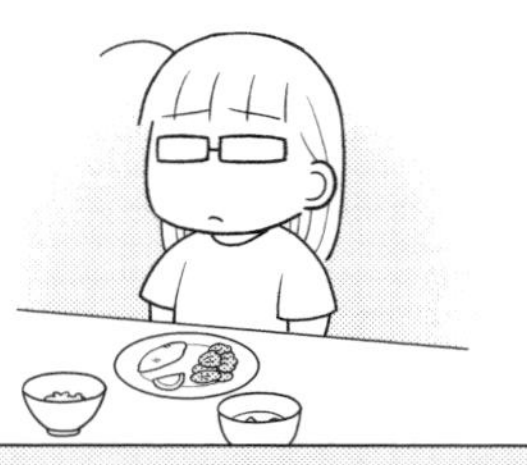

△月△日

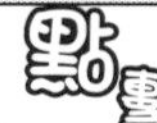

如果想變成標準體型，
就得再更瘦一點才行。
但是空腹的感覺好痛苦啊…

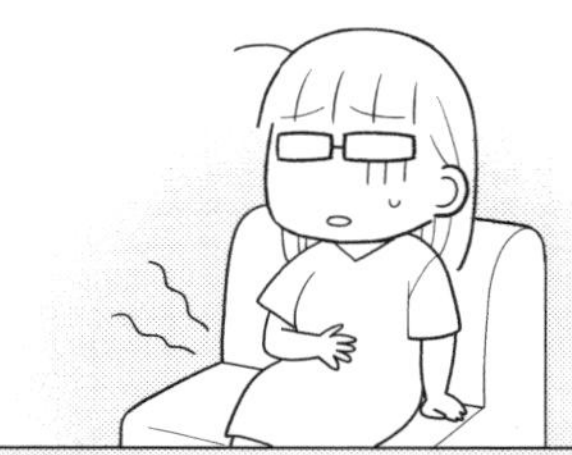

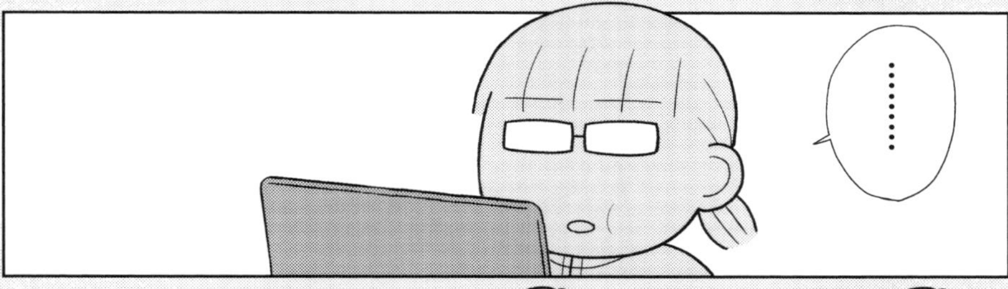

×月×日

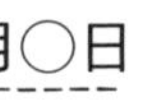

未紀錄

×月○日

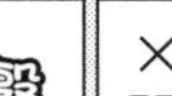

因為實在忍不住，
今天跑去
家庭餐廳吃了
漢堡排定食和聖代。

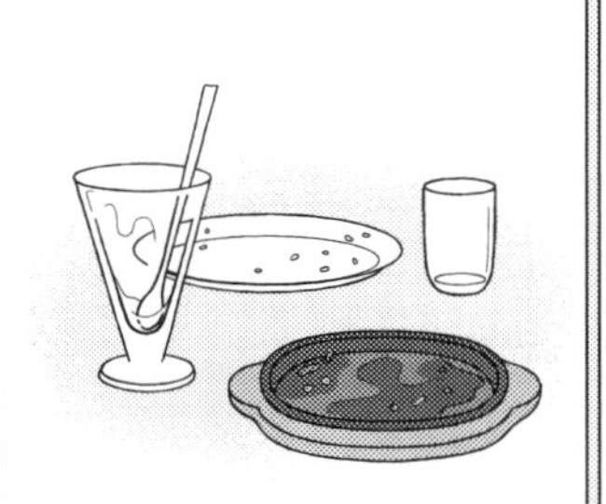

×月△日

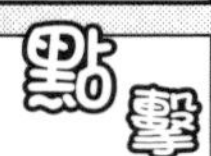

瘦的速度不像一開始
那麼快了，
但我也沒辦法
再減少食量，
該怎麼辦才好…

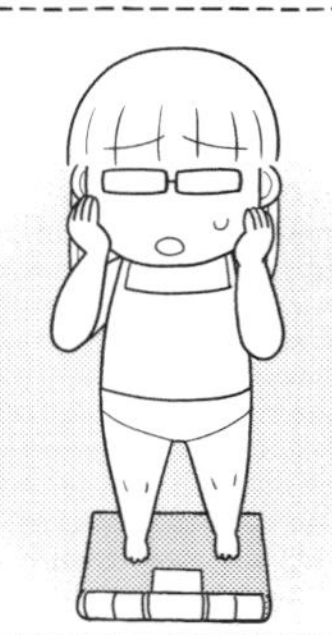

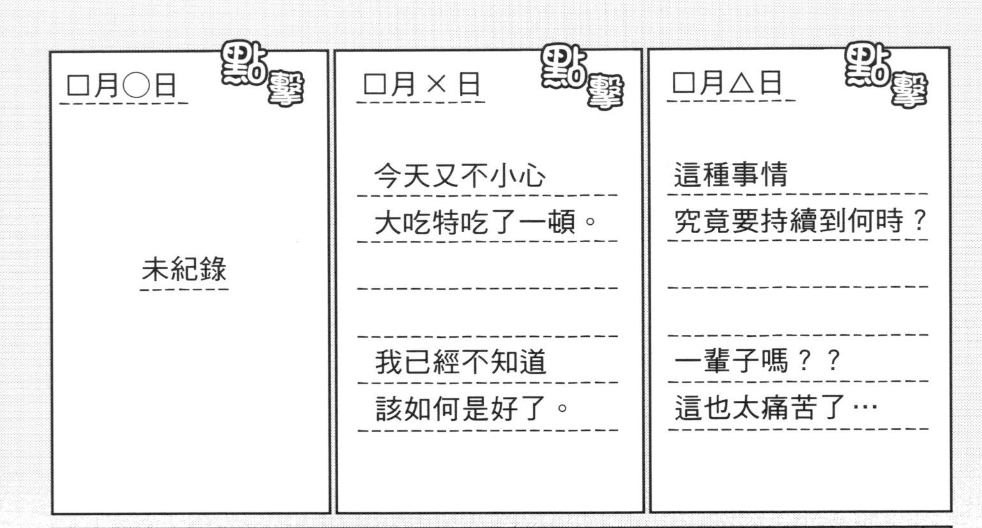
□月○日
點擊
未紀錄
□月×日
點擊
今天又不小心
大吃特吃了一頓。
我已經不知道
該如何是好了。
□月△日
點擊
這種事情
究竟要持續到何時？
一輩子嗎？？
這也太痛苦了…

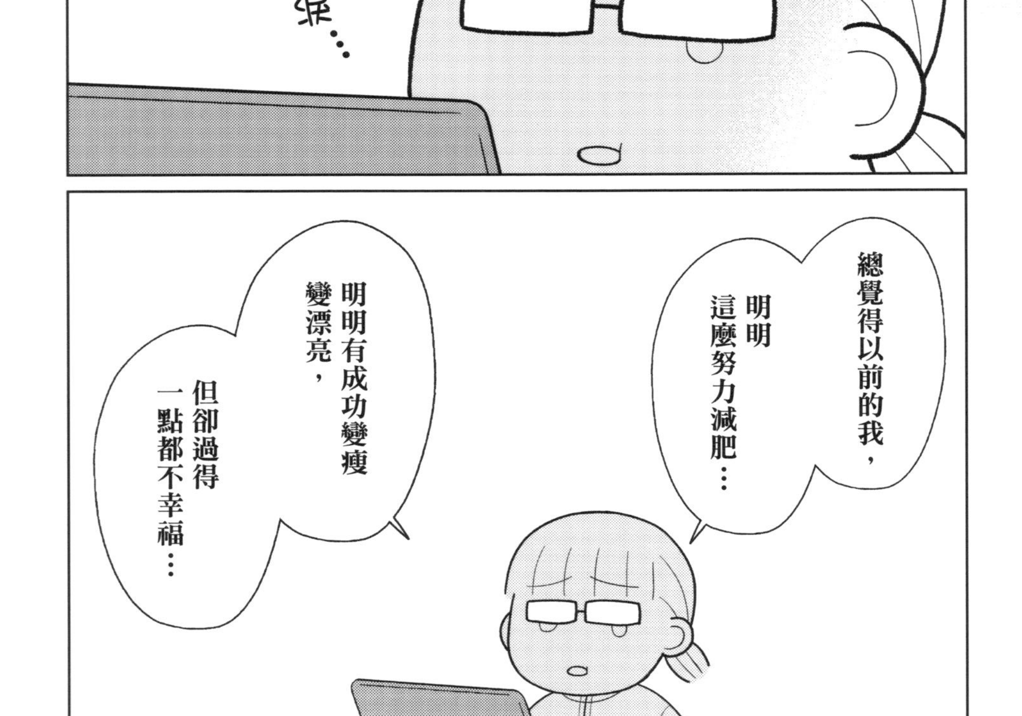
泣淚…
總覺得以前的我，明明這麼努力減肥…
明明有成功變瘦變漂亮，但卻一點都不幸福…

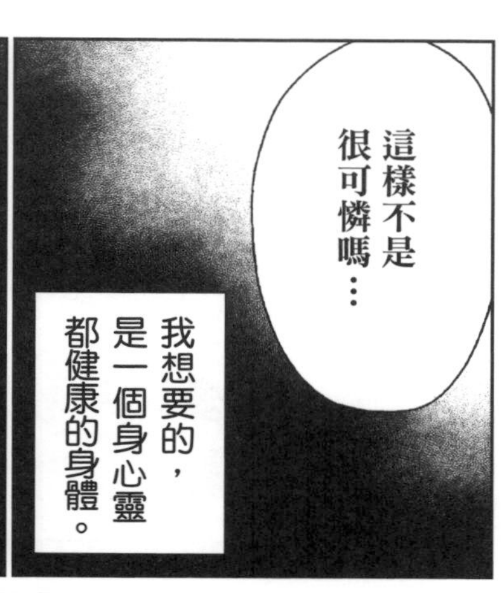
這樣不是
很可憐嗎…
我想要的，
是一個身心靈
都健康的身體。

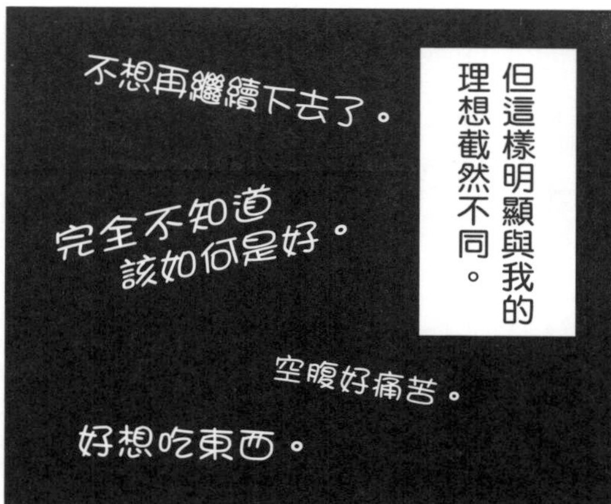
但這樣明顯與我的
理想截然不同。
不想再繼續下去了。
完全不知道
該如何是好。
空腹好痛苦。
好想吃東西。

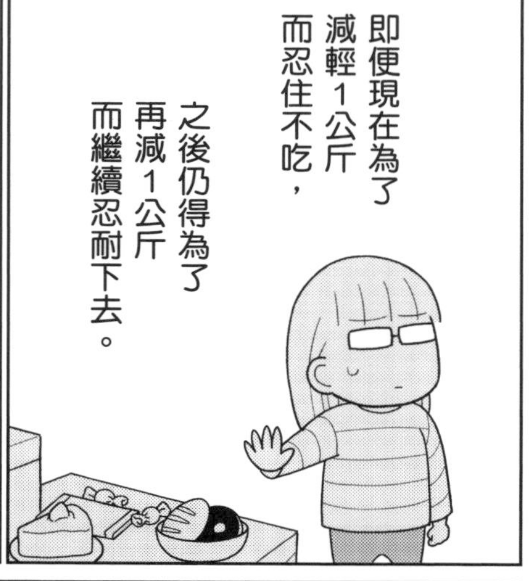
即便現在為了
減輕1公斤
而忍住不吃，
之後仍得為了
再減1公斤
而繼續忍耐下去。

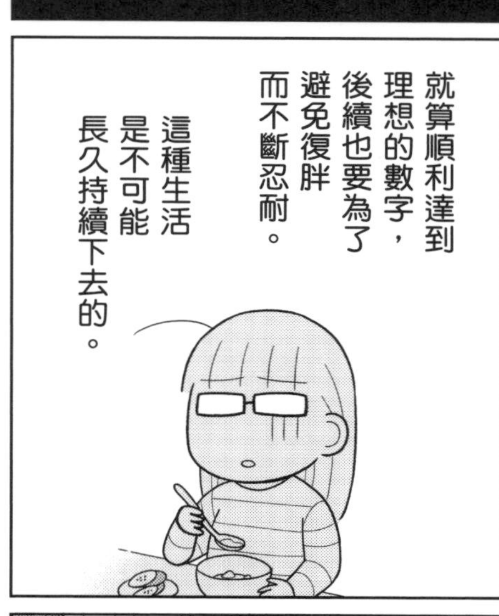
就算順利達到
理想的數字，
後續也要為了
避免復胖
而不斷忍耐。
這種生活
是不可能
長久持續下去的。

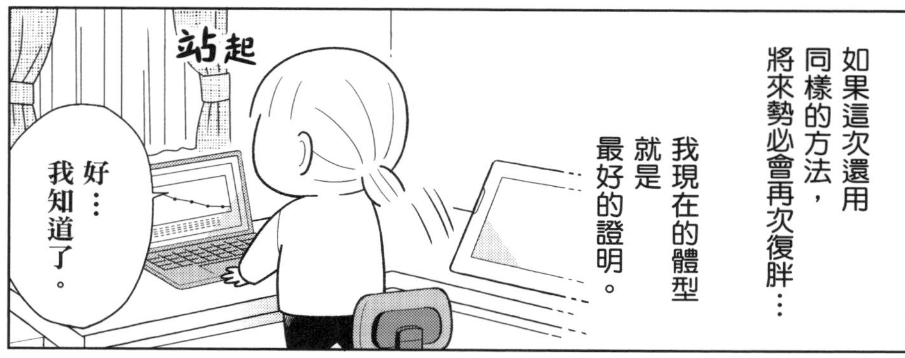
如果這次還用
同樣的方法，
將來勢必會再次復胖…
我現在的體型
就是
最好的證明。
站起
好…
我知道了。

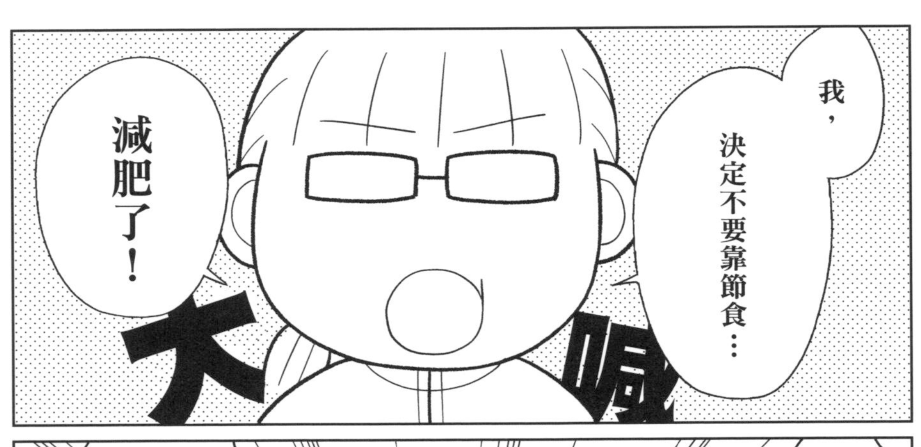

我，
決定不要靠節食⋯
減肥了！
大喊

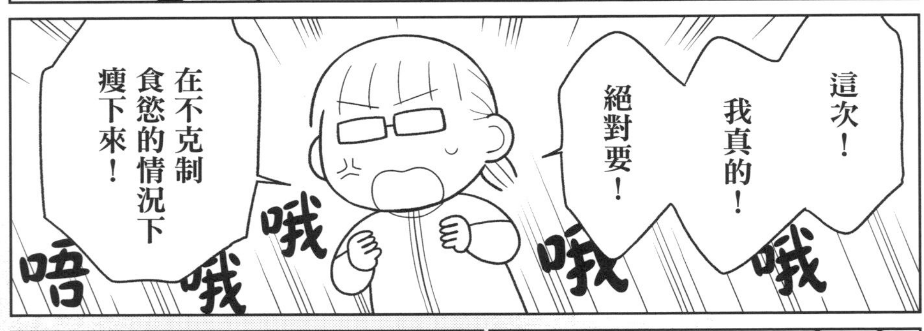

這次！
我真的！
絕對要！
在不克制
食慾的情況下
瘦下來！
唔哦哦哦哦

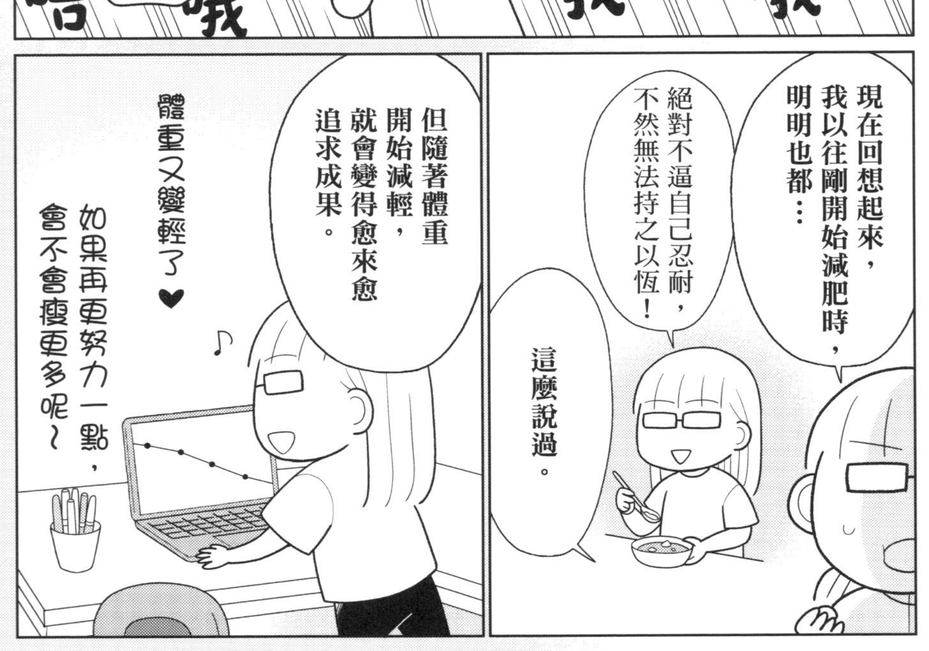

現在回想起來，
我以往剛開始減肥時，
明明也都⋯
絕對不逼自己忍耐，
不然無法持之以恆！
這麼說過。
但隨著體重
開始減輕，
就會變得愈來愈
追求成果。
體重又變輕了❤
如果再更努力一點，
會不會瘦更多呢～

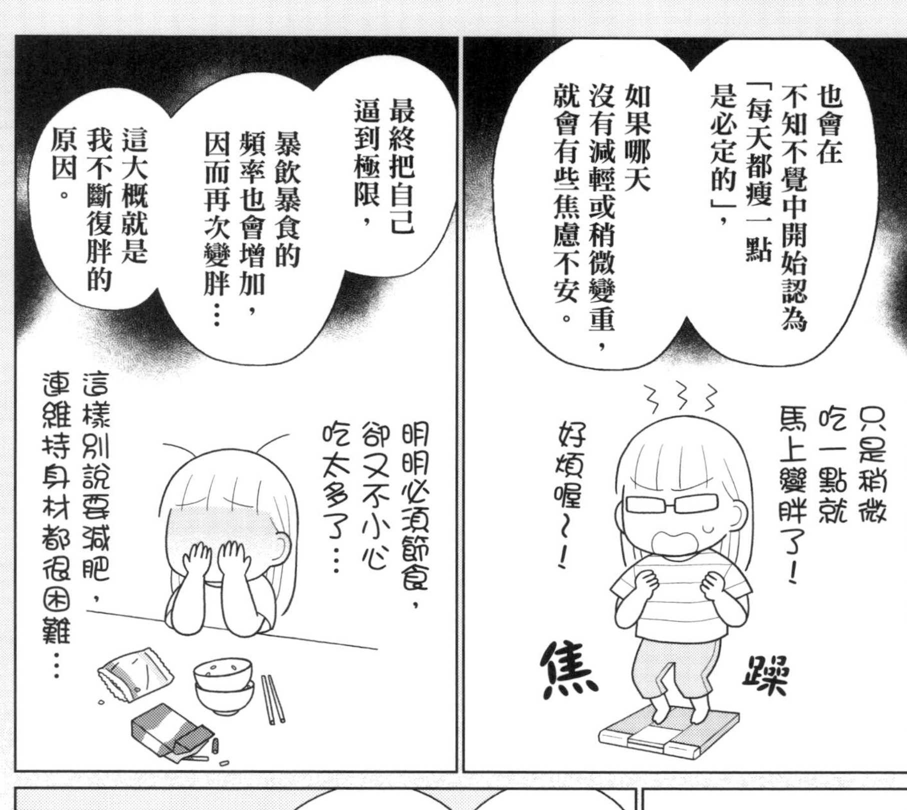
也會在
不知不覺中開始認為
「每天都瘦一點
是必定的」，
如果哪天
沒有減輕或稍微變重，
就會有些焦慮不安。
只是稍微
吃一點就
馬上變胖了！
好煩喔～！
焦
躁
最終把自己
逼到極限，
暴飲暴食的
頻率也會增加，
因而再次變胖⋯
這大概就是
我不斷復胖的
原因。
明明必須節食，
卻又不小心
吃太多了⋯
這樣別說要減肥，
連維持身材都很困難⋯

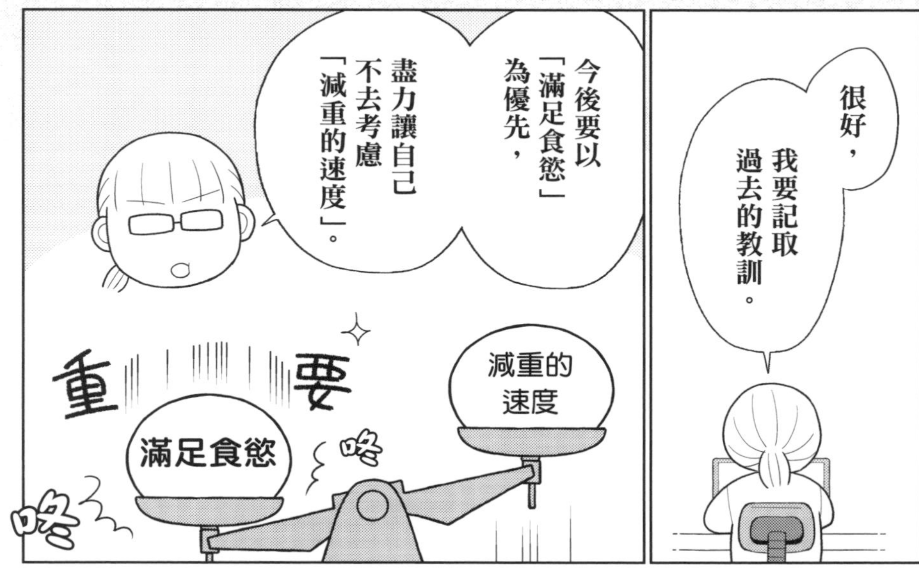
很好，
我要記取
過去的教訓。
今後要以
「滿足食慾」
為優先，
盡力讓自己
不去考慮
「減重的速度」。
重
要
減重的
速度
滿足食慾
咚
咚

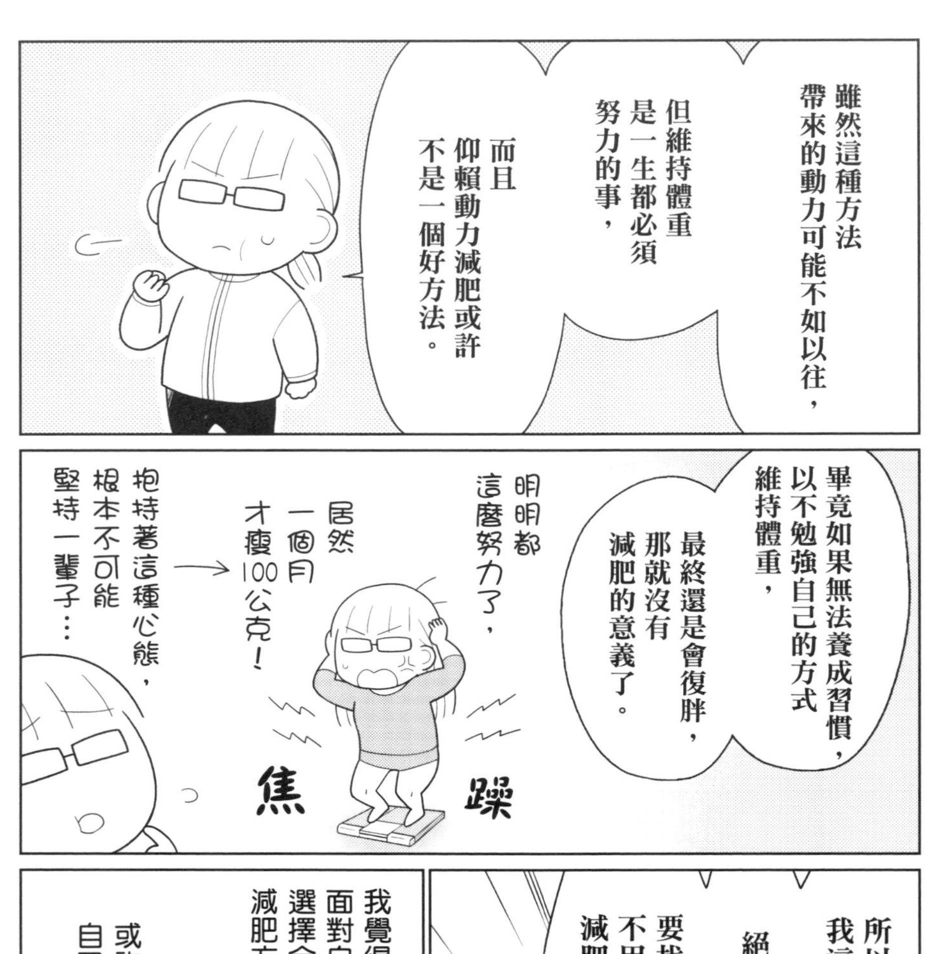
雖然這種方法帶來的動力可能不如以往，
但維持體重是一生都必須努力的事，
而且仰賴動力減肥或許不是一個好方法。
畢竟如果無法養成習慣，以不勉強自己的方式維持體重，
最終還是會復胖，那就沒有減肥的意義了。
明明都這麼努力了，
居然一個月才瘦100公克！
抱持著這種心態，根本不可能堅持一輩子…
焦
躁

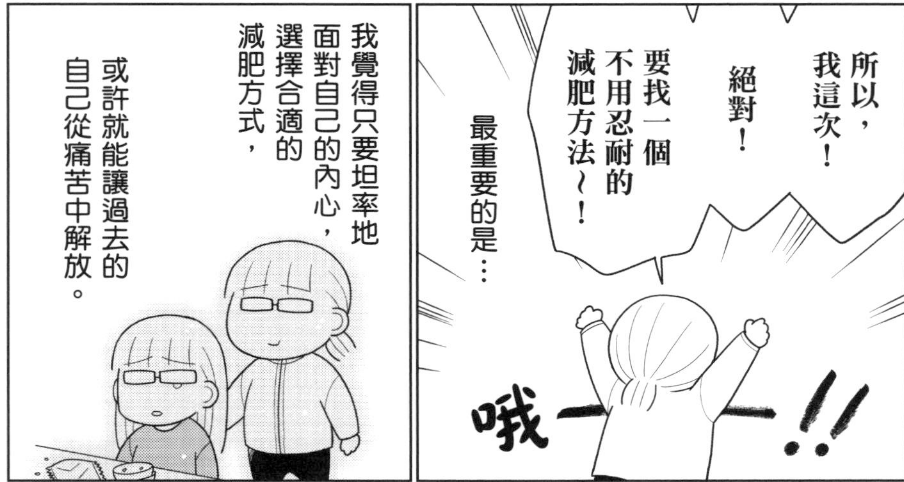
所以，我這次！
絕對！
要找一個不用忍耐的減肥方法～！
最重要的是…
哦—!!
我覺得只要坦率地面對自己的內心，選擇合適的減肥方式，
或許就能讓過去的自己從痛苦中解放。

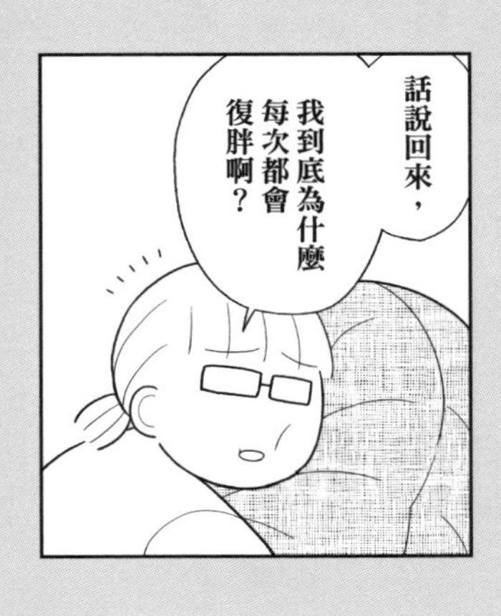
話說回來，
我到底為什麼
每次都會
復胖啊？

重新審視飲食內容後，發現的事情

那麼，
既然決定要以不用忍耐的方式去減肥，
就應該先重新檢視自己的飲食內容。
至於我現在的飲食內容嘛…

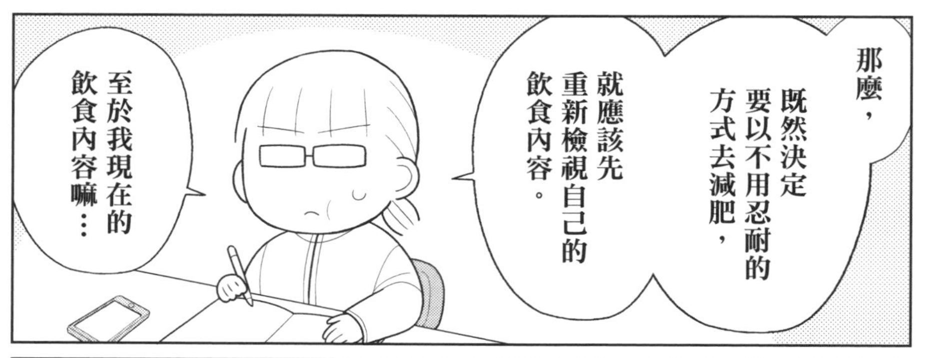

唔…嗯…

雖然乍看之下滿普通的，但吃點心的次數有夠頻繁的耶…

基於之前減肥養成的習慣，晚餐不會攝取含有碳水化合物的主食。

現在的飲食內容

早餐	起司吐司、咖啡歐蕾、優格、威化餅、一片巧克力
點心	威化餅、一片巧克力
午餐	荷包蛋、昨晚的剩菜、白飯、味噌湯、餅乾、優格
點心	超商布丁、威化餅、一片巧克力 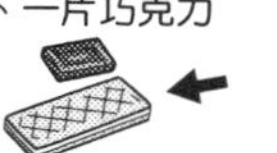
晚餐	漢堡排、配菜等、味噌湯、魚、威化餅、一片巧克力

把這些輸入減肥軟體後…
總共2,200大卡
總共2200大卡嗎？

運動量較少的成年女性一天所需的熱量標準值是…
1400～2000大卡啊。

這樣看來，我攝取的熱量也沒有超過太多嘛。
還以為會多到讓人嚇一跳呢。
呃，這種想法是不是不太妙啊？

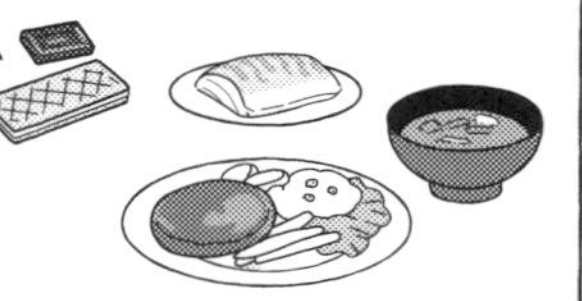

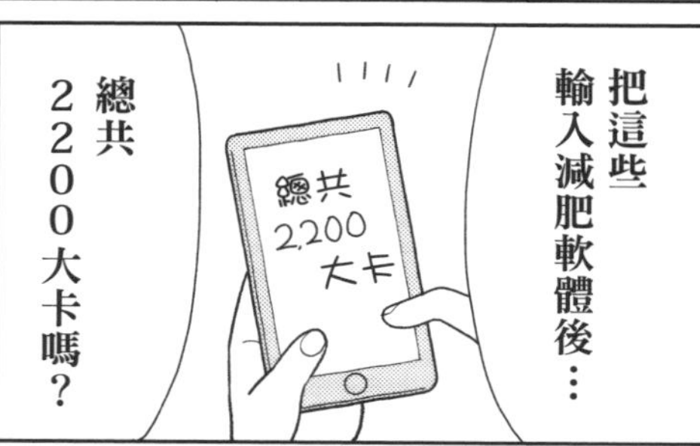

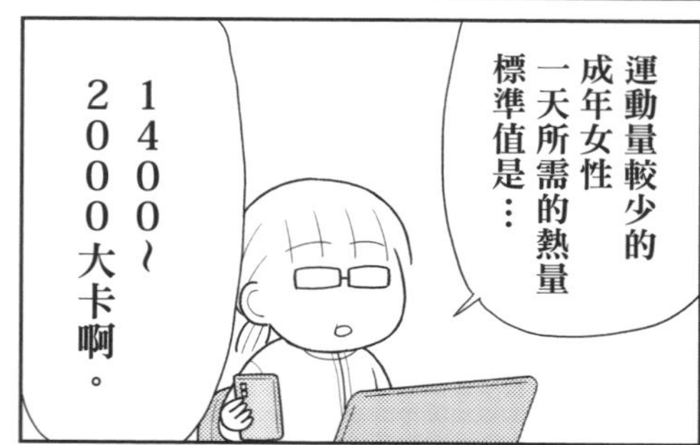

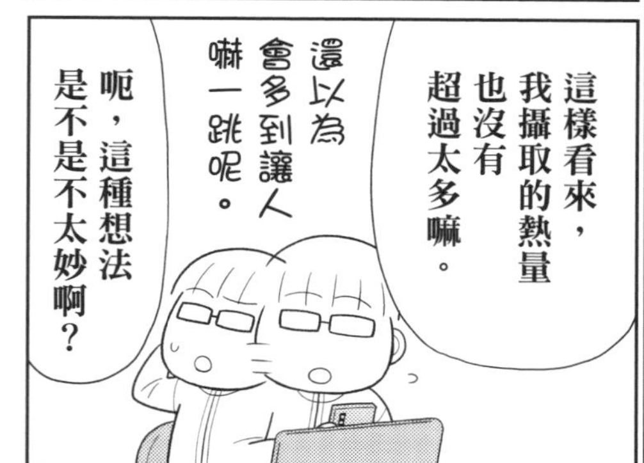

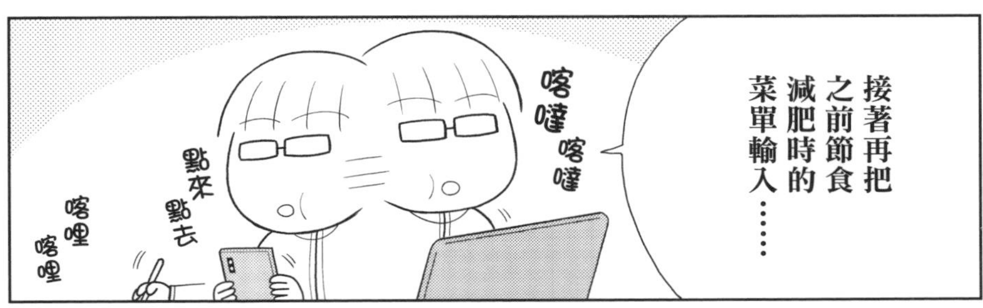
接著再把之前節食減肥時的菜單輸入……
喀噠喀噠
點來點去
喀哩喀哩

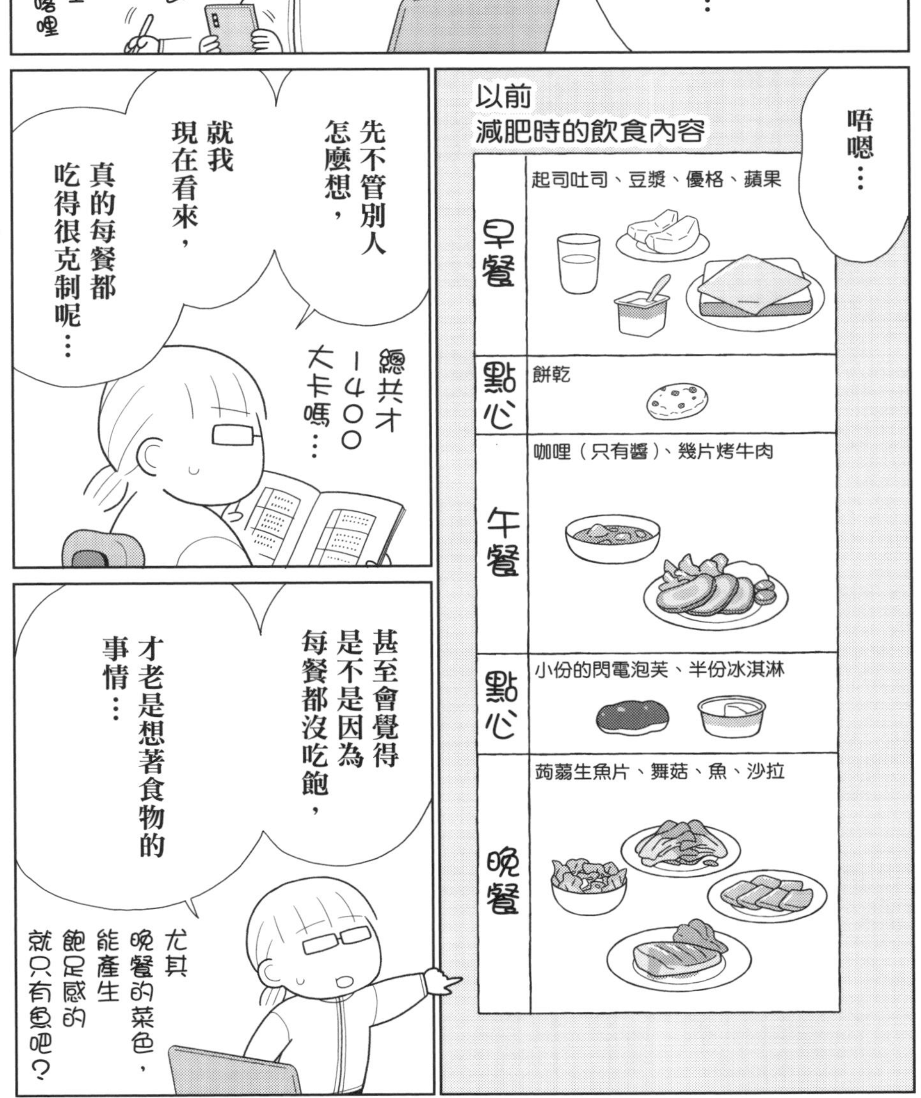
唔嗯…
以前減肥時的飲食內容
早餐
起司吐司、豆漿、優格、蘋果
點心
餅乾
午餐
咖哩（只有醬）、幾片烤牛肉
點心
小份的閃電泡芙、半份冰淇淋
晚餐
蒟蒻生魚片、舞菇、魚、沙拉
先不管別人怎麼想，就我現在看來，真的每餐都吃得很克制呢…
總共才1400大卡嗎…
甚至會覺得是不是因為每餐都沒吃飽，才老是想著食物的事情…
尤其晚餐的菜色，能產生飽足感的就只有魚吧？

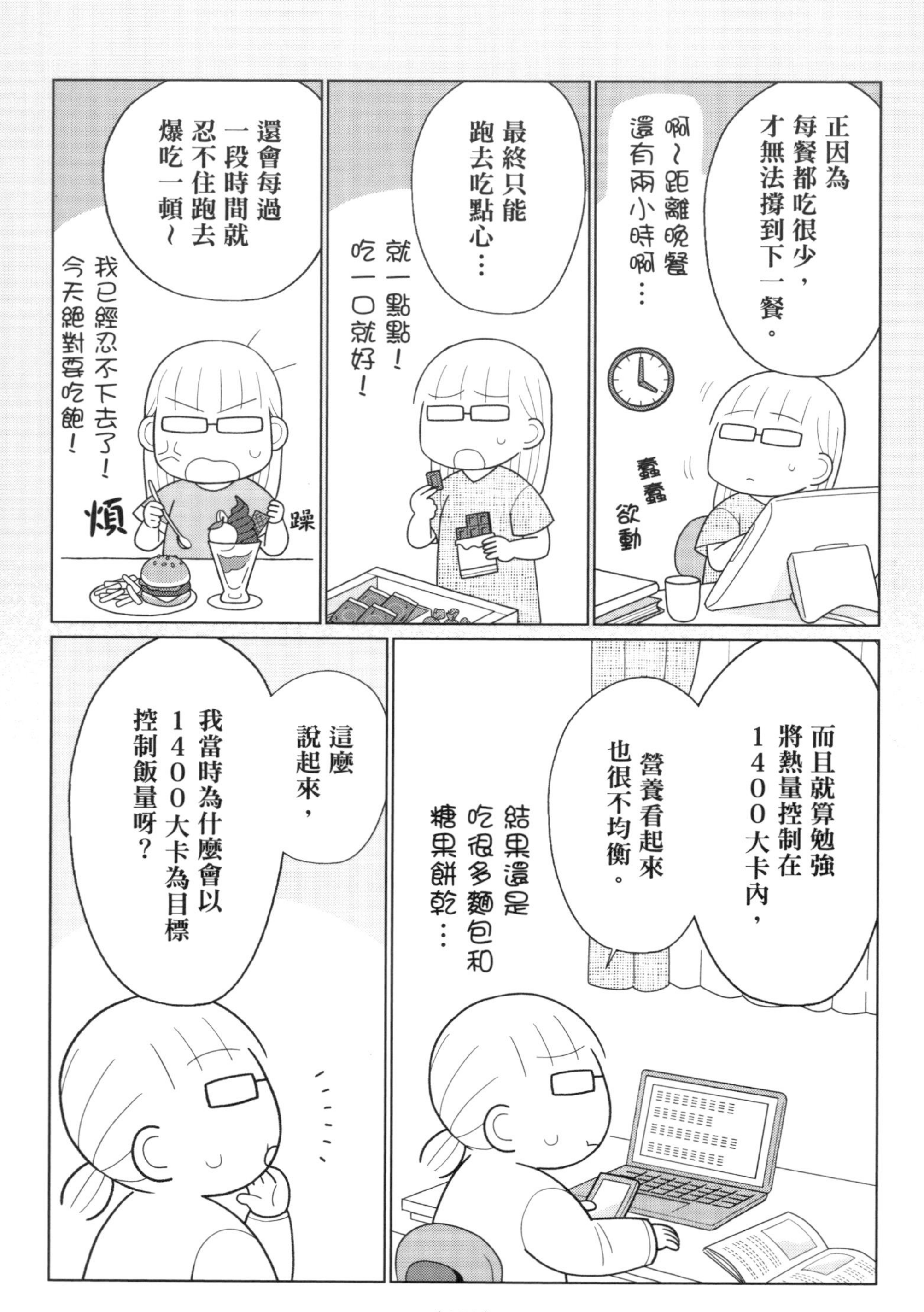
正因為每餐都吃很少，才無法撐到下一餐。
啊～距離晚餐還有兩小時啊……
蠢蠢欲動
最終只能跑去吃點心…
就一點點！吃一口就好！
還會每過一段時間就忍不住跑去爆吃一頓～
我已經忍不下去了！今天絕對要吃飽！
煩
躁
而且就算勉強將熱量控制在1400大卡內，
營養看起來也很不均衡。
結果還是吃很多麵包和糖果餅乾…
這麼說起來，
我當時為什麼會以1400大卡為目標控制飯量呀？

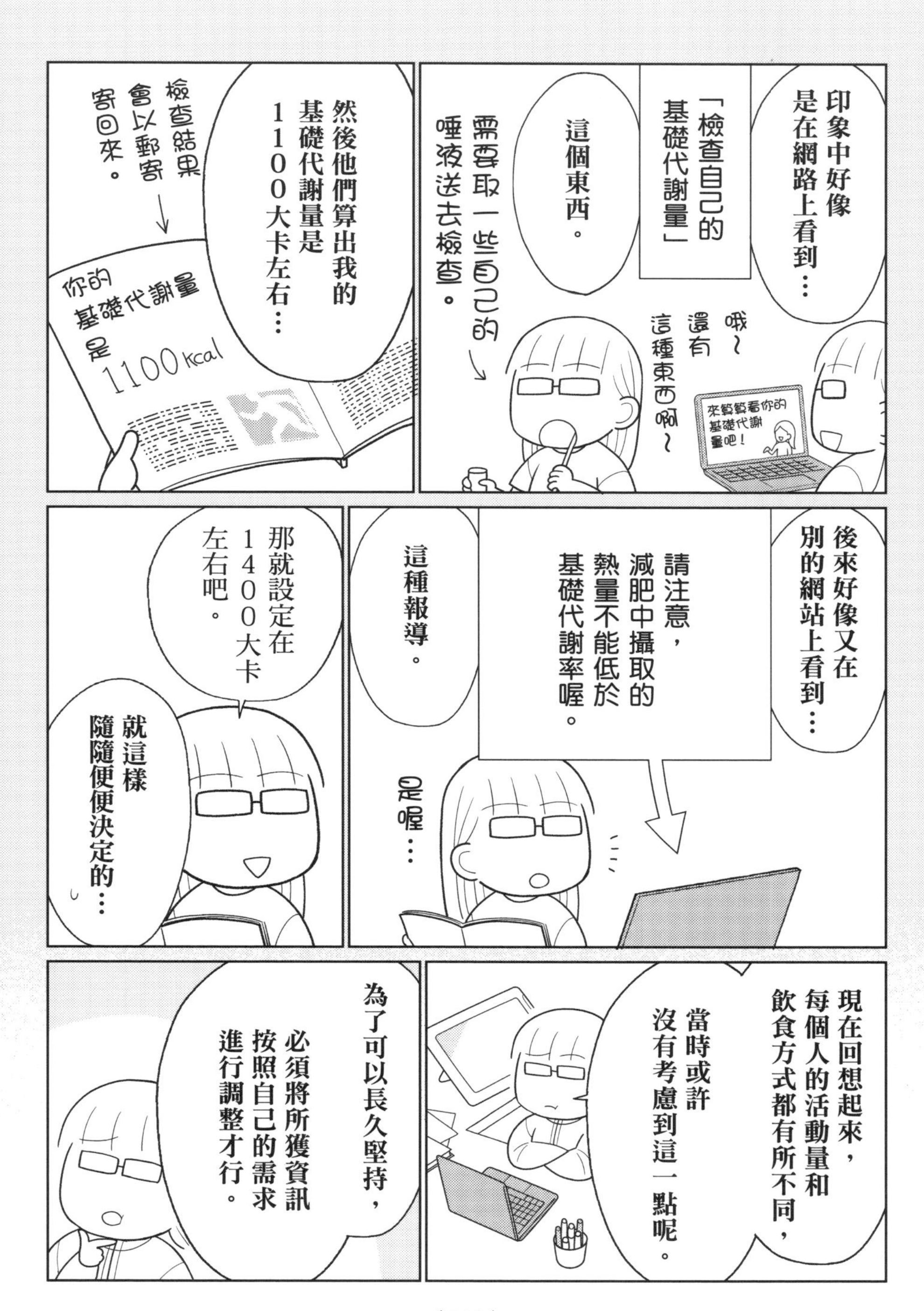
印象中好像是在網路上看到…
「檢查自己的基礎代謝量」
這個東西。
需要取一些自己的唾液送去檢查。
哦~還有這種東西啊~
來算算看你的基礎代謝量吧！
然後他們算出我的基礎代謝量是1100大卡左右…
檢查結果會以郵寄寄回來。
你的基礎代謝量是1100kcal
後來好像又在別的網站上看到…
請注意，減肥中攝取的熱量不能低於基礎代謝率喔。
這種報導。
是喔…
那就設定在1400大卡左右吧。
就這樣隨隨便便決定的…
現在回想起來，每個人的活動量和飲食方式都有所不同，
當時或許沒有考慮到這一點呢。
為了可以長久堅持，
必須將所獲資訊按照自己的需求進行調整才行。

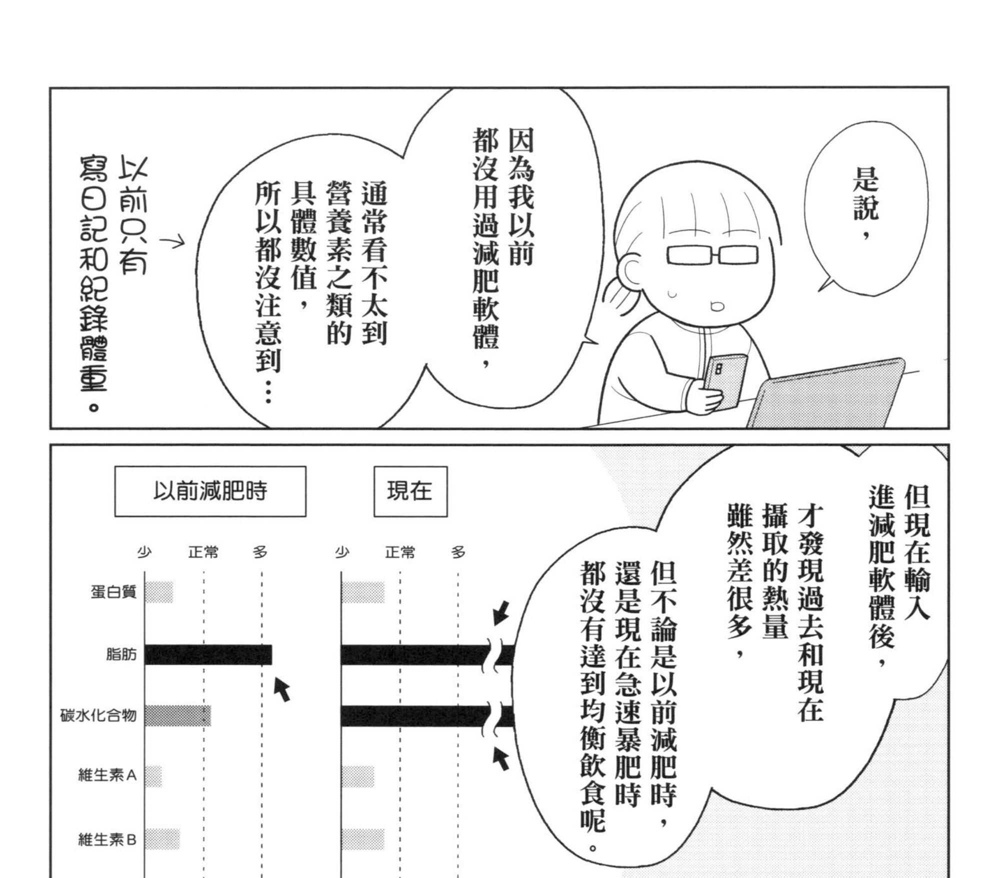
是說，
因為我以前都沒用過減肥軟體，
通常看不太到營養素之類的具體數值，所以都沒注意到…
以前只有寫日記和紀錄體重。
以前減肥時
現在
少
正常
多
蛋白質
脂肪
碳水化合物
維生素A
維生素B
但現在輸入進減肥軟體後，
才發現過去和現在攝取的熱量雖然差很多，
但不論是以前減肥時，還是現在急速暴肥時都沒有達到均衡飲食呢。
攝取的營養素不是過多就是過少…（而且脂肪都遠遠超標）

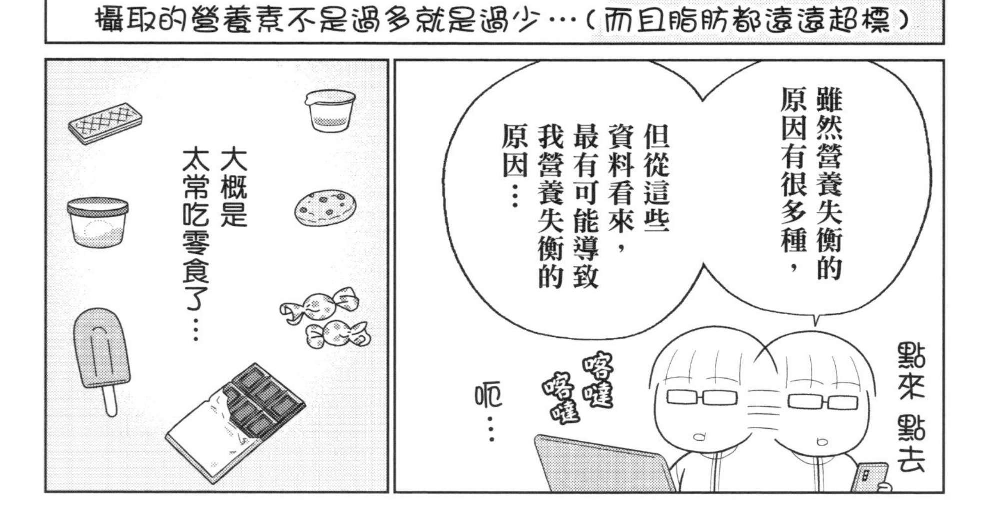
雖然營養失衡的原因有很多種，
但從這些資料看來，最有可能導致我營養失衡的原因…
點來點去
喀噠喀噠
呃…
大概是太常吃零食了…

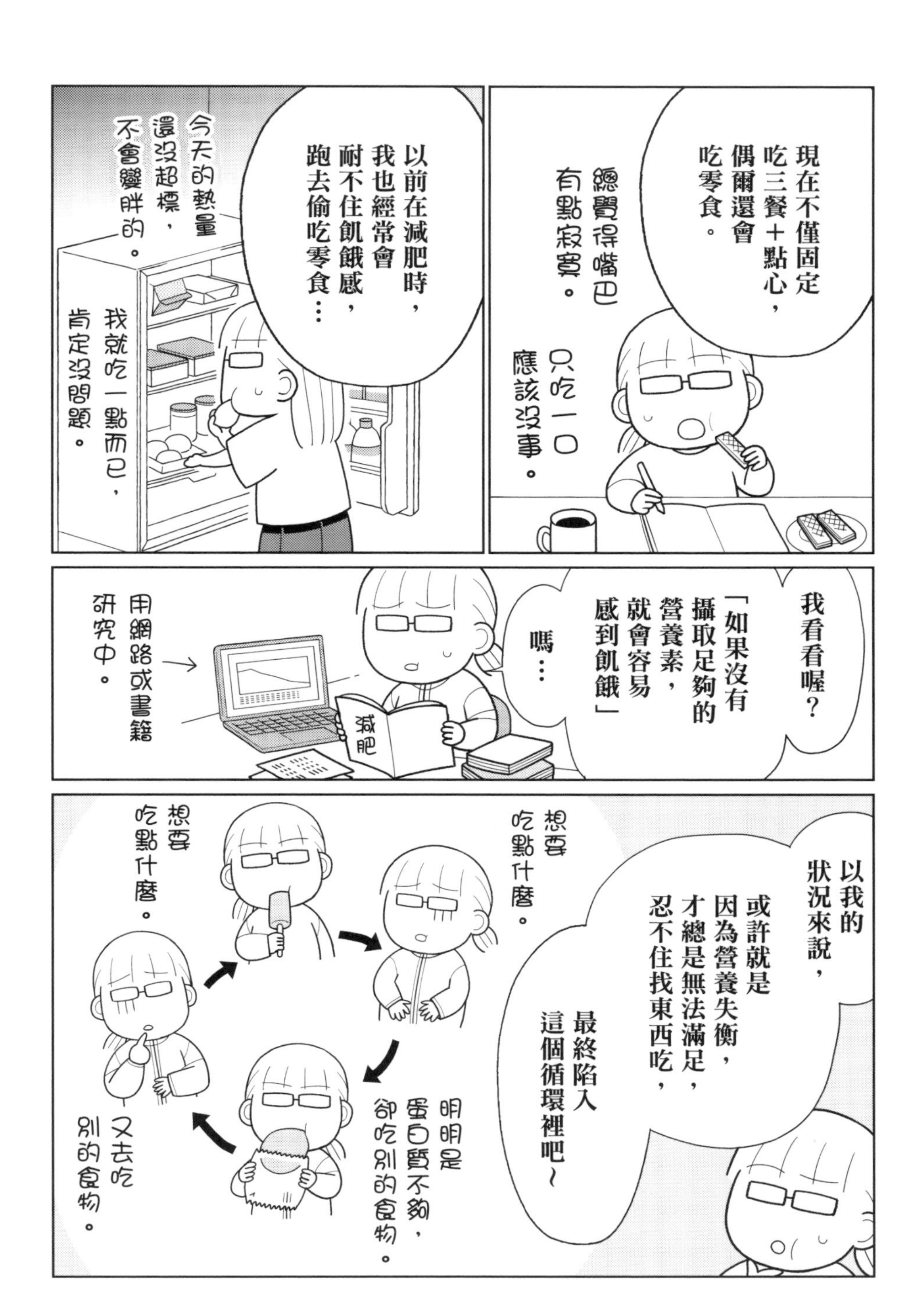
現在不僅固定吃三餐＋點心，偶爾還會吃零食。
總覺得嘴巴有點寂寞。
只吃一口應該沒事。
以前在減肥時，我也經常會耐不住飢餓感，跑去偷吃零食…
今天的熱量還沒超標，不會變胖的。
我就吃一點而已，肯定沒問題。
我看看喔？「如果沒有攝取足夠的營養素，就會容易感到飢餓」嗎…
減肥
用網路或書籍研究中。
以我的狀況來說，或許就是因為營養失衡，才總是無法滿足，忍不住找東西吃，最終陷入這個循環裡吧～
想要吃點什麼。
想要吃點什麼。
明明是蛋白質不夠，卻吃別的食物。
又去吃別的食物。

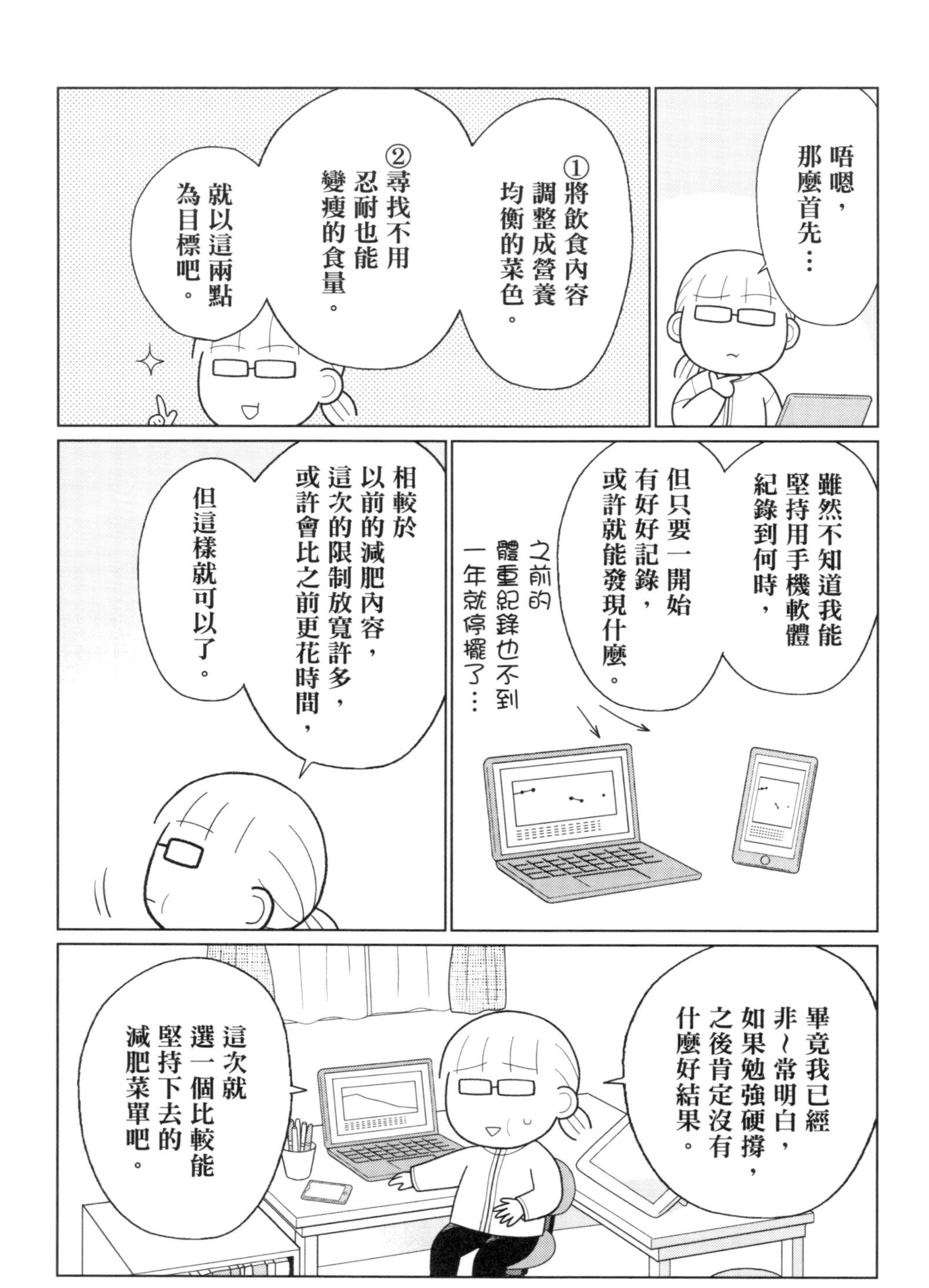

唔嗯，那麼首先…
①將飲食內容調整成營養均衡的菜色。
②尋找不用忍耐也能變瘦的食量。
就以這兩點為目標吧。
雖然不知道我能堅持用手機軟體紀錄到何時，
但只要一開始有好好記錄，或許就能發現什麼。
之前的體重紀錄也不到一年就停擺了…
相較於以前的減肥內容，這次的限制放寬許多，或許會比之前更花時間，
但這樣就可以了。
畢竟我已經非～常明白，如果勉強硬撐，之後肯定沒有什麼好結果。
這次就選一個比較能堅持下去的減肥菜單吧。

有些人就算談戀愛也不會變瘦……

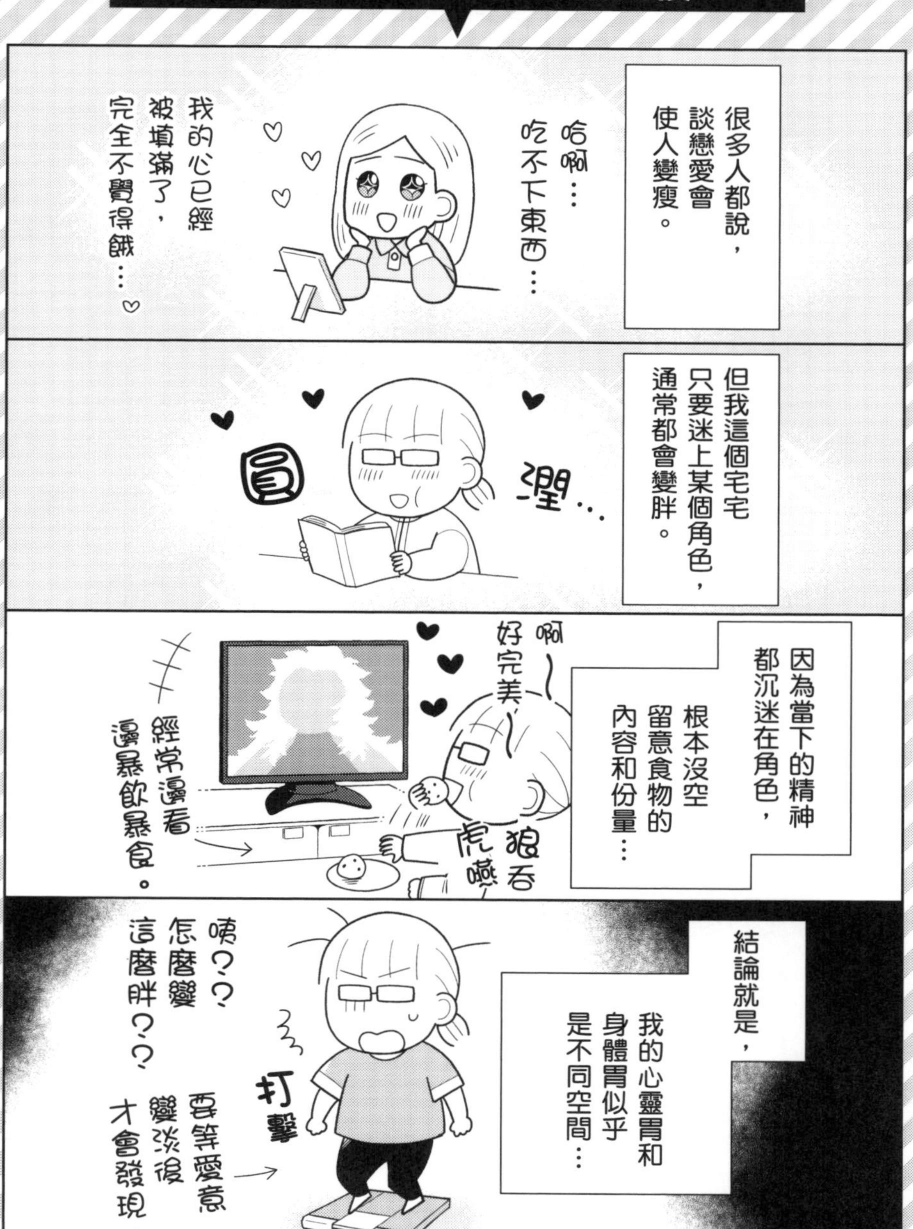

很多人都說，談戀愛會使人變瘦。
哈啊…吃不下東西…
我的心已經被填滿了，完全不覺得餓…
但我這個宅宅只要迷上某個角色，通常都會變胖。
圓
潤…
因為當下的精神都沉迷在角色，
根本沒空留意食物的內容和份量…
啊～好完美～
狼吞
虎嚥
經常邊看邊暴飲暴食。
結論就是，
我的心靈胃和身體胃似乎是不同空間…
咦？？怎麼變這麼胖？？
打擊
要等愛意變淡後才會發現。

第4話

絕對不忍耐的減肥菜單

老實說，雖然我想減肥……

但卻不想限制飲食或吃得太清淡，也不想在飲食方面花太多時間或金錢。

這是我心底最真實的想法。

我知道這樣很任性，

但考慮到要長久持續下去，就不能在這方面隨便妥協。

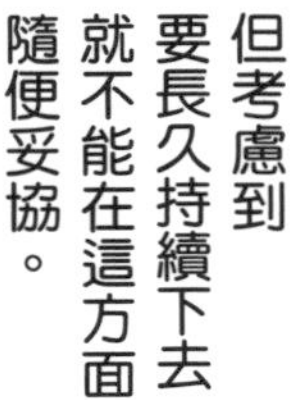

基於這幾點考量，我制定出以下的減肥菜單。

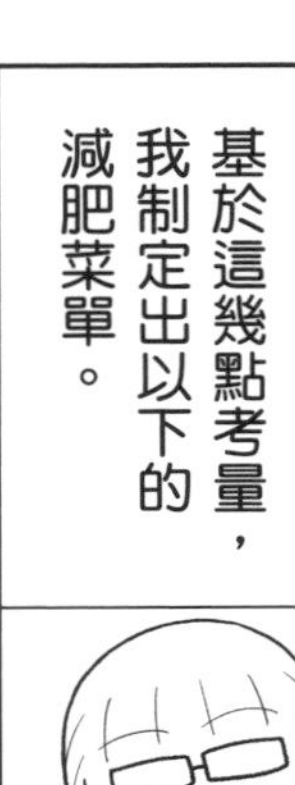

早餐

由於吃麵包不利於減肥，因此將主食改為白飯。

配上無須調理，馬上就能吃的小菜。

以及少量的水果或和菓子。

總共500～700大卡左右。

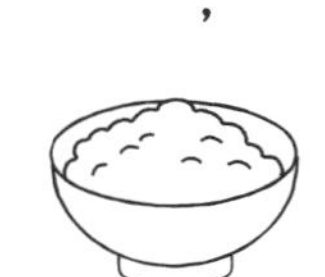

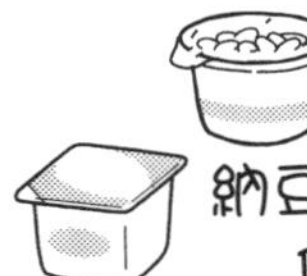

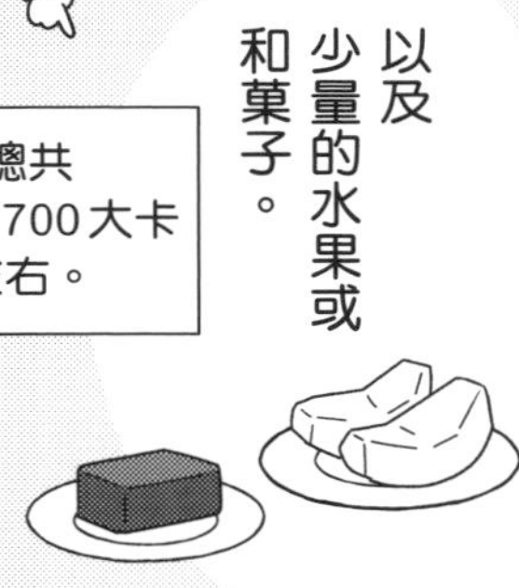

本來也有考慮吃玄米，但因為吃不習慣，後來還是決定別勉強自己。

一大早就能飽餐一頓，也會讓心情變得非常愉快。

我是早餐要吃飽派的。

再加上早餐攝取的熱量能透過整天的活動去消化，因此意外可以放心地吃。

還能稍微吃一點水果和甜點。

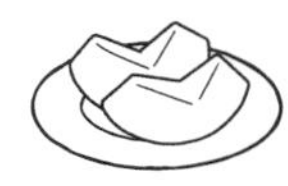

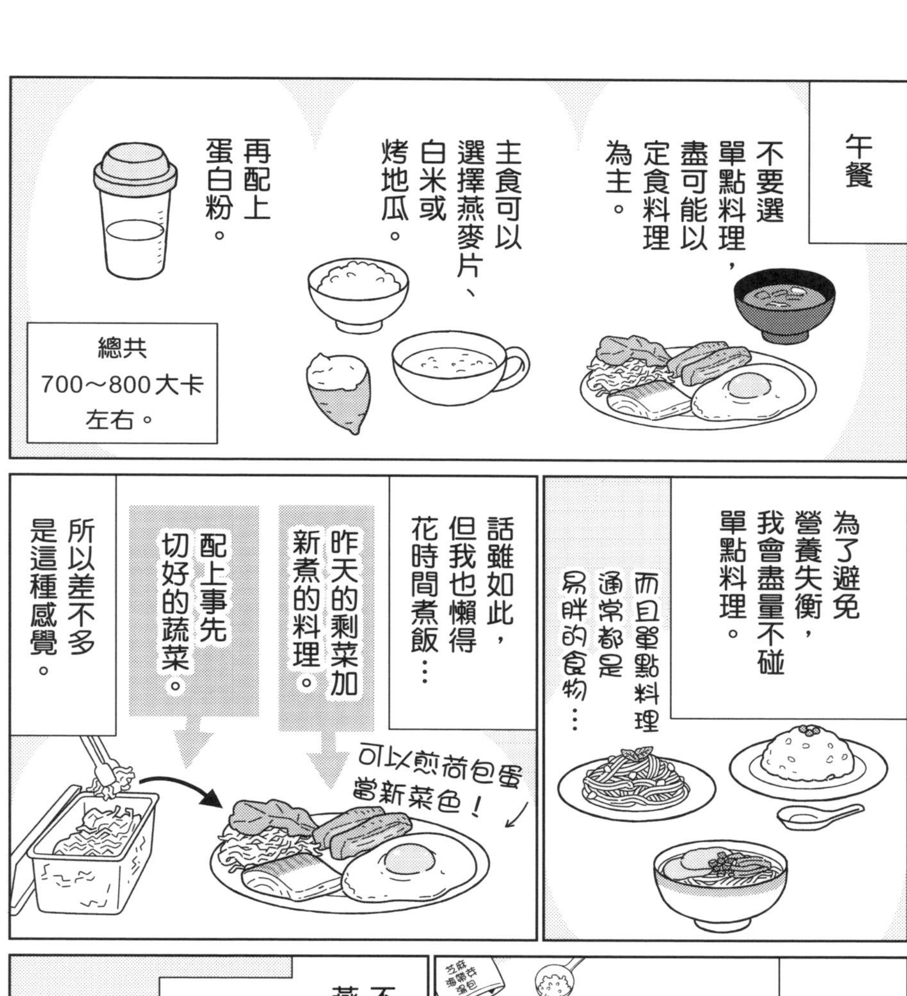
午餐
不要選單點料理，盡可能以定食料理為主。
主食可以選擇燕麥片、白米或烤地瓜。
再配上蛋白粉。
總共
700～800大卡
左右。
為了避免營養失衡，我會盡量不碰單點料理。
而且單點料理通常都是易胖的食物⋯
話雖如此，但我也懶得花時間煮飯⋯
昨天的剩菜加新煮的料理。
配上事先切好的蔬菜。
可以煎荷包蛋當新菜色！
所以差不多是這種感覺。

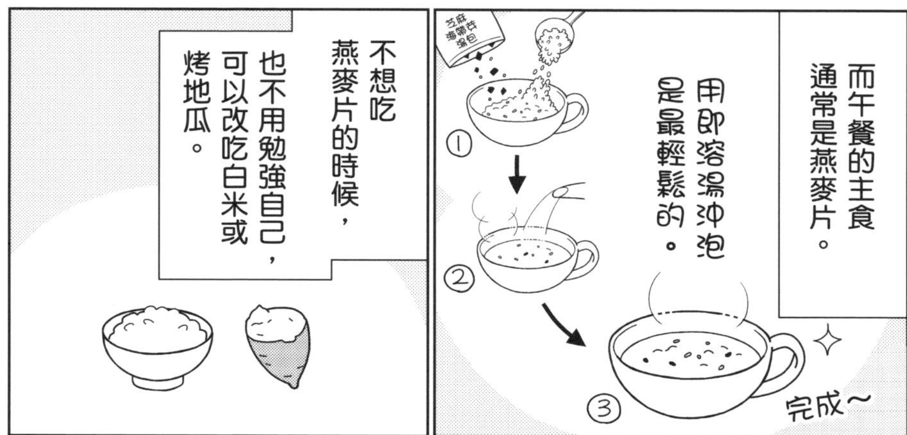
而午餐通常是燕麥片。
用即溶湯沖泡是最輕鬆的。
芝麻海帶芽湯包
①
②
③
完成～
不想吃燕麥片的時候，也不用勉強自己，可以改吃白米或烤地瓜。

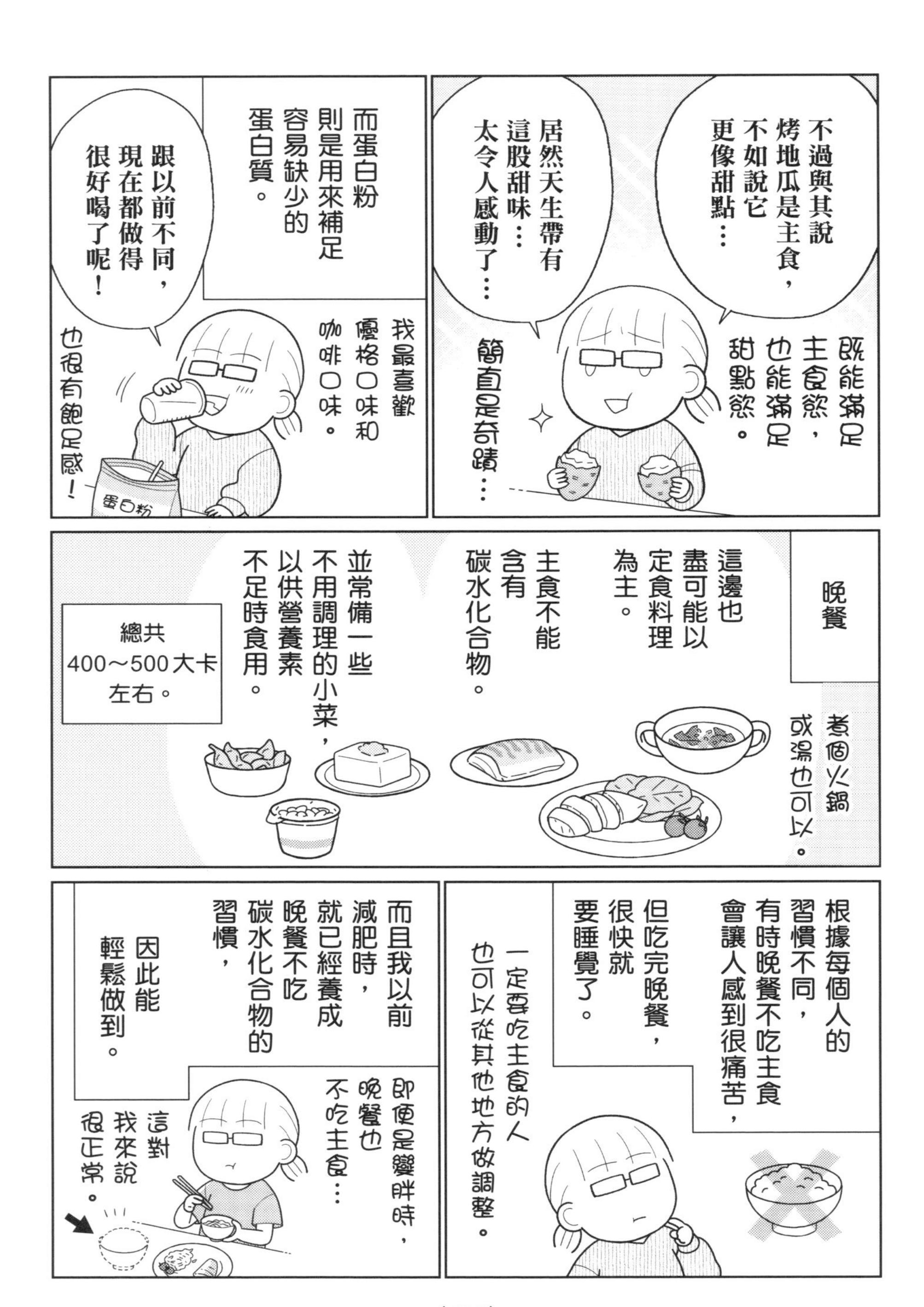

不過與其說
烤地瓜是主食，
不如說它
更像甜點…
既能滿足
主食慾，
也能滿足
甜點慾。
居然天生帶有
這股甜味…
太令人感動了…
簡直是奇蹟…
而蛋白粉
則是用來補足
容易缺少的
蛋白質。
我最喜歡
優格口味和
咖啡口味。
跟以前不同，
現在都做得
很好喝了呢！
也很有飽足感！
蛋白粉
晚餐
這邊也
盡可能以
定食料理
為主。
主食不能
含有
碳水化合物。
並常備一些
不用調理的小菜，
以供營養素
不足時食用。
總共
400～500大卡
左右。
煮個火鍋
或湯也可以。
根據每個人的
習慣不同，
有時晚餐不吃主食
會讓人感到很痛苦，
但吃完晚餐，
很快就
要睡覺了。
一定要吃主食的人
也可以從其他地方做調整。
而且我以前
減肥時，
就已經養成
晚餐不吃
碳水化合物的
習慣，
因此能
輕鬆做到。
即便是變胖時，
晚餐也
不吃主食…
這對
我來說
很正常。

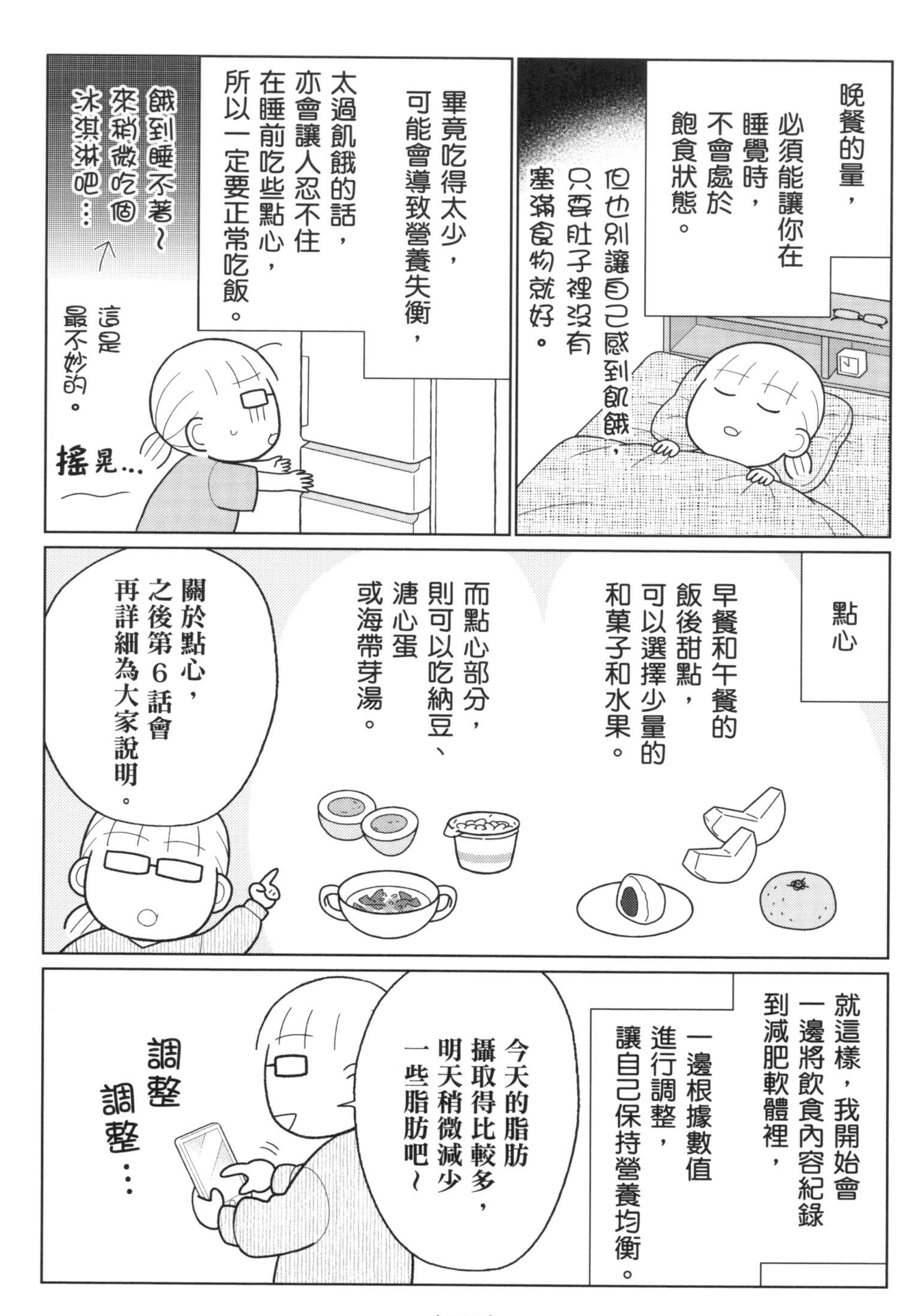
晚餐的量，
必須能讓你在
睡覺時，
不會處於
飽食狀態。
但也別讓自己感到飢餓，
只要肚子裡沒有
塞滿食物就好。
畢竟吃得太少，
可能會導致營養失衡，
太過飢餓的話，
亦會讓人忍不住
在睡前吃些點心，
所以一定要正常吃飯。
餓到睡不著～
來稍微吃個
冰淇淋吧…
這是
最不妙的。
搖晃…
點心
早餐和午餐的
飯後甜點，
可以選擇少量的
和菓子和水果。
而點心部分，
則可以吃納豆、
溏心蛋
或海帶芽湯。
關於點心，
之後第6話會
再詳細為大家說明。
就這樣，我開始會
一邊將飲食內容紀錄
到減肥軟體裡，
一邊根據數值
進行調整，
讓自己保持營養均衡。
今天的脂肪
攝取得比較多，
明天稍微減少
一些脂肪吧～
調整
調整…

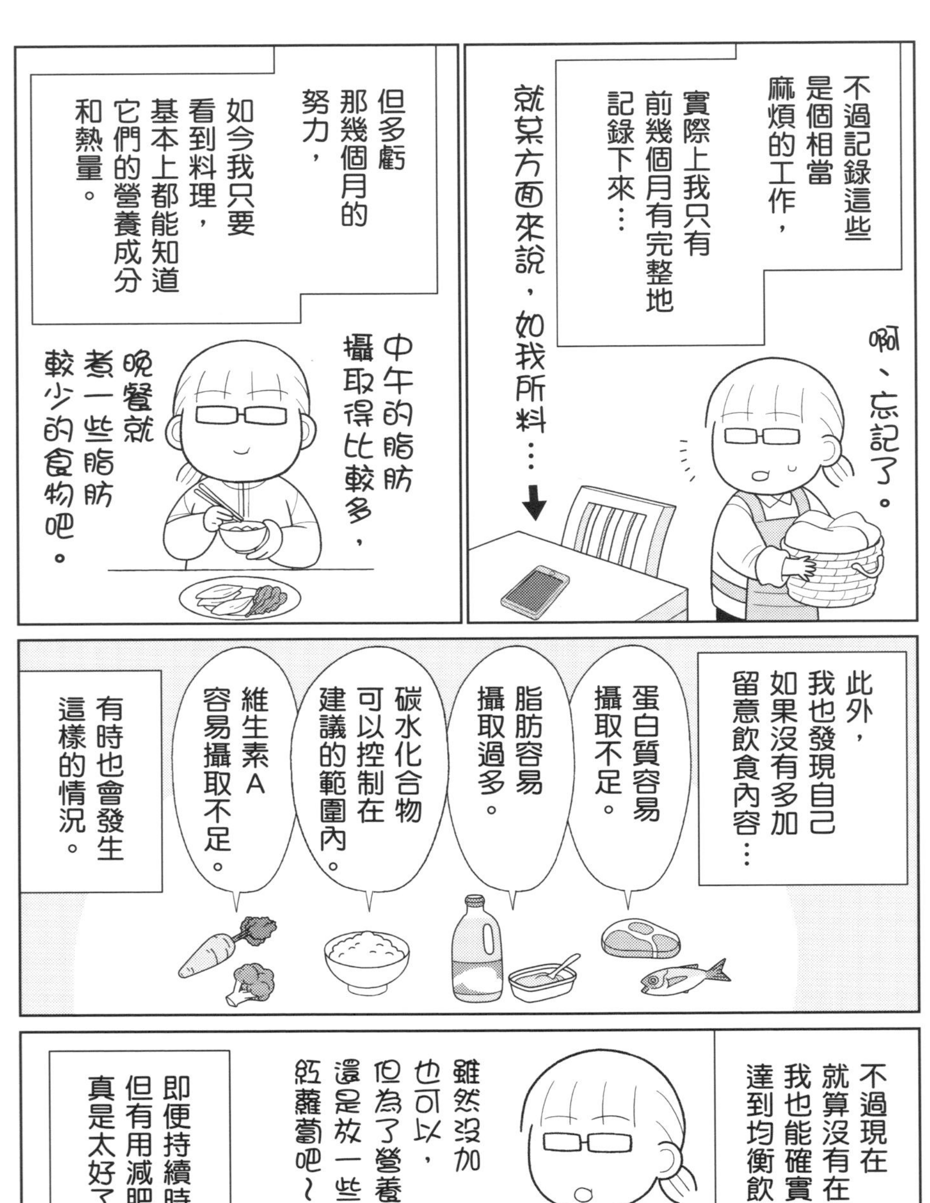

不過記錄這些是個相當麻煩的工作，
實際上我只有前幾個月有完整地記錄下來…
啊、忘記了。
就某方面來說，如我所料…
但多虧那幾個月的努力，
如今我只要看到料理，基本上都能知道它們的營養成分和熱量。
中午的脂肪攝取得比較多，
晚餐就煮一些脂肪較少的食物吧。
此外，我也發現自己如果沒有多加留意飲食內容…
蛋白質容易攝取不足。
脂肪容易攝取過多。
碳水化合物可以控制在建議的範圍內。
維生素A容易攝取不足。
有時也會發生這樣的情況。
不過現在就算沒有在紀錄，我也能確實達到均衡飲食。
雖然沒加也可以，但為了營養，還是放一些紅蘿蔔吧～
即便持續時間不長，但有用減肥軟體紀錄真是太好了。

由於這次的
減肥方式不像以前
那樣能快速見效，
為了不讓自己感到焦慮，
我大約花了一到兩個月……

尋找一些
無須忍耐，
但體重還是能
慢慢下降的減肥菜單。

就算現在逼自己
忍耐瘦下來，
也沒辦法長久。

我要吃
有營養的食物
慢慢瘦下來！

以我的狀況，
更適合早中餐
多吃一點，

晚餐則是
清淡一點，
所以這樣安排。

・早餐500～700大卡
・午餐700～800大卡
・晚餐400～500大卡
一天大約1800～2000大卡

每個人喜歡的
食物和
份量分配
都有所不同。

無論如何
都想
吃拉麵！

午餐想要
吃飽一點！

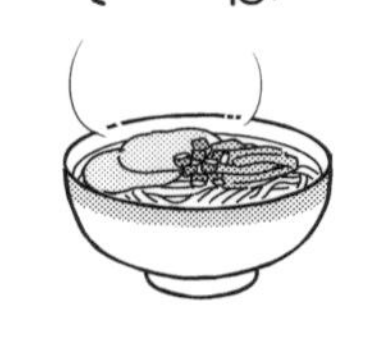

為了長久持續，
我認為將自己
無法退讓的部分
也納入考量，

找出適合
自己的飲食
方式是非常
重要的。

要不要調整
一下吃拉麵的
次數呢？

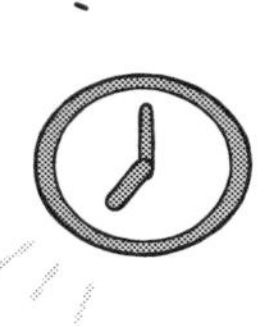

早上和中午
還是少吃
一點吧。

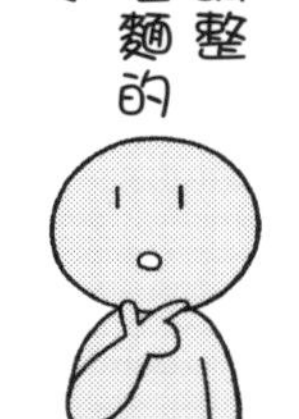

嗯嗯。

第5話

明明聽過很多次，卻總是忽略掉的重要事情

雖然以前曾聽專家在雜誌或電視上…
記得一定要吃得營養均衡，這樣才能打造出易瘦的身體。
確實是這樣呢
…這樣說過。
是喔…
但我當時似乎沒有將這件事放在心上。
如今回想起，在減肥過程中，最容易看出差異的是數字和外表。
營養素則沒辦法一眼就看出來。
體重
熱量
外表
容易看得出來
……
……
……
不容易看出來
因此我們雖然不至於敷衍了事，卻不會優先考量到營養均衡。
哇～
又變胖了！
心情總是受到容易看出差異的數字影響，變得患得患失。

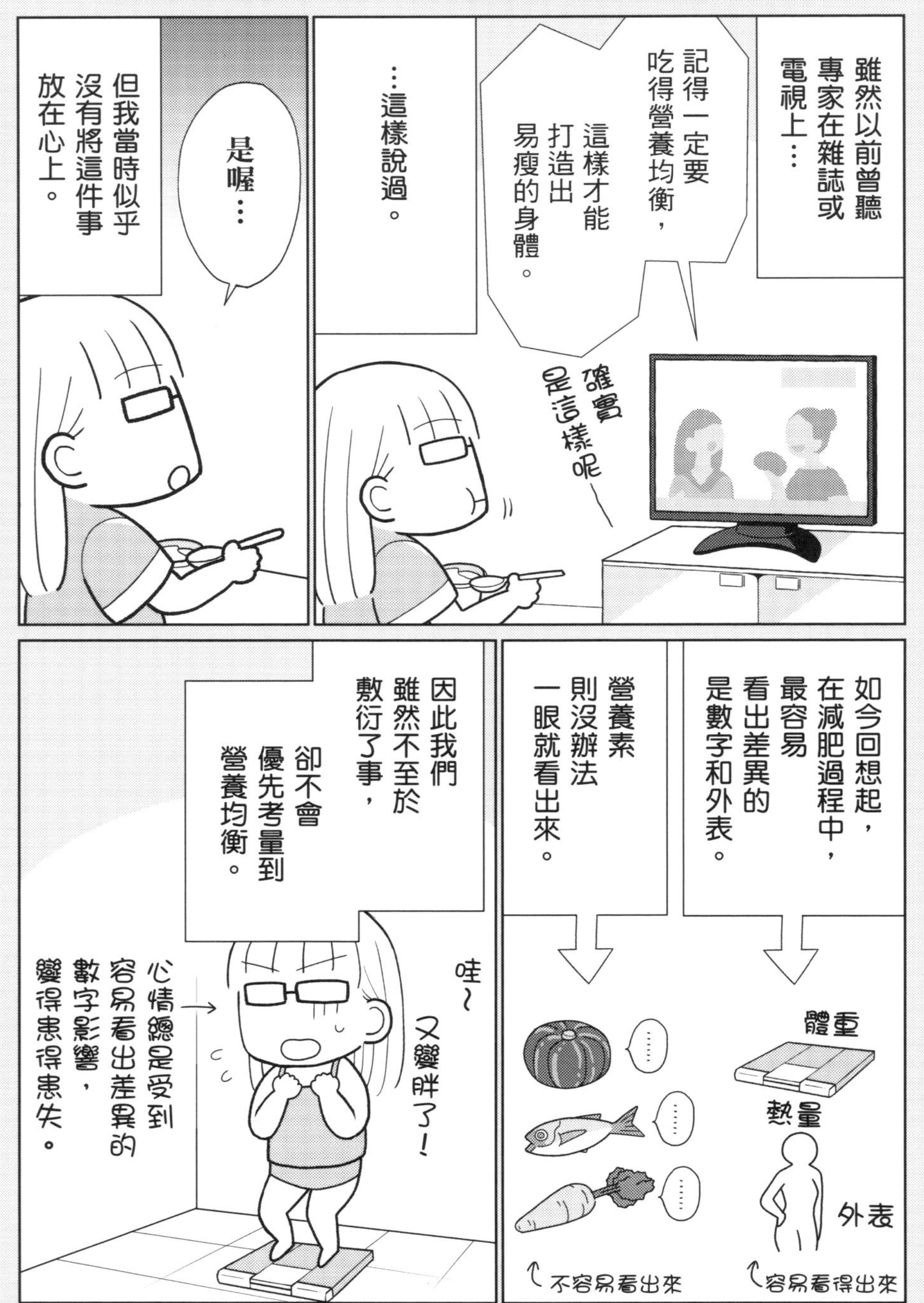

我以前在減肥時，
只要熱量相同，就算營養素不同，
應該也不會像他們說的那麼容易變胖吧。
經常會莫名有這種想法。

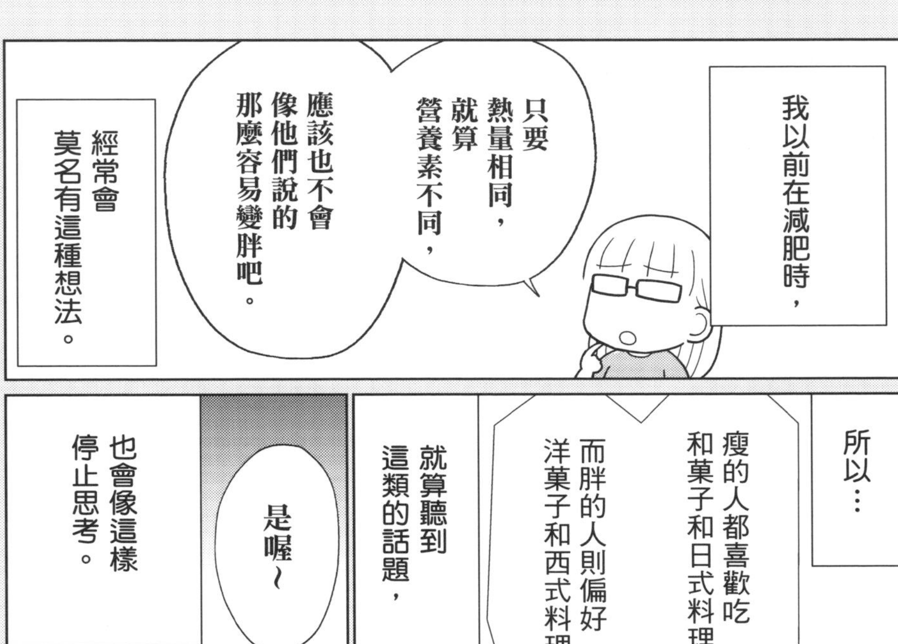

所以…

瘦的人都喜歡吃和菓子和日式料理，
而胖的人則偏好洋菓子和西式料理…

咦—真的嗎？

就算聽到這類的話題，

是喔～
也會像這樣停止思考。

於是在這次的減肥過程中，我自己學習了營養素的相關知識，
並試著用各種食物進行搭配，發現…

糖＋脂肪…

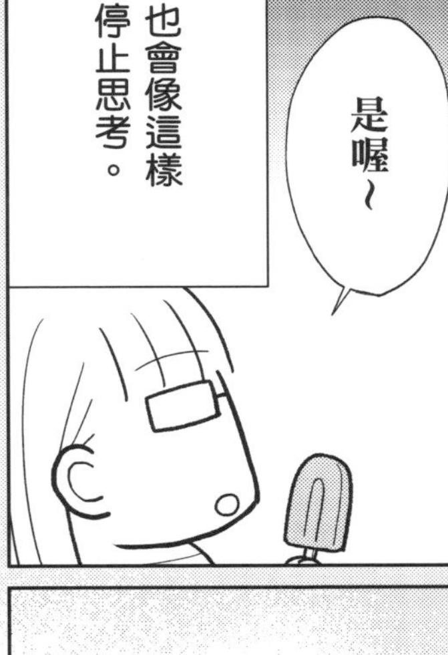

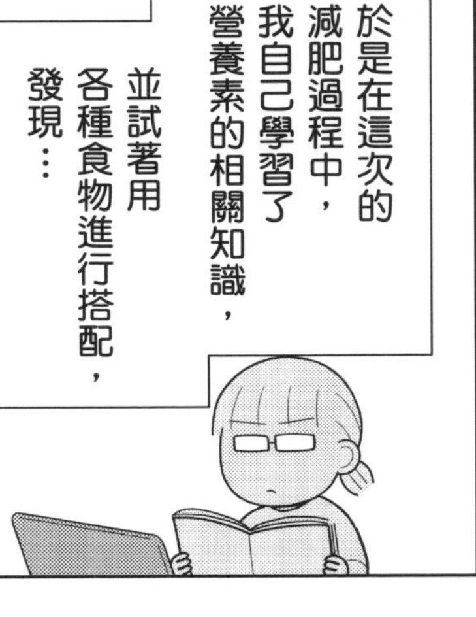

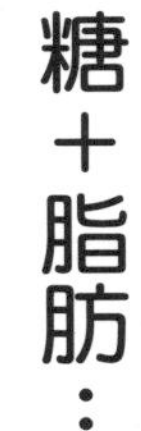

這個組合搭配，不管怎麼吃，

都很容易變胖且不易瘦回來。

這也是我第一次正視到這件事。

熱量	160大卡
脂肪	0.2公克
蛋白質	1公克
糖	25公克

雖然糖和脂肪都是人體必需的營養素。
蛋白質
三大營養素
脂肪
碳水化合物（糖）
但即便熱量相同，糖和脂肪的食物組合…
在性質上也比其他組合更容易累積體脂肪。
糖＋脂肪
400大卡
其他組合
400大卡
一旦長期這樣吃，就可能讓自己變成易胖又難瘦的體質。
為什麼…
肥胖..

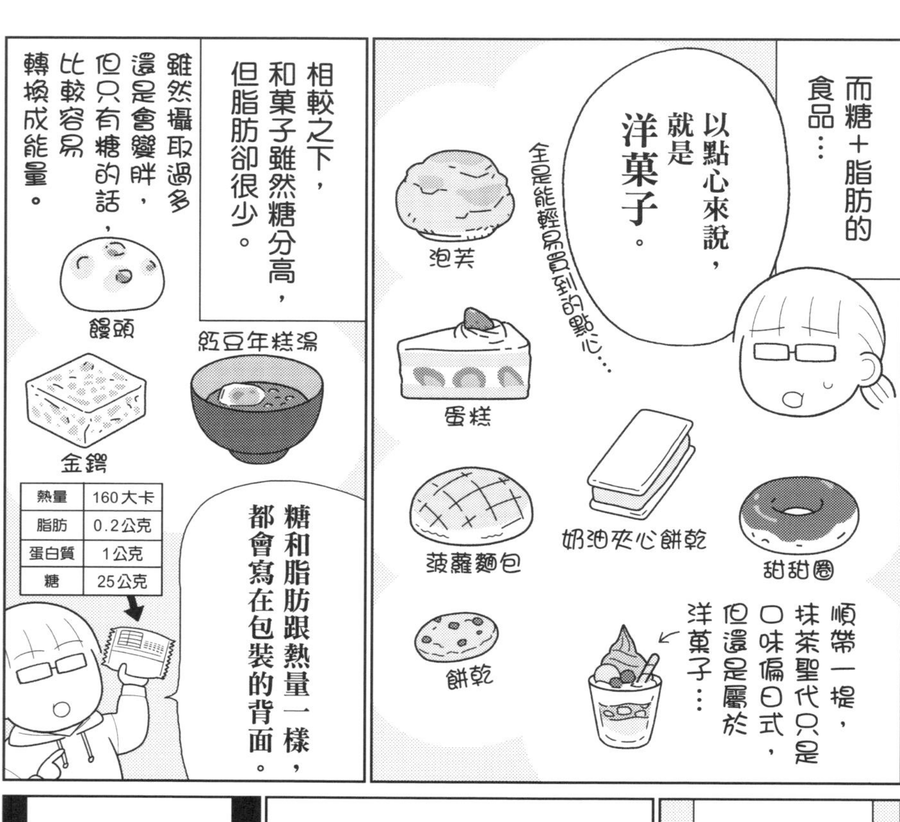

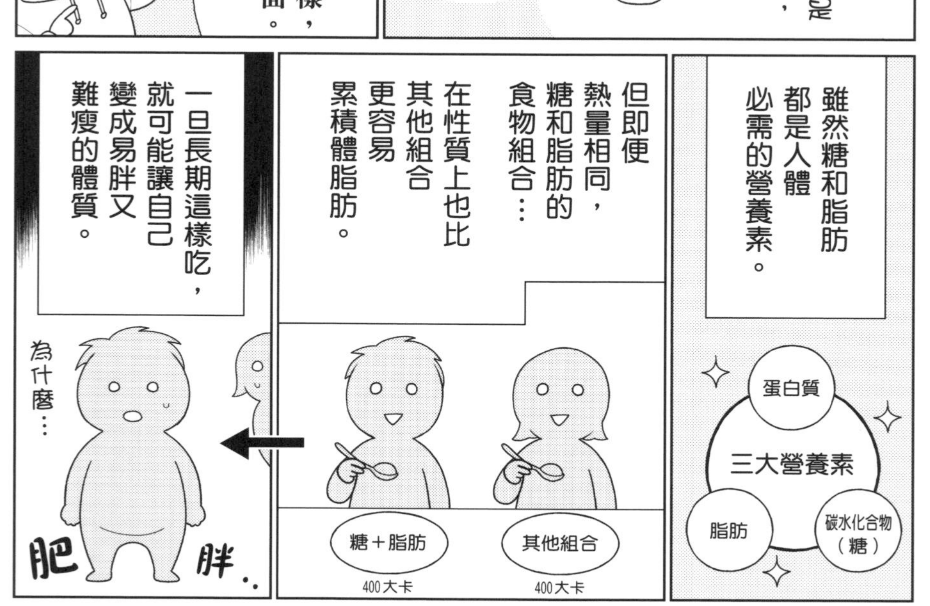

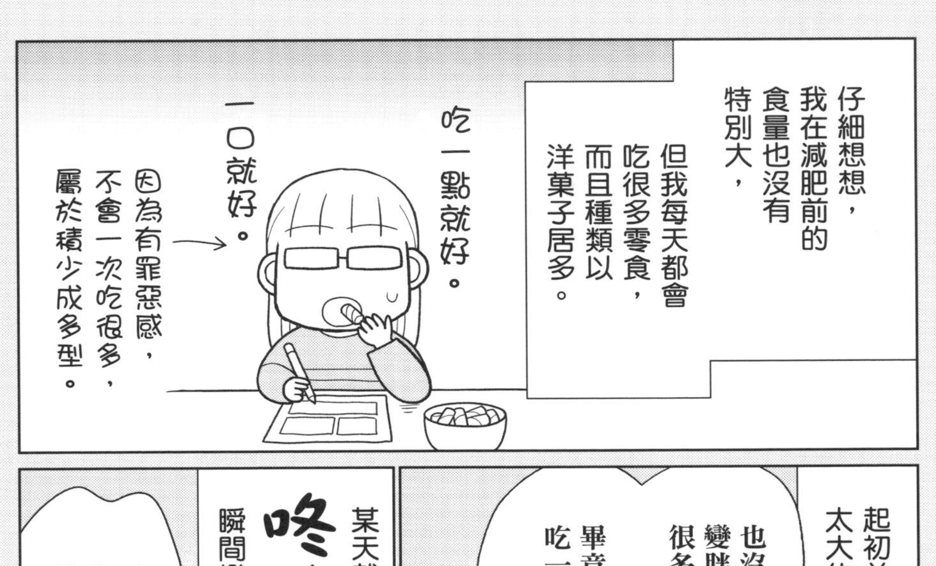
仔細想想，我在減肥前的食量也沒有特別大，
但我每天都會吃很多零食，而且種類以洋菓子居多。
吃一點就好。
一口就好。
因為有罪惡感，不會一次吃很多，屬於積少成多型。

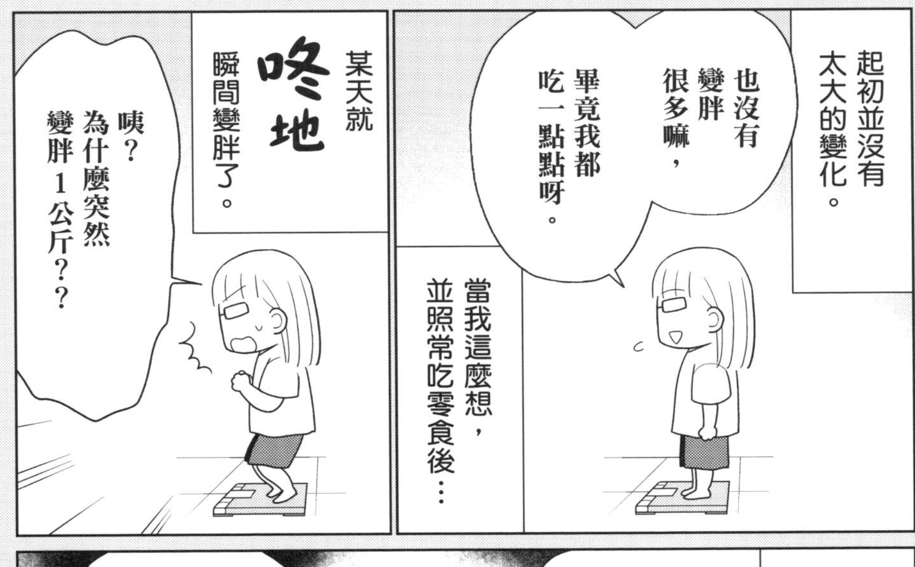
起初並沒有太大的變化。
也沒有變胖很多嘛，畢竟我都吃一點點呀。
當我這麼想，並照常吃零食後…
某天就
咚地
瞬間變胖了。
咦？為什麼突然變胖1公斤？？

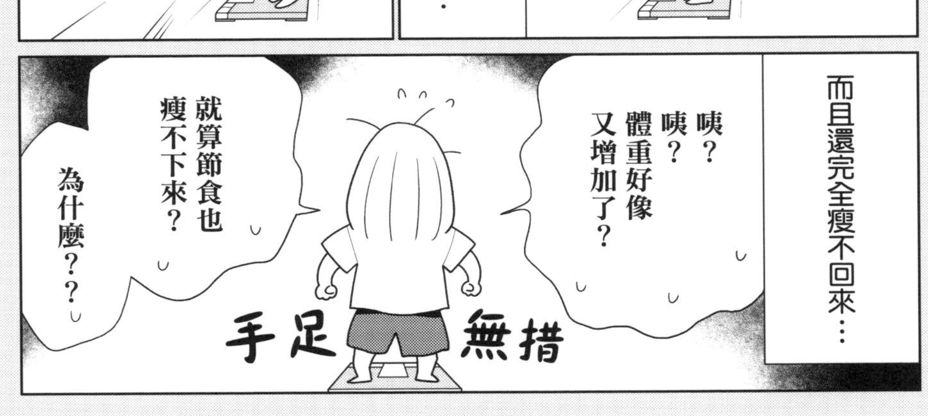
而且還完全瘦不回來…
咦？咦？體重好像又增加了？
就算節食也瘦不下來？
為什麼？？
手足無措

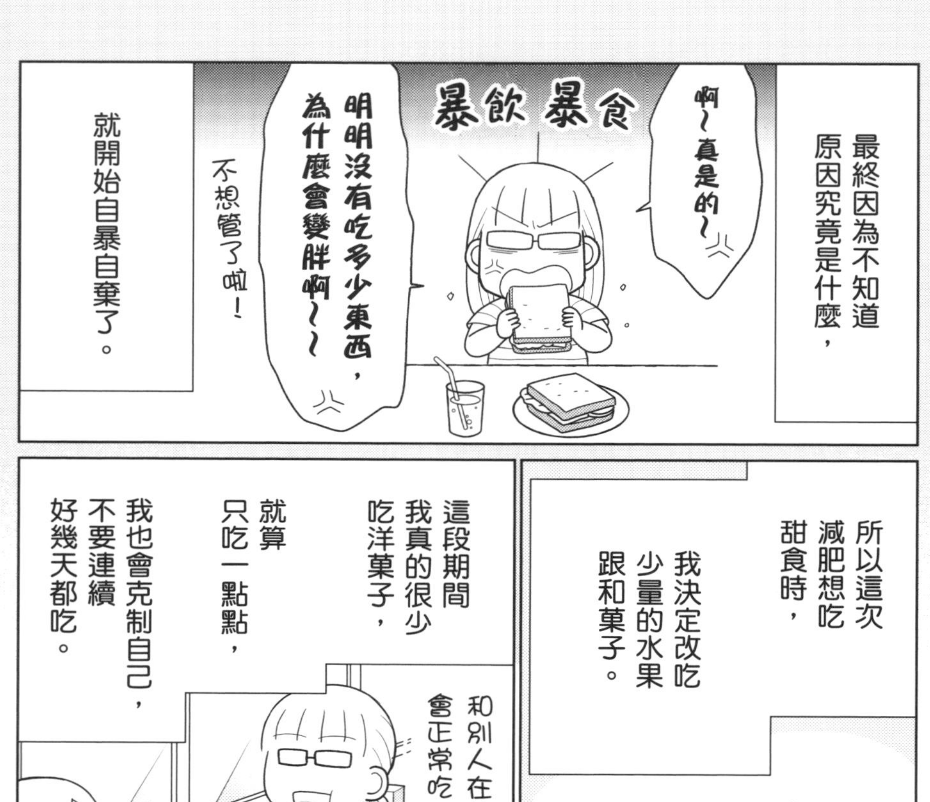

最終因為不知道原因究竟是什麼，
啊～真是的～
暴飲暴食
明明沒有吃多少東西，為什麼會變胖啊～～
不想管了啦！
就開始自暴自棄了。

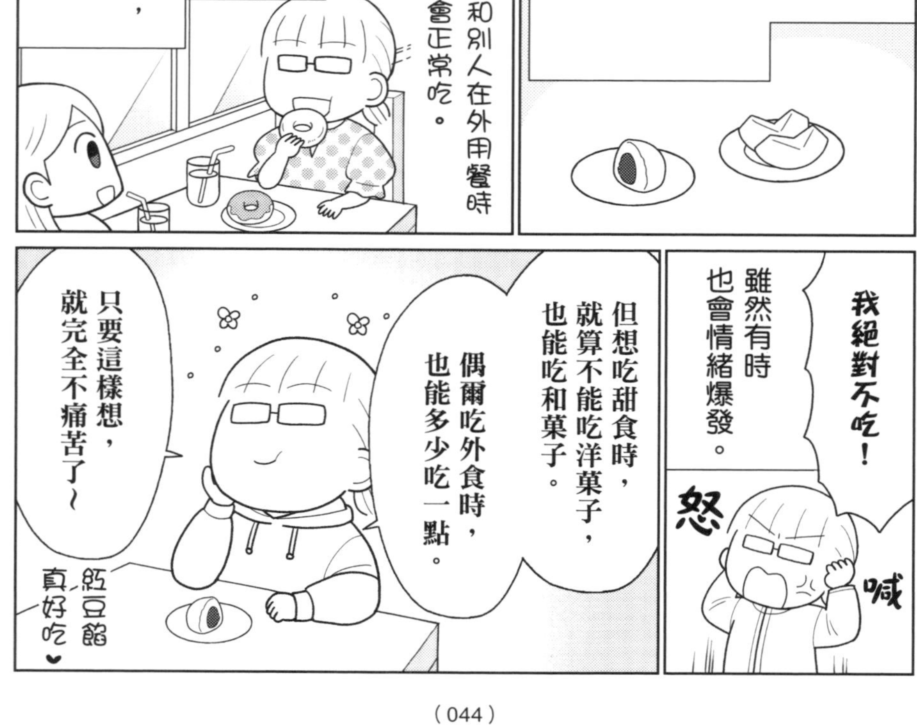

所以這次減肥想吃甜食時，
我決定改吃少量的水果跟和菓子。
這段期間我真的很少吃洋菓子，
就算只吃一點點，
我也會克制自己，不要連續好幾天都吃。
和別人在外用餐時會正常吃。
我絕對不吃！
雖然有時也會情緒爆發。
怒
喊
但想吃甜食時，就算不能吃洋菓子，也能吃和菓子。
偶爾吃外食時，也能多少吃一點。
只要這樣想，就完全不痛苦了～
紅豆餡真好吃

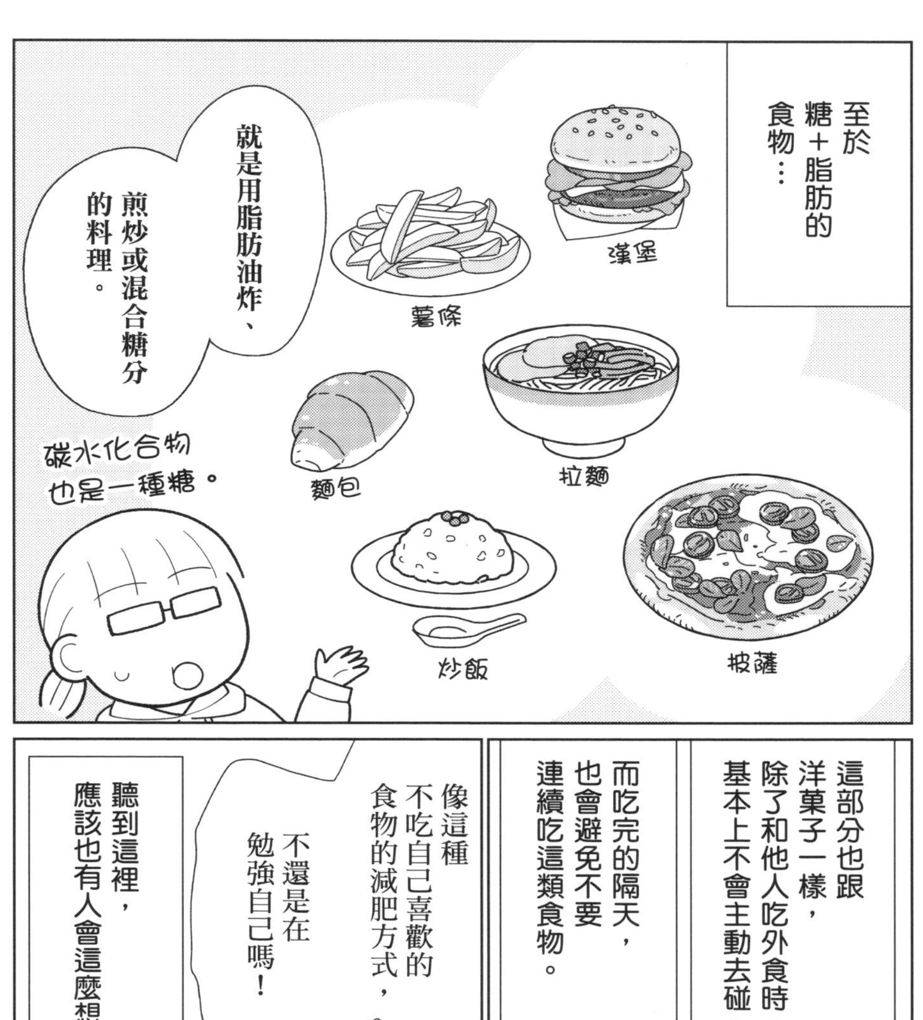
至於糖＋脂肪的食物…
漢堡
薯條
就是用脂肪油炸、煎炒或混合糖分的料理。
拉麵
麵包
碳水化合物也是一種糖。
炒飯
披薩

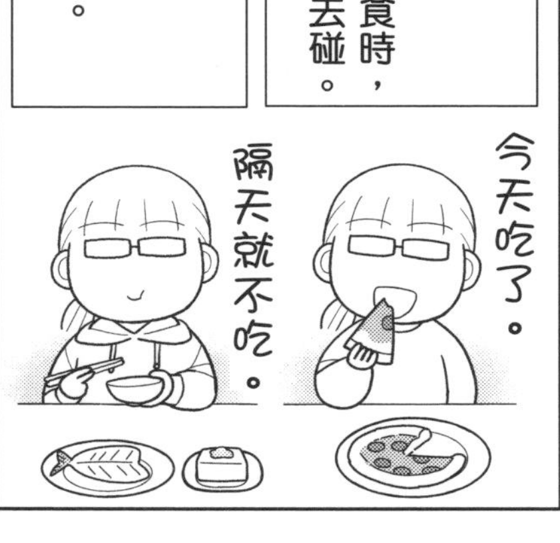
這部分也跟洋菓子一樣，除了和他人吃外食時，基本上不會主動去碰。
而吃完的隔天，也會避免不要連續吃這類食物。
今天吃了。
隔天就不吃。

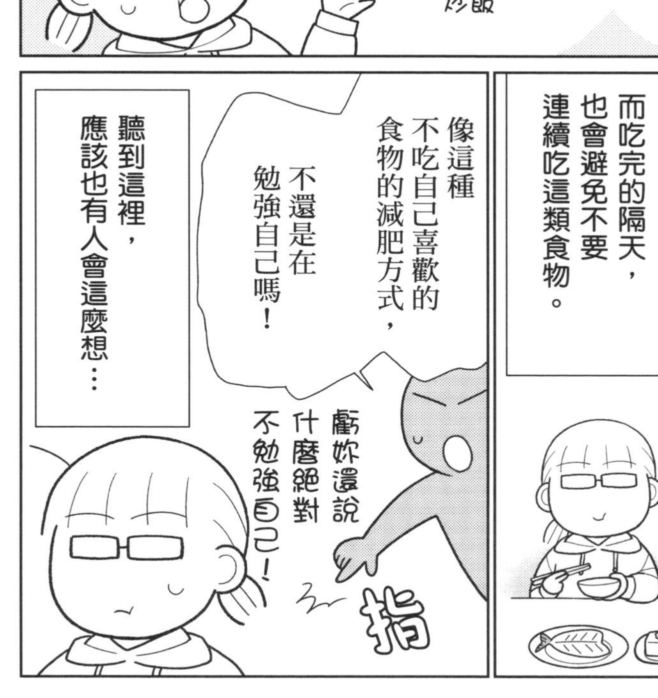
聽到這裡，應該也有人會這麼想…
像這種不吃自己喜歡的食物的減肥方式，
不還是在勉強自己嗎！
虧妳還說什麼絕對不勉強自己！
指

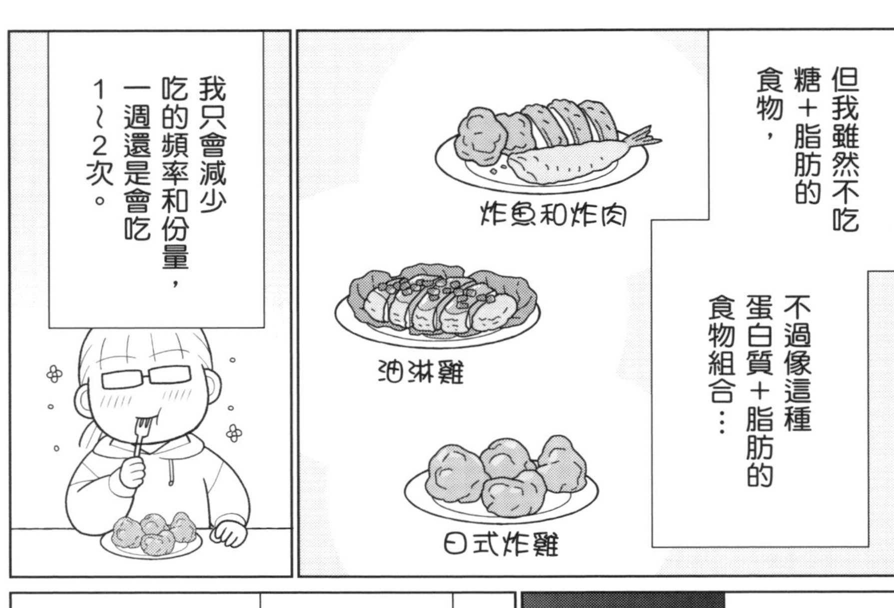
但我雖然不吃糖＋脂肪的食物，
炸魚和炸肉
油淋雞
日式炸雞
不過像這種蛋白質＋脂肪的食物組合…
我只會減少吃的頻率和份量，一週還是會吃1～2次。

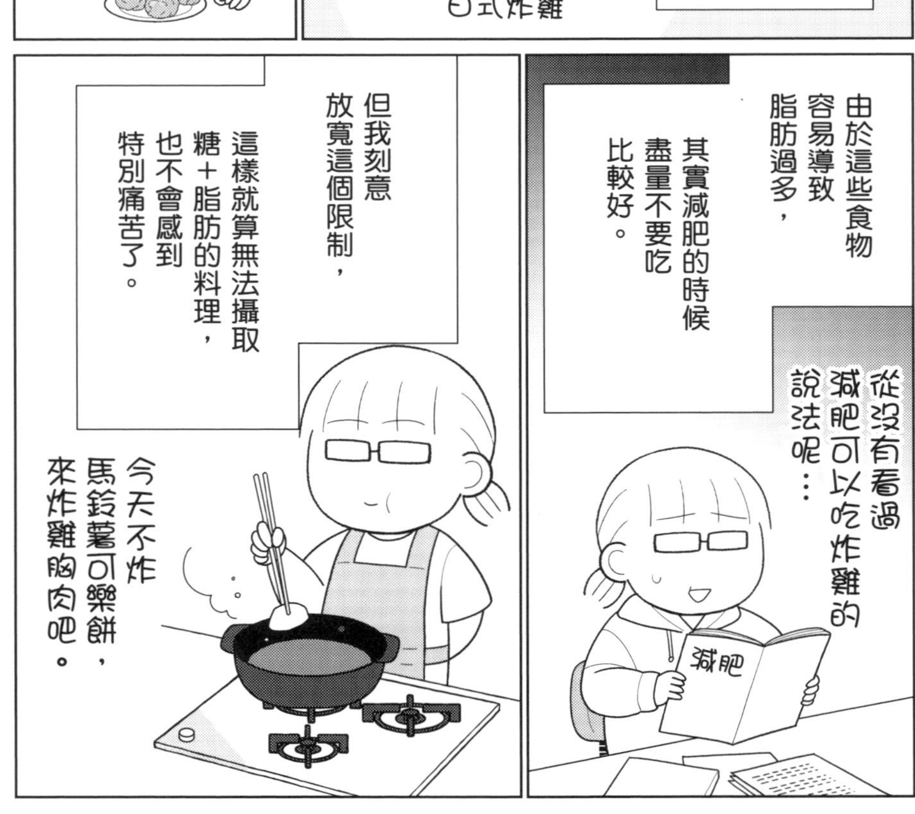
由於這些食物容易導致脂肪過多，
其實減肥的時候盡量不要吃比較好。
從沒有看過減肥可以吃炸雞的說法呢…
減肥
但我刻意放寬這個限制，
這樣就算無法攝取糖＋脂肪的料理，也不會感到特別痛苦了。
今天不炸馬鈴薯可樂餅，來炸雞胸肉吧。

擅長做料理的人
或許可以用
各種方法
避開脂肪，
改變
食材，
卻依然能
煮得很美味。
在烹飪方法
下工夫。
但我對於
收集烹飪資訊
或購買不熟悉的食材
有些抗拒。
簡單來說，
就是懶得做菜。
因為用這個的
料理步驟更少…
或是不禁心想，
也許還能用來做
其他料理…
酥炸粉
為了降低脂肪，
我嘗試過…
減少吃炸物的
頻率。
每週
約1～2次。
如果再加上
糖＋脂肪的料理，
那次數真的
減少很多呢。
使用鐵氟龍塗層的
平底鍋或烘培紙。
用無油的鮪魚罐頭
或鹽昆布
取代沙拉醬。
其實只是稍微做了
一些調整而已。

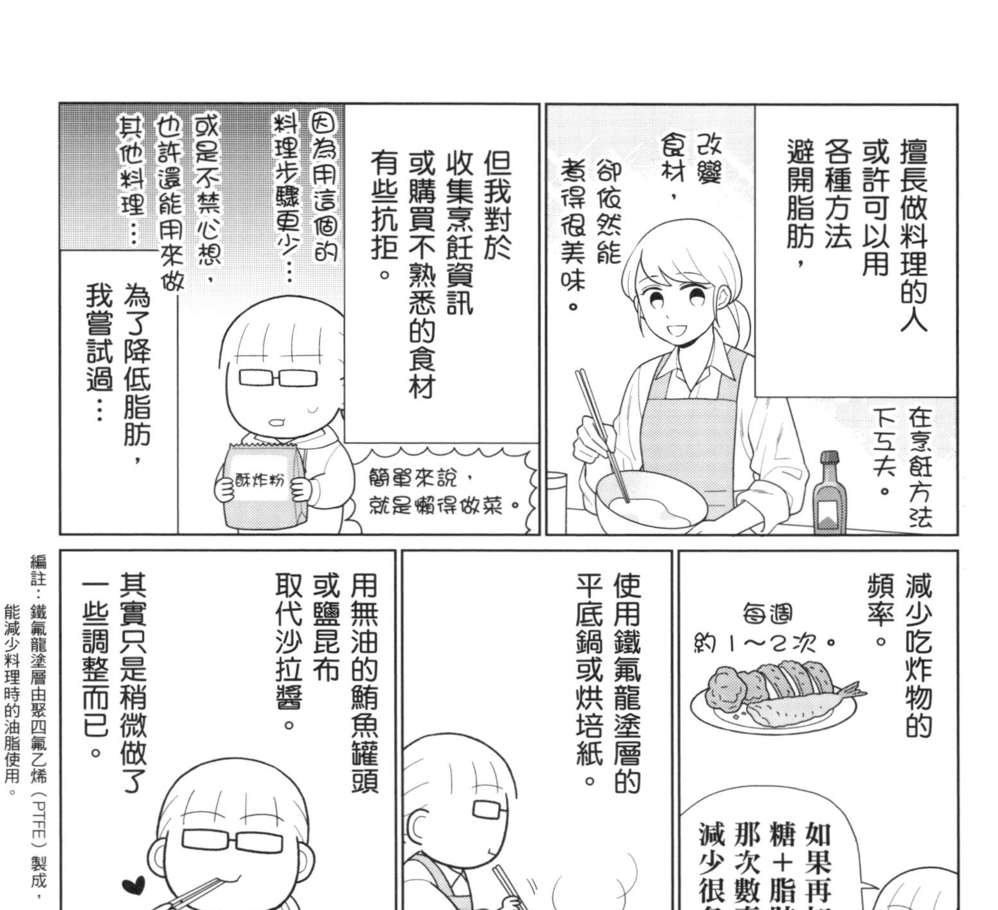

編註：鐵氟龍塗層由聚四氟乙烯（PTFE）製成，能減少料理時的油脂使用。

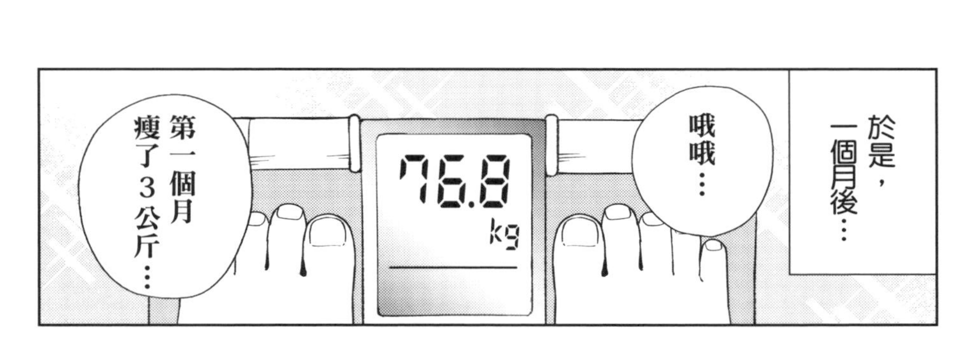

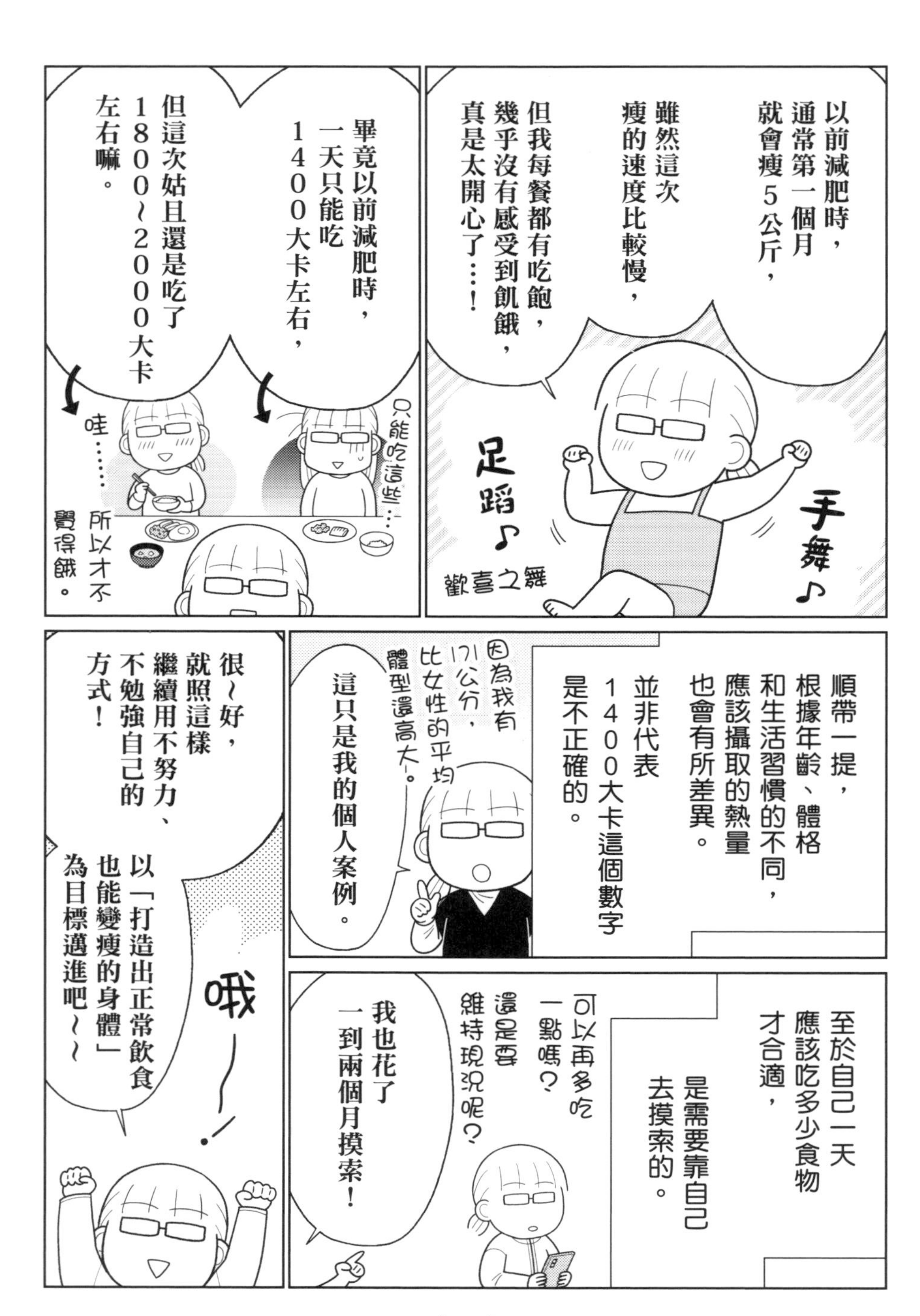
以前減肥時，
通常第一個月
就會瘦5公斤，
雖然這次
瘦的速度比較慢，
但我每餐都有吃飽，
幾乎沒有感受到飢餓，
真是太開心了⋯⋯！
手舞♪
足蹈♪
歡喜之舞
畢竟以前減肥時，
一天只能吃
1400大卡左右，
但這次姑且還是吃了
1800～2000大卡
左右嘛。
只能吃這些⋯⋯
哇⋯⋯
所以才不覺得餓。
順帶一提，
根據年齡、體格
和生活習慣的不同，
應該攝取的熱量
也會有所差異。
並非代表
1400大卡這個數字
是不正確的。
因為我有171公分，
比女性的平均
體型還高大。
這只是我的個人案例。
很～好，
就照這樣
繼續用不努力、
不勉強自己的
方式！
以「打造出正常飲食
也能變瘦的身體」
為目標邁進吧～～
哦～～！
至於自己一天
應該吃多少食物
才合適，
是需要靠自己
去摸索的。
可以再多吃
一點嗎？
還是要
維持現況呢？
我也花了
一到兩個月摸索！

不使用強化菜單去減肥的原因

因為我不太擅長做料理，

基本上不會在減肥時配合強化菜單。

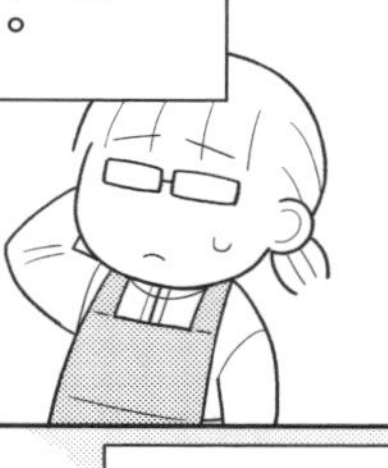

只會避開含有大量的糖＋脂肪的料理，除此之外沒有做什麼特別的事。

攝取足夠的魚、肉或蔬菜。

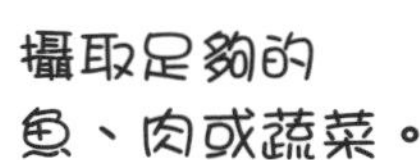

但是煮飯時還是會用味●素之類的調味料。

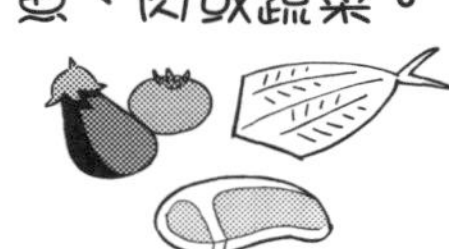

其他什麼的也都正常加。

覺得自己吃太多的隔天，我會稍微調整飲食。

這些是我經常用來調整飲食的菜色。

只要切、

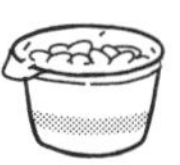

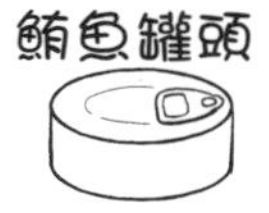

滿滿的蔬菜配上買來的烤牛肉

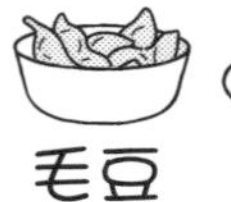

烤魚

冷豆腐

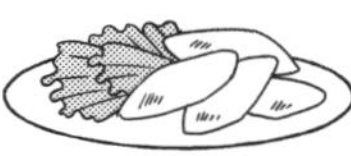

只要烤。

只要打開～

想看減肥食譜的各位，抱歉讓你們失望了…

但是維持體態是要堅持一輩子的事情，

我認為不勉強自己做不擅長的事情是非常重要的。

好懶得調查新的資訊，也懶得嘗試新的事物…

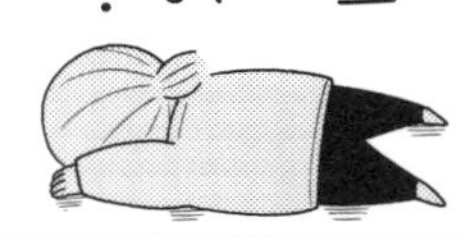

第6話

能控制血糖值的人就能順利減肥

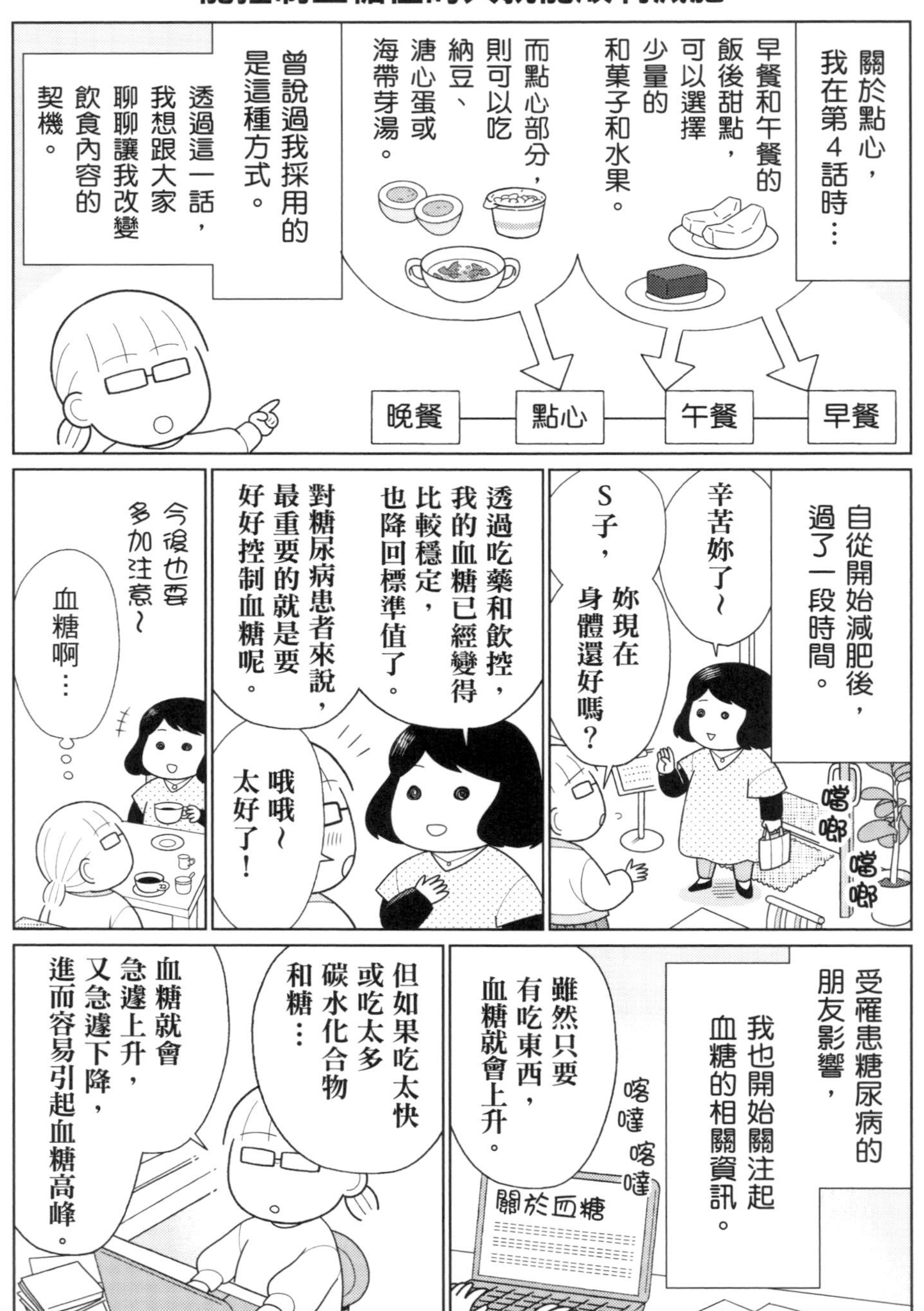

關於點心，我在第4話時…
早餐和午餐的飯後甜點，可以選擇少量的和菓子和水果。
而點心部分，則可以吃納豆、溏心蛋或海帶芽湯。
曾說過我採用的是這種方式。
透過這一話，我想跟大家聊聊讓我改變飲食內容的契機。
早餐
午餐
點心
晚餐
自從開始減肥後，過了一段時間。
辛苦妳了~
S子，妳現在身體還好嗎？
噹啷
噹啷
透過吃藥和飲控，我的血糖已經變得比較穩定，也降回標準值了。
對糖尿病患者來說，最重要的就是要好好控制血糖呢。
哦哦~太好了！
今後也要多加注意~
血糖啊…
受罹患糖尿病的朋友影響，
我也開始關注起血糖的相關資訊。
雖然只要有吃東西，血糖就會上升。
喀噠
喀噠
關於血糖
但如果吃太快或吃太多碳水化合物和糖…
血糖就會急遽上升，又急遽下降，進而容易引起血糖高峰。

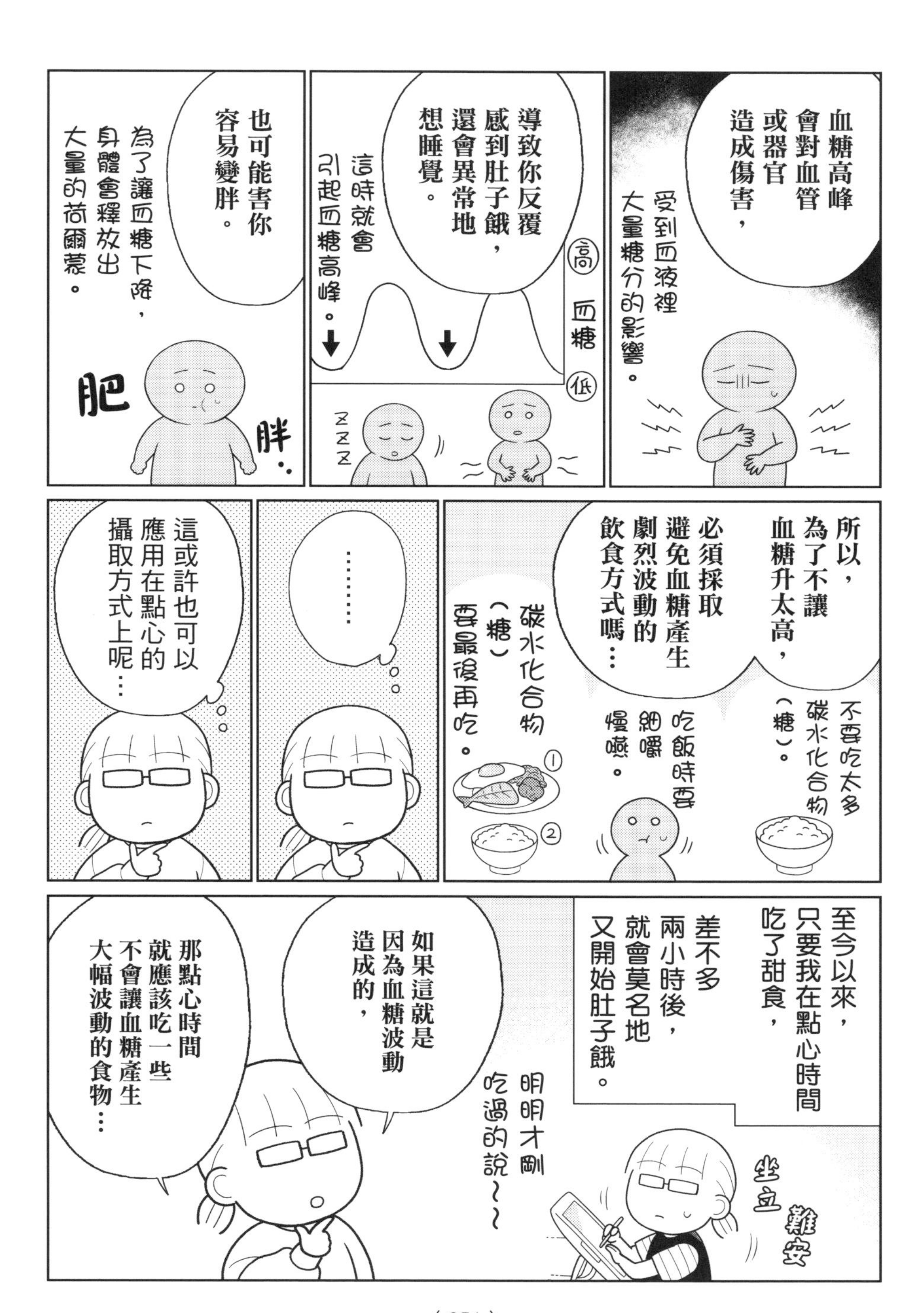

血糖高峰會對血管或器官造成傷害，
受到血液裡大量糖分的影響。
導致你反覆感到肚子餓，還會異常地想睡覺。
這時就會引起血糖高峰。
高
血糖
低
ZZZ
也可能害你容易變胖。
為了讓血糖下降，身體會釋放出大量的荷爾蒙。
肥
胖
所以，為了不讓血糖升太高，必須採取避免血糖產生劇烈波動的飲食方式嗎…
不要吃太多碳水化合物（糖）。
吃飯時要細嚼慢嚥。
碳水化合物（糖）要最後再吃。
①
②
………
這或許也可以應用在點心的攝取方式上呢…
至今以來，只要我在點心時間吃了甜食，
差不多兩小時後，就會莫名地又開始肚子餓。
明明才剛吃過的說～～
坐立難安
如果這就是因為血糖波動造成的，
那點心時間就應該吃一些不會讓血糖產生大幅波動的食物…

後來的點心時間…
肚子有點餓了呢…
每當我這麼想…
咕嚕~…

我不會去吃碳水化合物或糖分較多的食物，

而是改用即溶湯等食物來止餓。
加一些乾燥海帶芽吧。
沙沙
加水聲…

咕嚕咕嚕…

哈啊…

想說很久沒吃點心了，就泡了一個有點高級的即溶湯來喝，
真美味呢。
話雖如此，但8包要400圓左右…

不過，像我這麼喜歡吃甜食的人，真的能靠這種東西撐到晚餐時間嗎……

滴答
滴答
滴答
工作中
務必要按時補充水分。

滴答
滴答
滴答
準備晚餐
滋滋

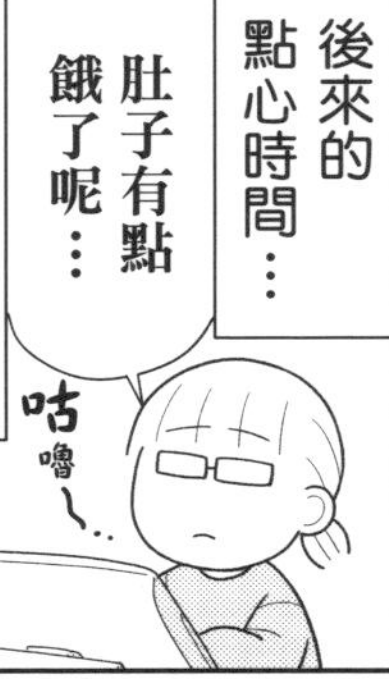

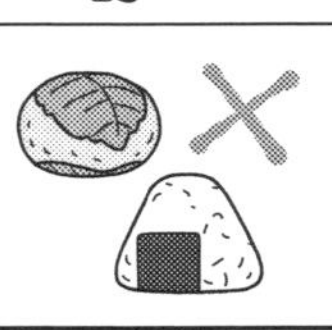

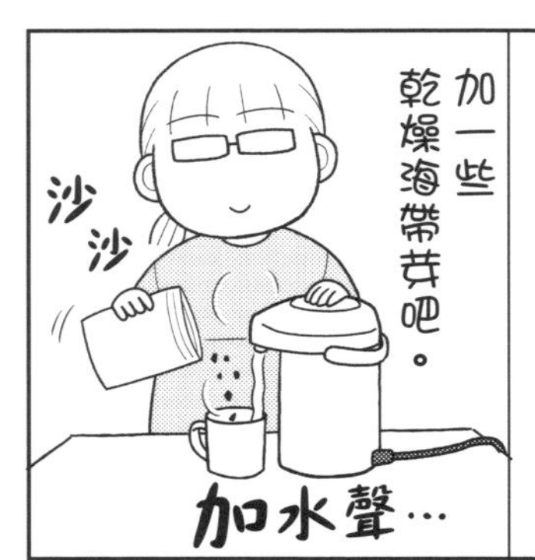

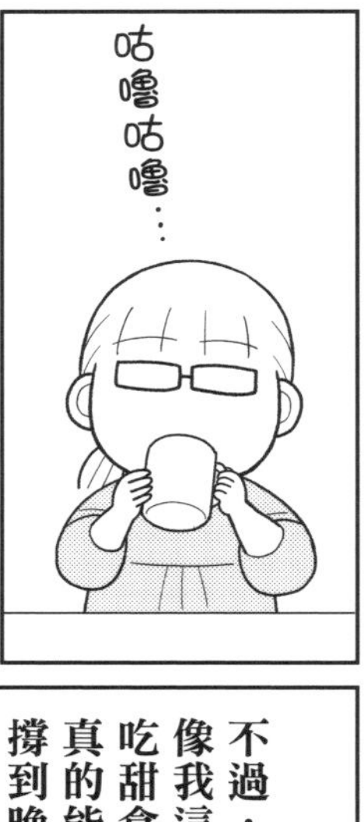

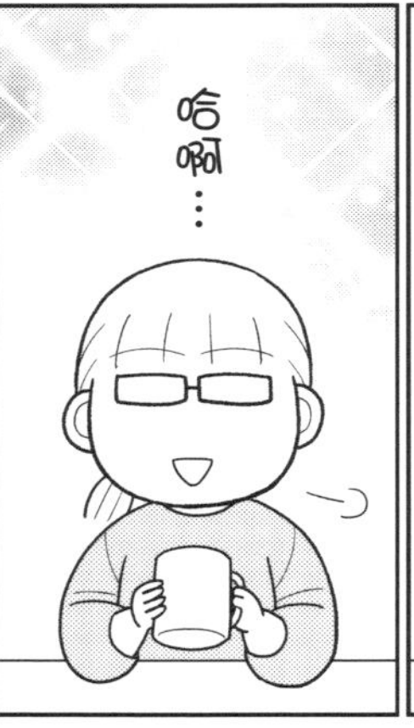

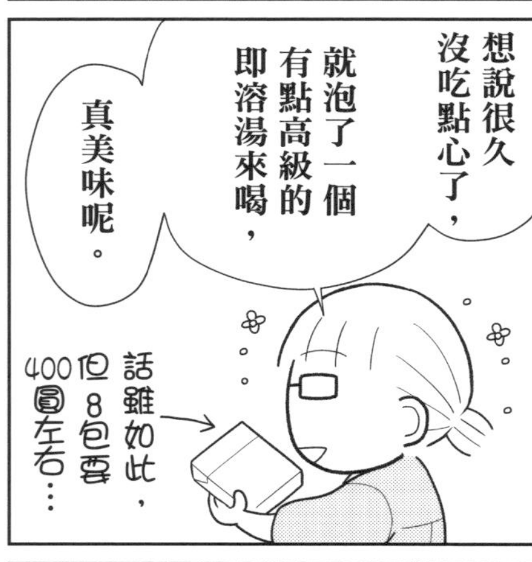

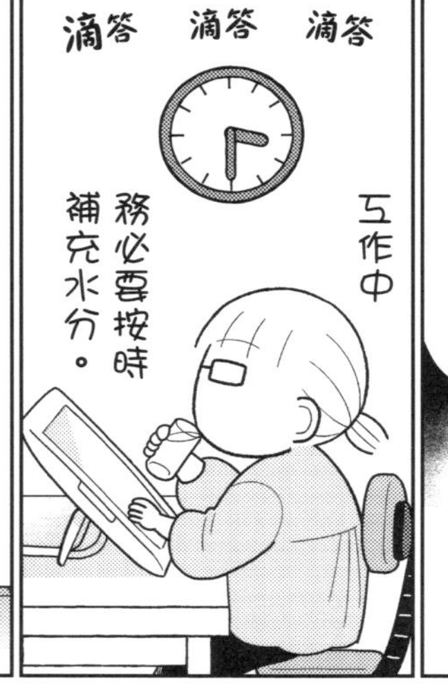

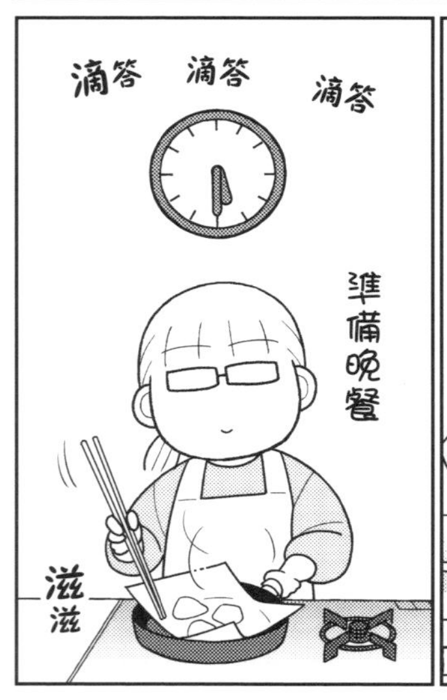

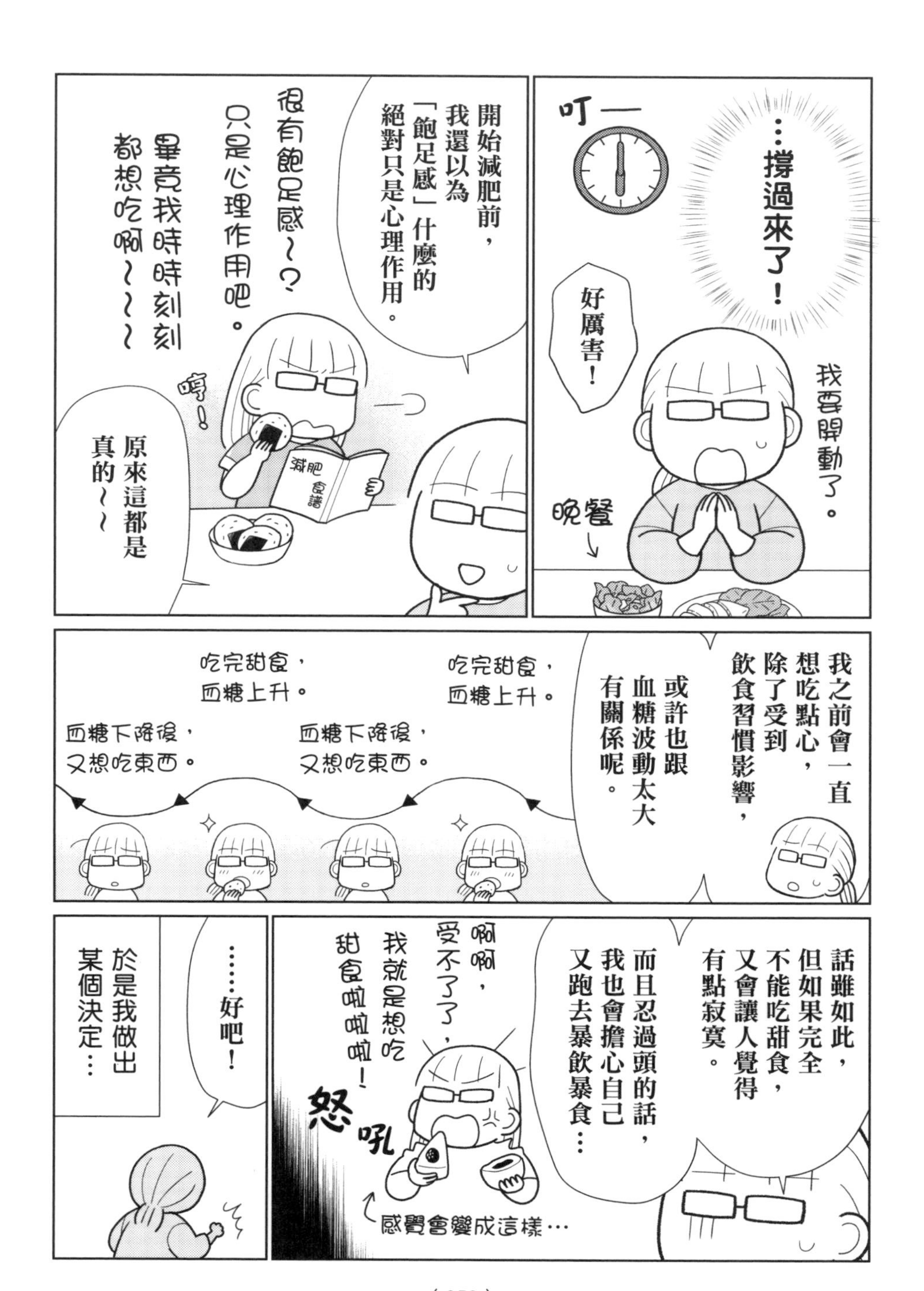

……撐過來了！
叮——
好厲害！
我要開動了。
晚餐
開始減肥前，我還以為「飽足感」什麼的絕對只是心理作用。
很有飽足感～？只是心理作用吧。
畢竟我時時刻刻都想吃啊～～～
哼！
減肥食譜
原來這都是真的～～
我之前會一直想吃點心，除了受到飲食習慣影響，
或許也跟血糖波動太大有關係呢。
吃完甜食，血糖上升。
吃完甜食，血糖上升。
血糖下降後，又想吃東西。
血糖下降後，又想吃東西。
話雖如此，但如果完全不能吃甜食，又會讓人覺得有點寂寞。
而且忍過頭的話，我也會擔心自己又跑去暴飲暴食…
啊啊，受不了了，我就是想吃甜食啦啦啦！
怒吼
感覺會變成這樣…
……好吧！
於是我做出某個決定…

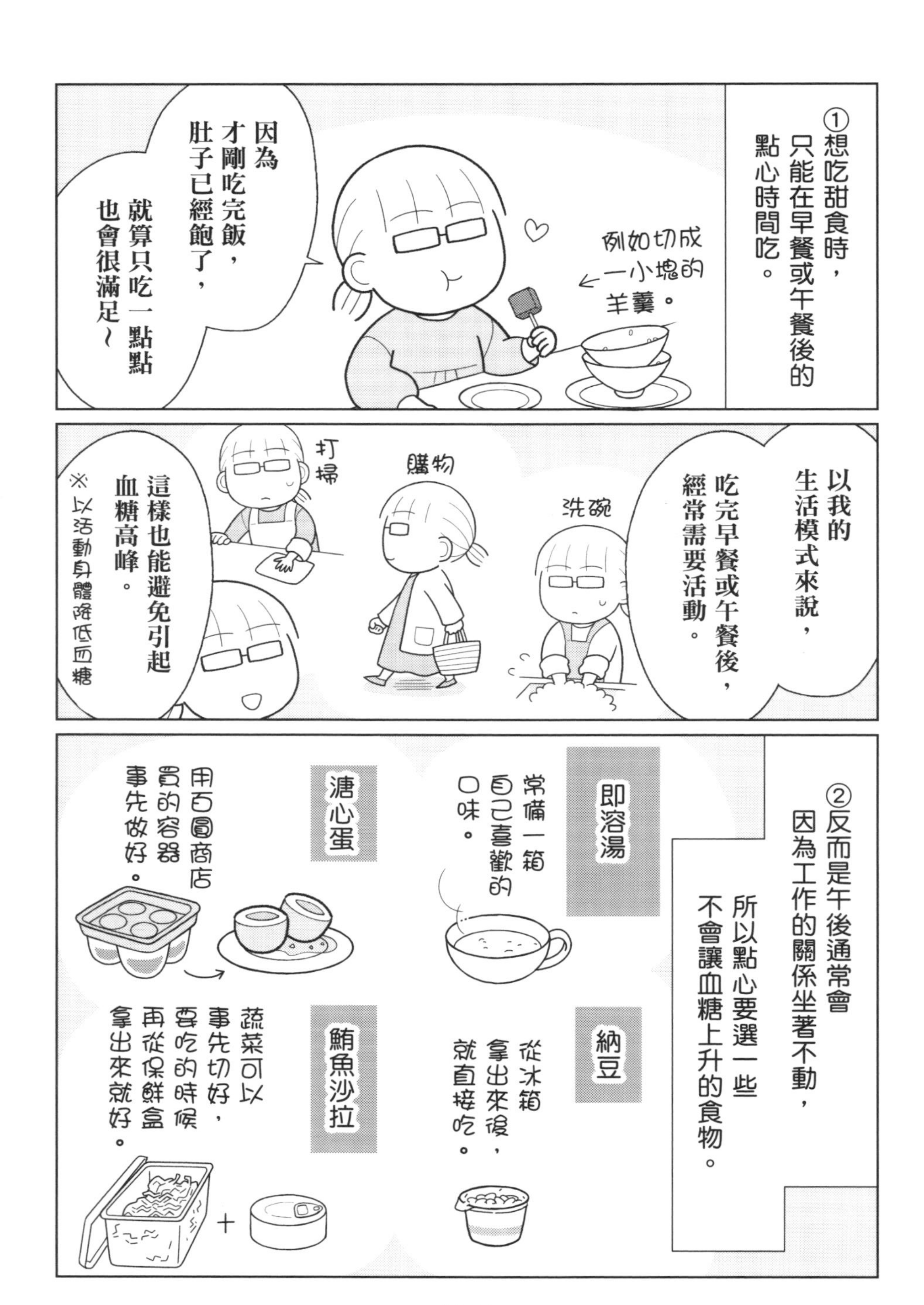
①想吃甜食時，只能在早餐或午餐後的點心時間吃。
例如切成一小塊的羊羹。
因為才剛吃完飯，肚子已經飽了，就算只吃一點點也會很滿足～
以我的生活模式來說，吃完早餐或午餐後，經常需要活動。
洗碗
購物
打掃
這樣也能避免引起血糖高峰。
※以活動身體降低血糖
②反而是午後通常會因為工作的關係坐著不動，所以點心要選一些不會讓血糖上升的食物。
即溶湯
常備一箱自己喜歡的口味。
溏心蛋
用百圓商店買的容器事先做好。
納豆
從冰箱拿出來後，就直接吃。
鮪魚沙拉
蔬菜可以事先切好，要吃的時候再從保鮮盒拿出來就好。

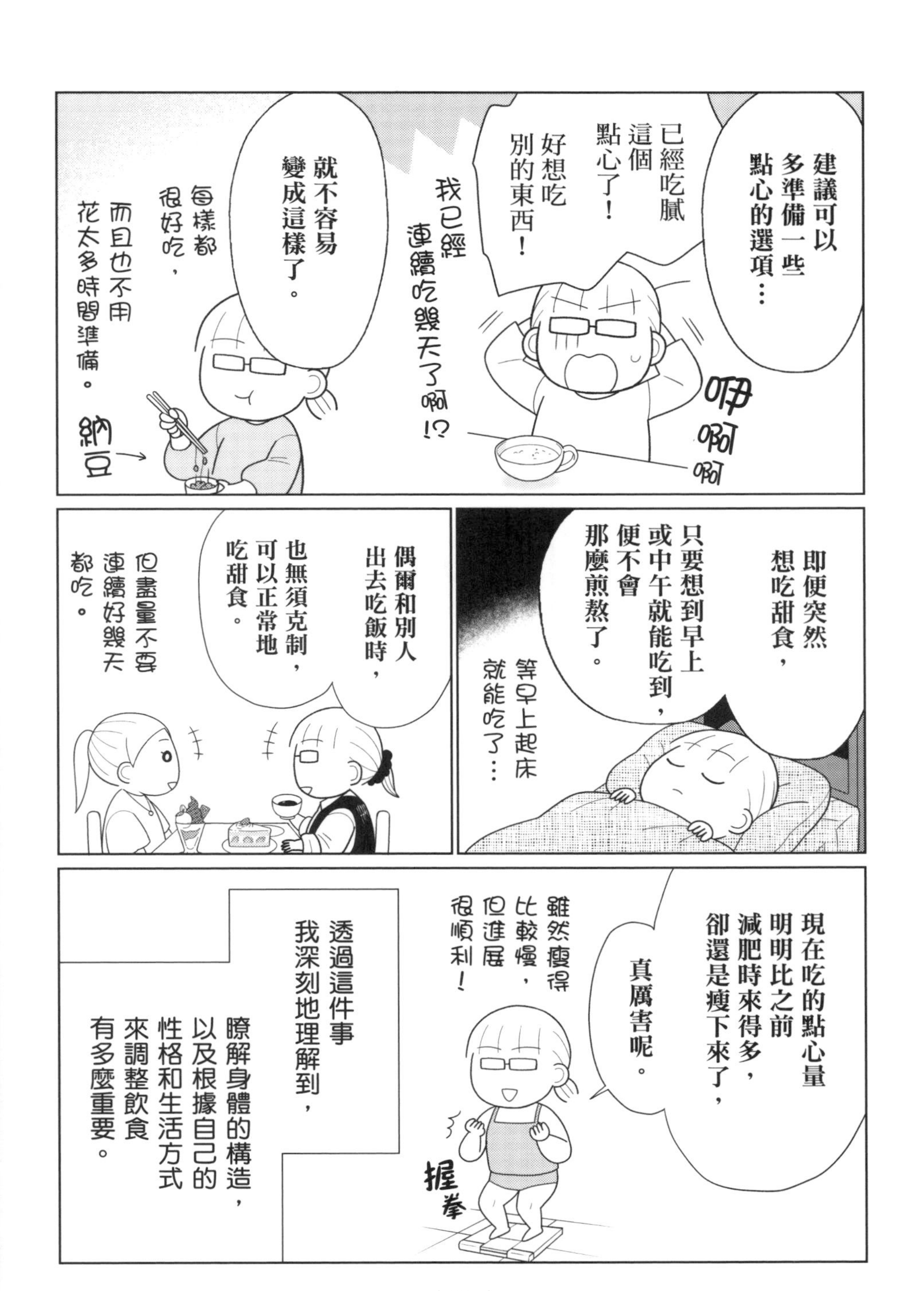
建議可以多準備一些點心的選項…
已經吃膩這個點心了！好想吃別的東西！
我已經連續吃幾天了啊!?
咿啊啊
就不容易變成這樣了。
每樣都很好吃，而且也不用花太多時間準備。
納豆
即便突然想吃甜食，只要想到早上或中午就能吃到，便不會那麼煎熬了。
等早上起床就能吃了…
偶爾和別人出去吃飯時，也無須克制，可以正常地吃甜食。
但盡量不要連續好幾天都吃。
現在吃的點心量明明比之前減肥時來得多，卻還是瘦下來了，
真厲害呢。
雖然瘦得比較慢，但進展很順利！
握拳
透過這件事我深刻地理解到，瞭解身體的構造，以及根據自己的性格和生活方式來調整飲食有多麼重要。

第7話

關於0熱量和控制糖分的甜點

過去在減肥時，
嘴巴好寂寞～好想吃甜食喔～～
坐立難安
為了應對這個狀況…
調整糖分的甜點
0熱量的甜點
糖分減半！
0カロリー
我都會在減肥過程中加入這些甜點。
但這次減肥時，我一口都沒碰。
主要是因為…
這些東西會讓人無法意識到自己有吃甜食，
進而在不知不覺中愈吃愈多。
這樣。
過去減肥時，我總是…
我絕對沒辦法不吃甜食！
就算吃甜食也不會增加熱量，這簡直是劃世代的大發明啊！
雖然味道有點怪！
像這樣，
因為害怕戒掉甜食，而選擇食用這些甜點。
現在想想，那根本是上癮了吧…

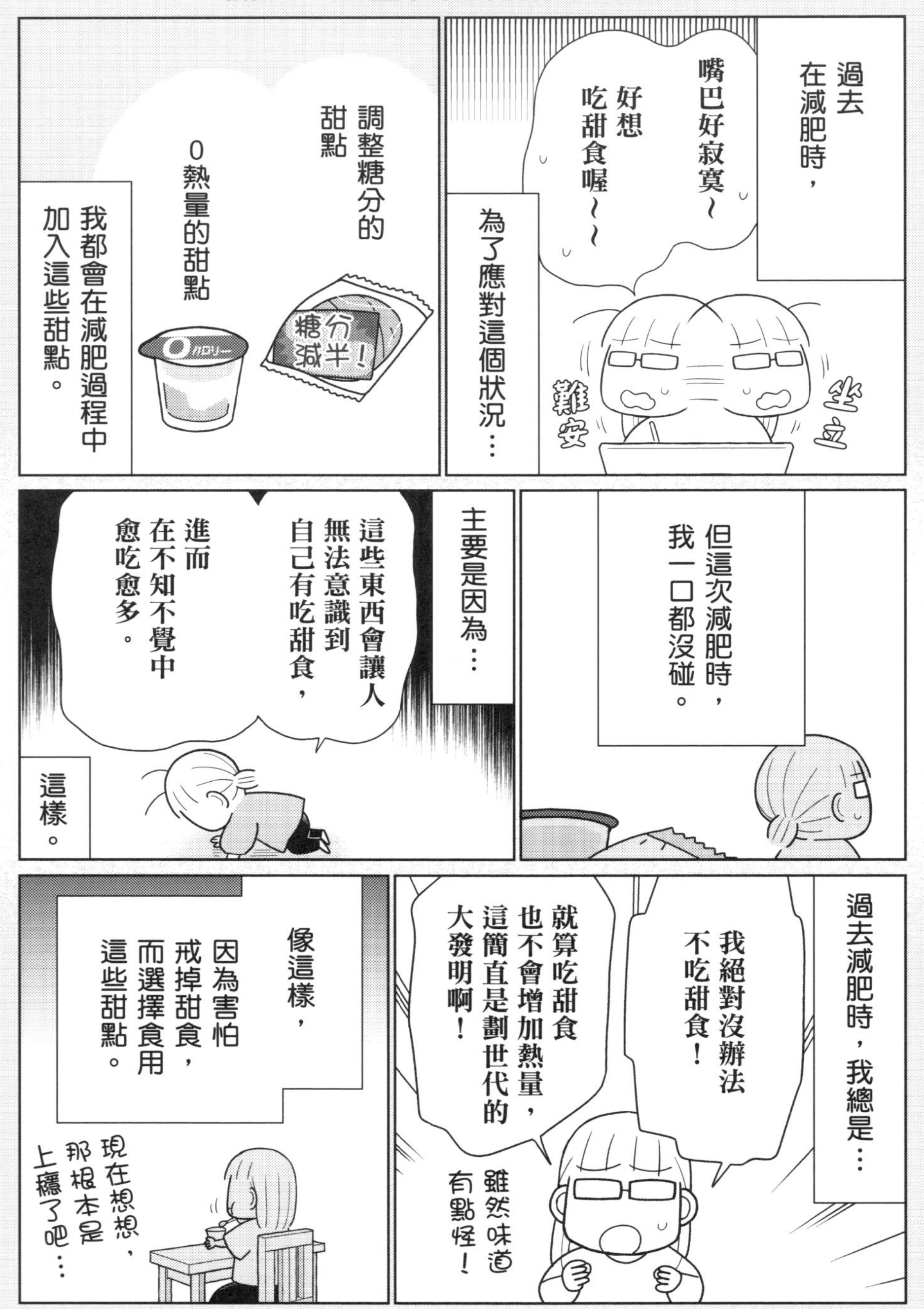

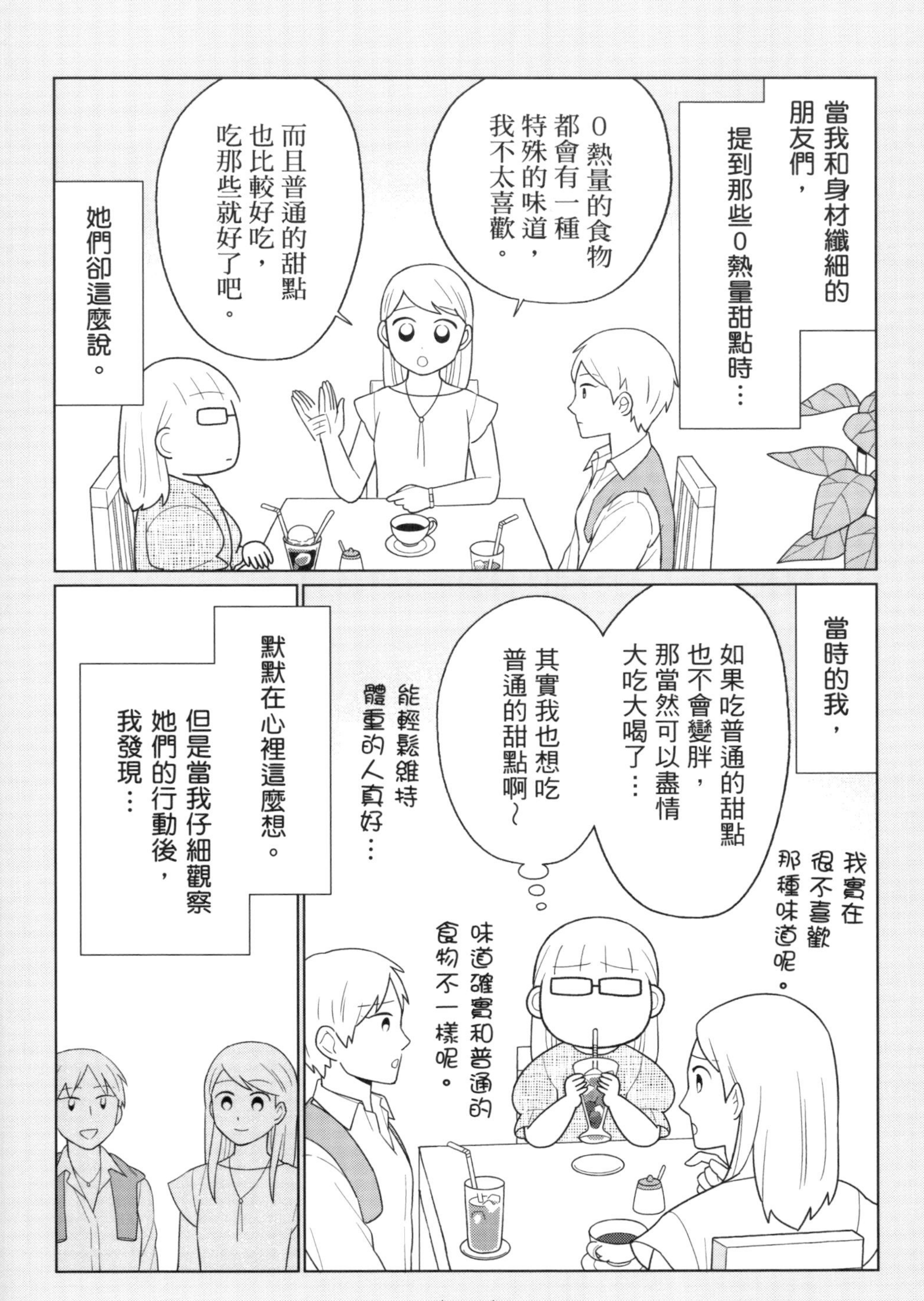
當我和身材纖細的朋友們，提到那些0熱量甜點時…
0熱量的食物都會有一種特殊的味道，我不太喜歡。
而且普通的甜點也比較好吃，吃那些就好了吧。
她們卻這麼說。
當時的我，
如果吃普通的甜點也不會變胖，那當然可以盡情大吃大喝了…
其實我也想吃普通的甜點啊～
能輕鬆維持體重的人真好…
默默在心裡這麼想。
我實在很不喜歡那種味道呢。
味道確實和普通的食物不一樣呢。
但是當我仔細觀察她們的行動後，我發現…

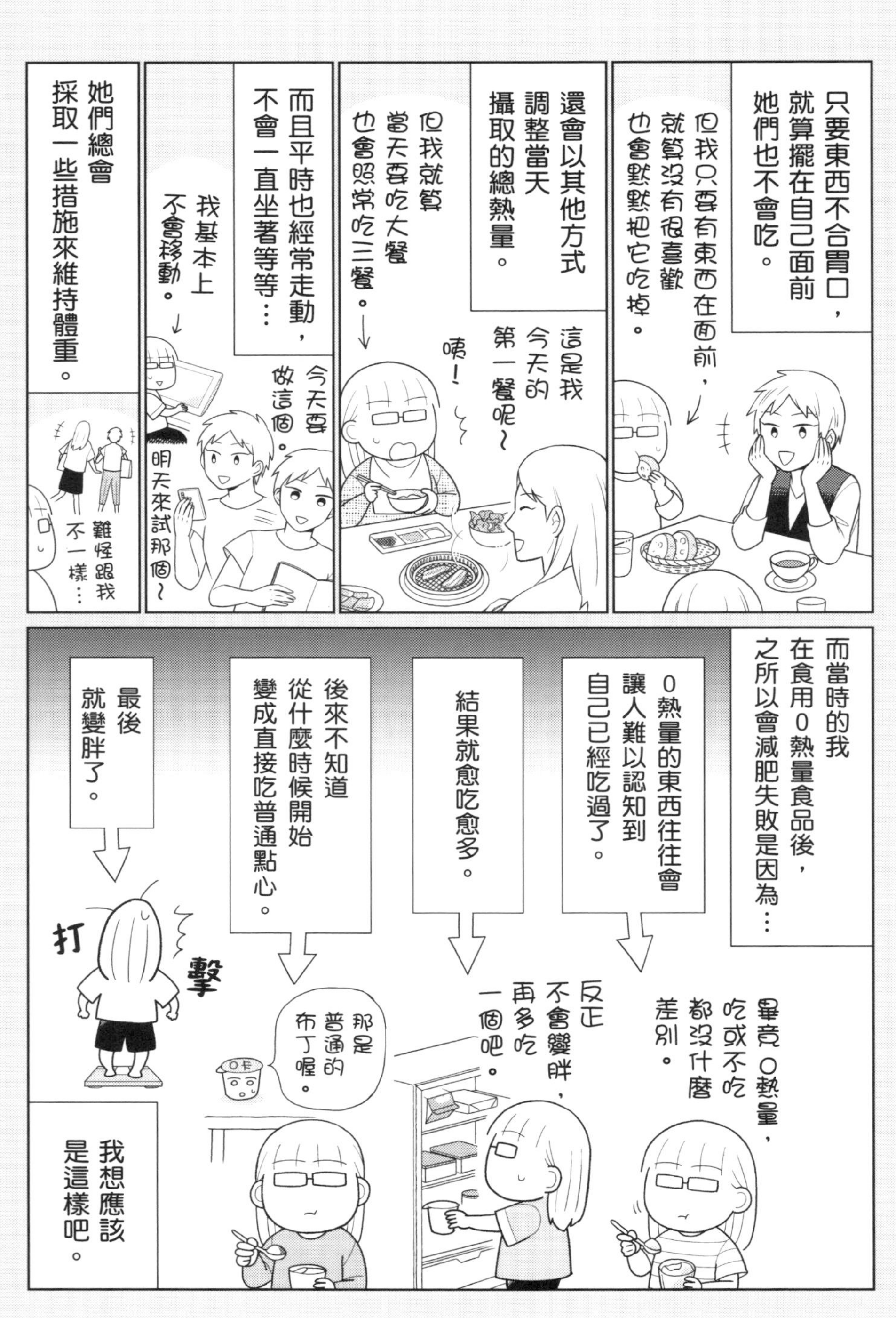

只要東西不合胃口，就算擺在自己面前她們也不會吃。
但我只要有東西在面前，就算沒有很喜歡也會默默把它吃掉。
還會以其他方式調整當天攝取的總熱量。
這是我今天的第一餐呢～
咦！
但我就算當天要吃大餐也會照常吃三餐。
而且平時也經常走動，不會一直坐著等等…
今天要做這個。
明天來試那個～
我基本上不會移動。
她們總會採取一些措施來維持體重。
難怪跟我不一樣…
而當時的我在食用0熱量食品後，之所以會減肥失敗是因為…
0熱量的東西往往會讓人難以認知到自己已經吃過了。
畢竟0熱量，吃或不吃都沒什麼差別。
結果就愈吃愈多。
反正不會變胖，再多吃一個吧。
後來不知道從什麼時候開始變成直接吃普通點心。
那是普通的布丁喔。
最後就變胖了。
打擊
我想應該是這樣吧。

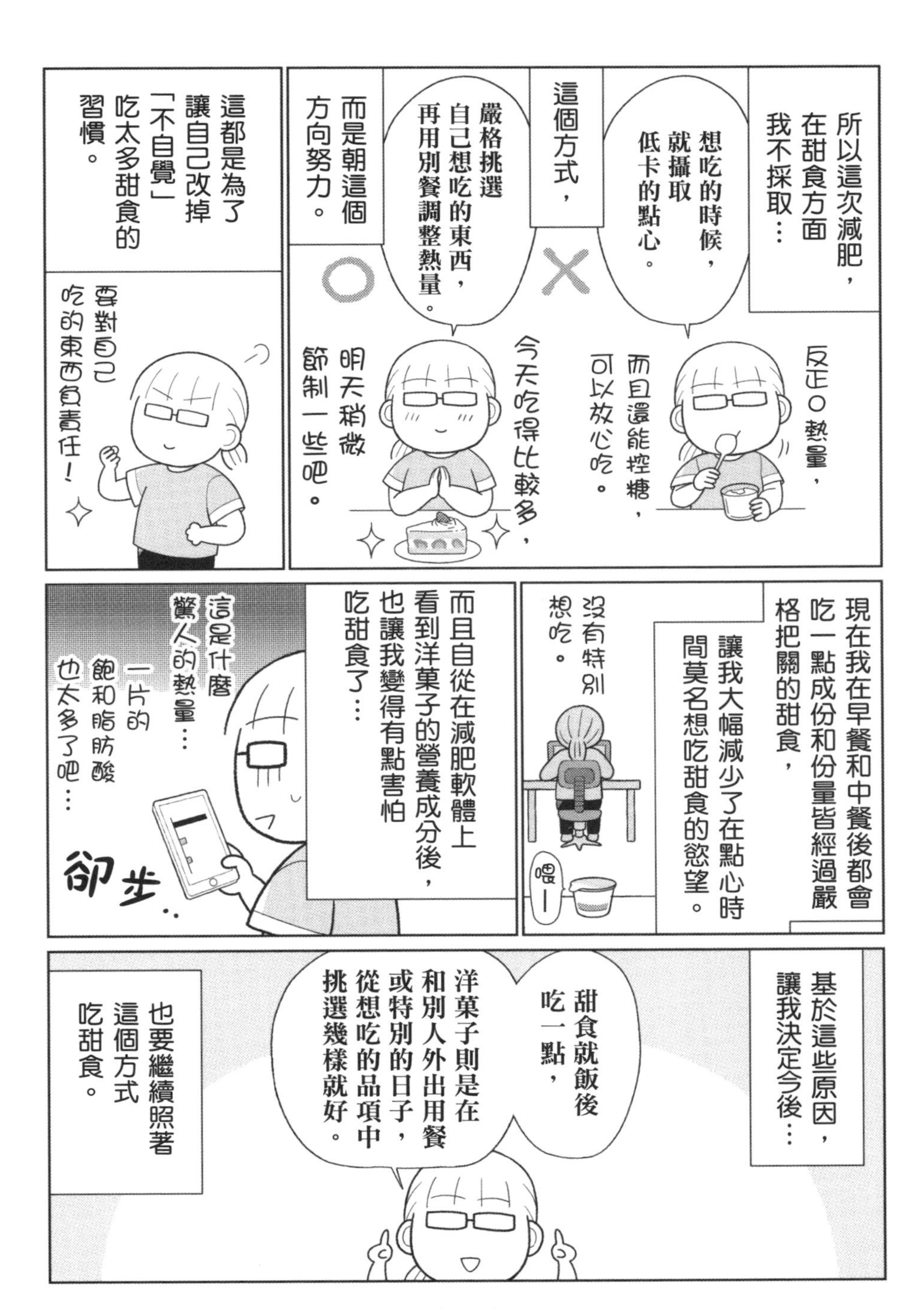
所以這次減肥，在甜食方面我不採取…
想吃的時候，就攝取低卡的點心。
反正0熱量，
而且還能控糖，可以放心吃。
這個方式，
×
嚴格挑選自己想吃的東西，再用別餐調整熱量。
今天吃得比較多，
明天稍微節制一些吧。
而是朝這個方向努力。
○
這都是為了讓自己改掉「不自覺」吃太多甜食的習慣。
要對自己吃的東西負責！
現在我在早餐和中餐後都會吃一點成份和份量皆經過嚴格把關的甜食，
讓我大幅減少了在點心時間莫名想吃甜食的慾望。
沒有特別想吃。
喂—
而且自從在減肥軟體上看到洋菓子的營養成分後，也讓我變得有點害怕吃甜食了…
這是什麼驚人的熱量…
一片的飽和脂肪酸也太多了吧…
卻步
基於這些原因，讓我決定今後…
甜食就飯後吃一點，
洋菓子則是在和別人外出用餐或特別的日子，從想吃的品項中挑選幾樣就好。
也要繼續照著這個方式吃甜食。

第8話

如何克服體重無法順利下降的焦慮感

奇怪？
我明明有克制自己，為什麼這陣子都沒有變瘦呢？
唔…嗯…
嗯～這次減肥，
絕對不要努力、絕對不能著急！
雖然之前是這麼決定的…
但體重好幾天都沒有變化的話，果然還是會有些焦慮呢。
因為剛開始減肥時，體重都有穩定下降，
有時候…
哦！
還以為自己昨天吃太多了，結果也沒有變胖嘛！
真幸運！
心花怒放
也會發生這種事。
但只要體重下降到某個程度，
總覺得最近開始停頓了呢…
毫無變化…
很多人就會產生這種感覺。

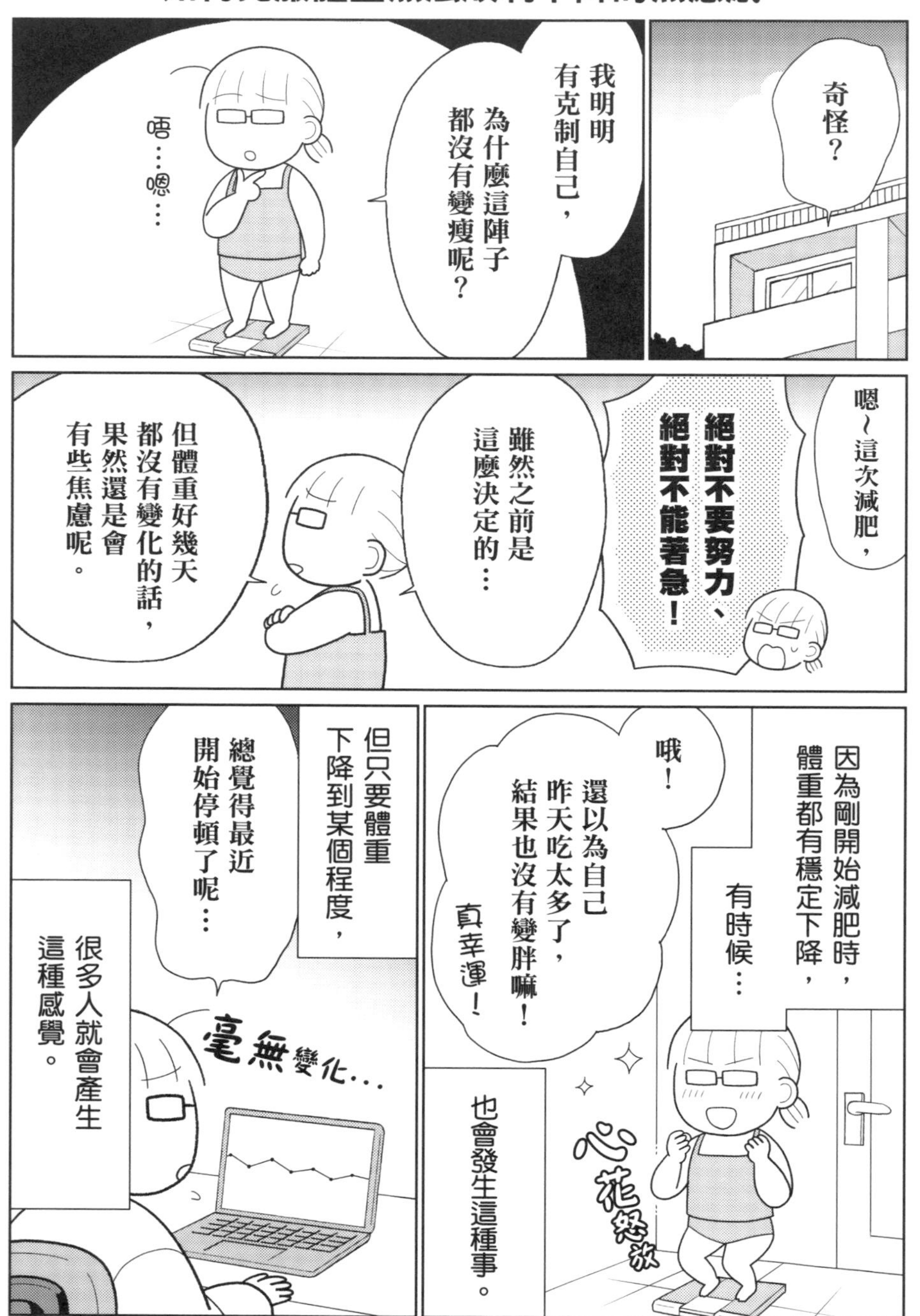

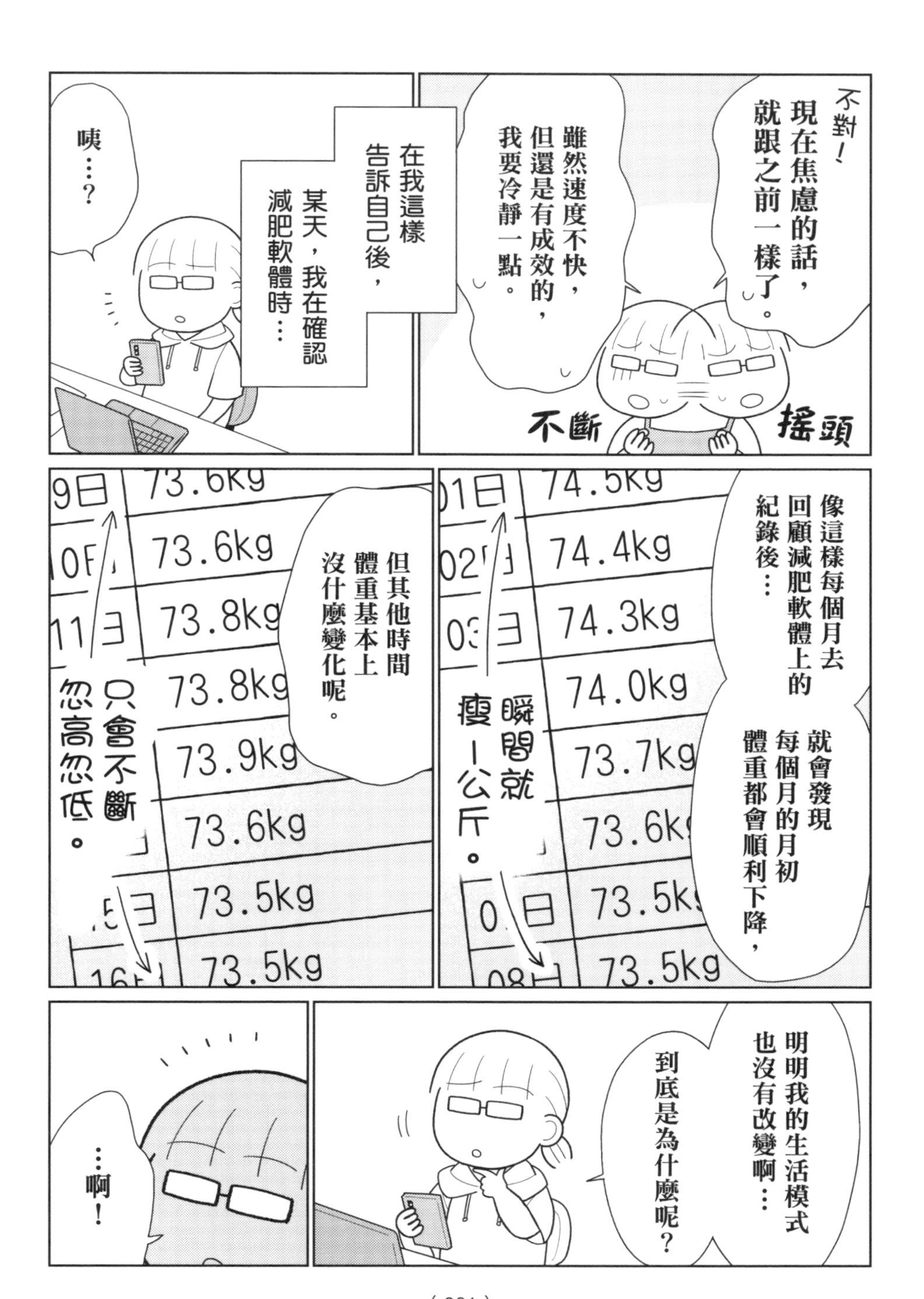
不對！
現在焦慮的話，就跟之前一樣了。
雖然速度不快，但還是有成效的，我要冷靜一點。
不斷搖頭
在我這樣告訴自己後，
某天，我在確認減肥軟體時…
咦…？
像這樣每個月去回顧減肥軟體上的紀錄後…
就會發現每個月的月初體重都會順利下降，
瞬間就瘦1公斤。
但其他時間體重基本上沒什麼變化呢。
只會不斷忽高忽低。
明明我的生活模式也沒有改變啊…
到底是為什麼呢？
…啊！

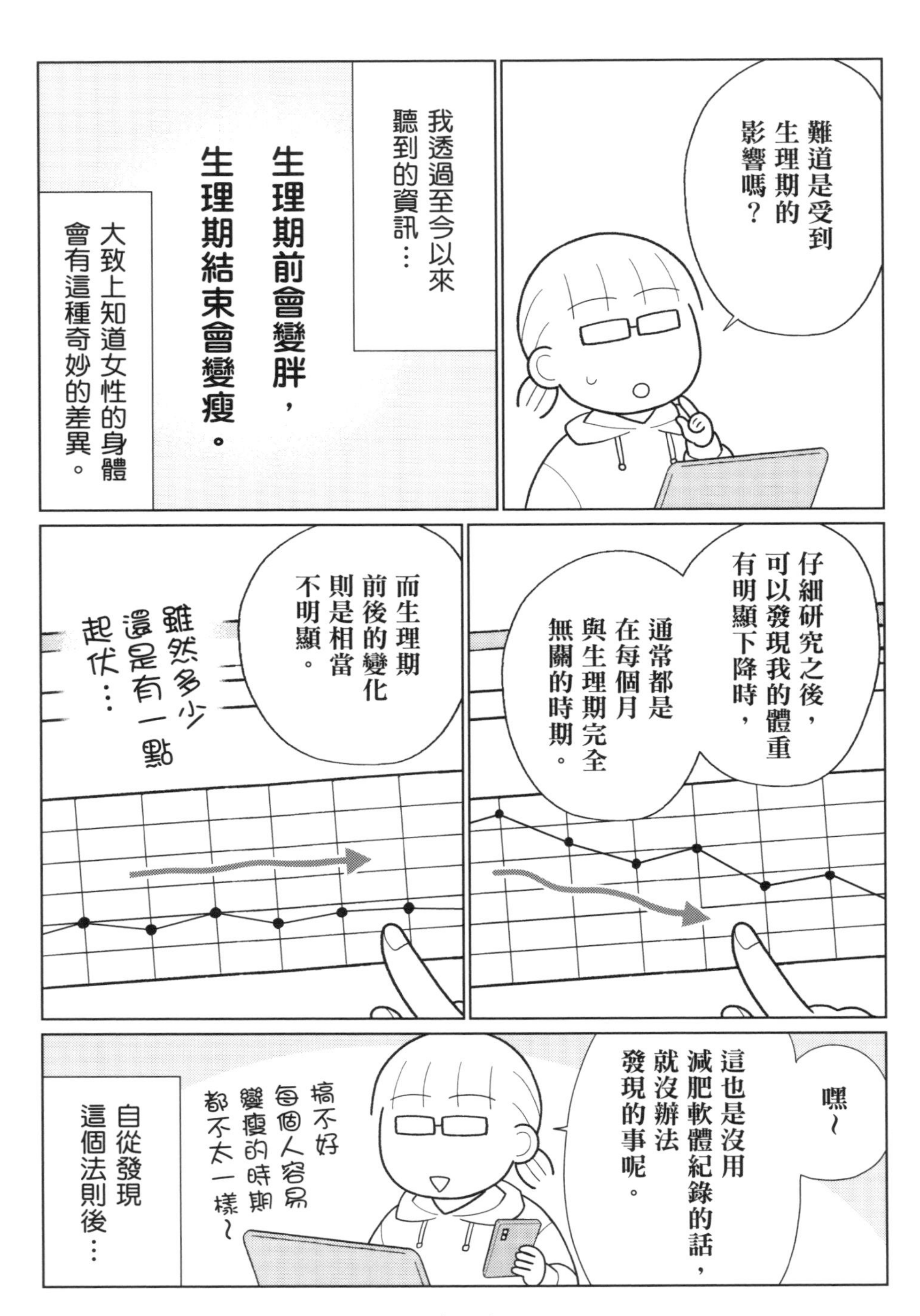
難道是受到
生理期的
影響嗎？
我透過至今以來
聽到的資訊…
生理期前會變胖，
生理期結束會變瘦。
大致上知道女性的身體
會有這種奇妙的差異。
仔細研究之後，
可以發現我的體重
有明顯下降時，
通常都是
在每個月
與生理期完全
無關的時期。
而生理期
前後的變化
則是相當
不明顯。
雖然多少
還是有一點
起伏…
嘿～
這也是沒用
減肥軟體紀錄的話，
就沒辦法
發現的事呢。
搞不好
每個人容易
變瘦的時期
都不太一樣～
自從發現
這個法則後…

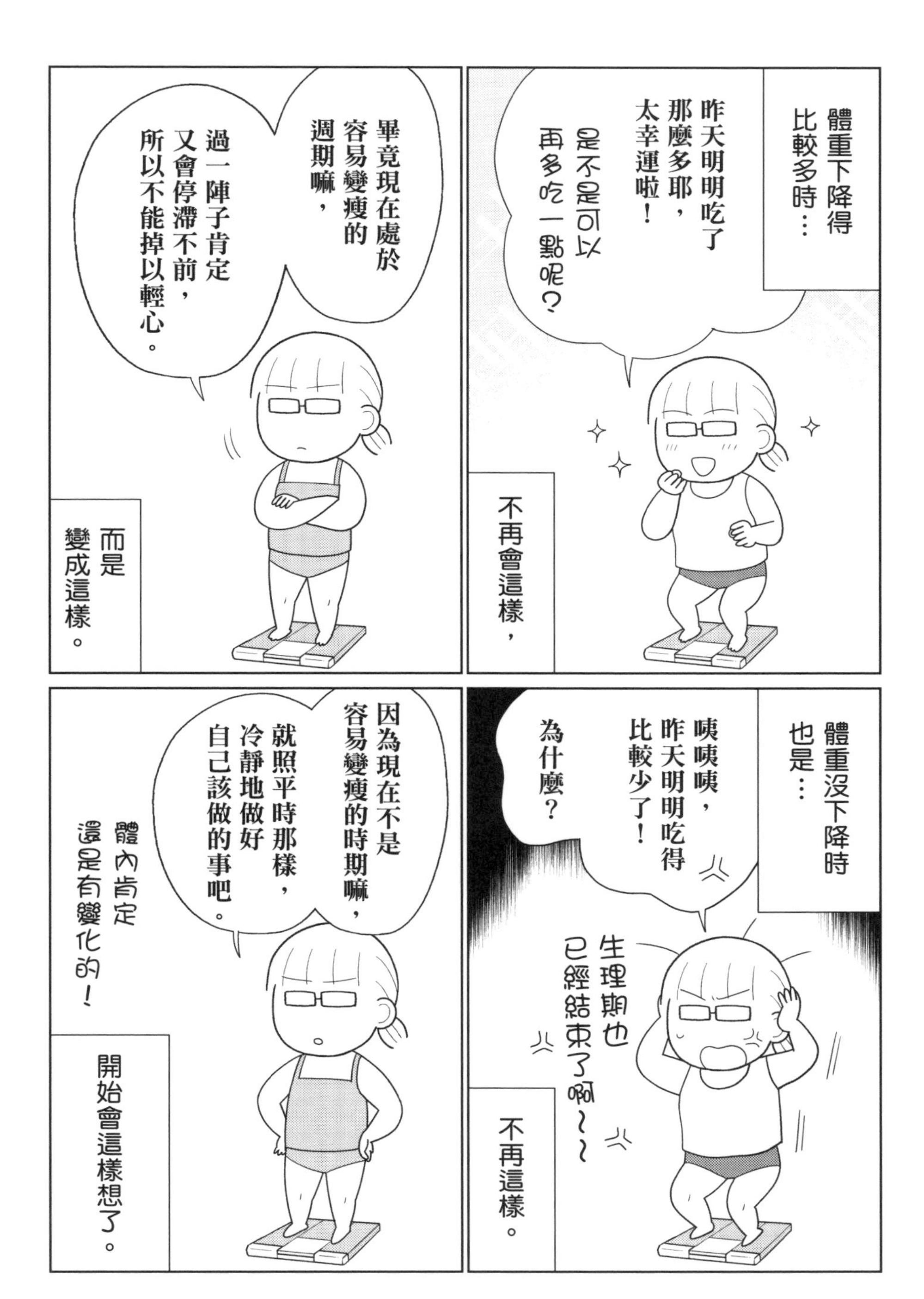
體重下降得比較多時…
昨天明明吃了那麼多耶，太幸運啦！
是不是可以再多吃一點呢？
不再會這樣，
畢竟現在處於容易變瘦的週期嘛，
過一陣子肯定又會停滯不前，所以不能掉以輕心。
而是變成這樣。
體重沒下降時也是…
咦咦咦，昨天明明吃得比較少了！
為什麼？
生理期也已經結束了啊~~
不再這樣。
因為現在不是容易變瘦的時期嘛，
就照平時那樣，冷靜地做好自己該做的事吧。
體內肯定還是有變化的！
開始會這樣想了。

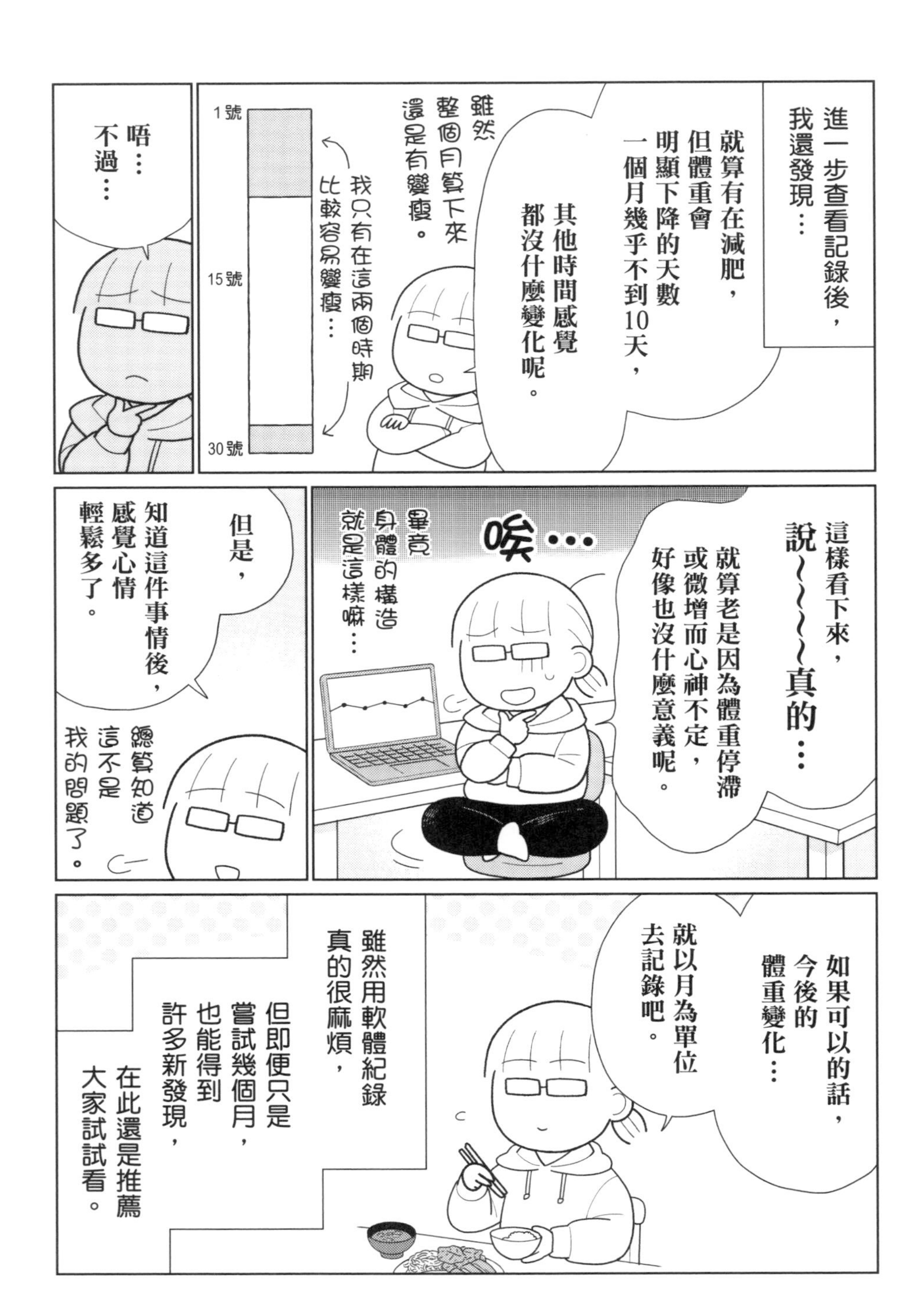
進一步查看記錄後，我還發現⋯
就算有在減肥，但體重會明顯下降的天數一個月幾乎不到10天，
其他時間感覺都沒什麼變化呢。
雖然整個月算下來還是有變瘦。
我只有在這兩個時期比較容易變瘦⋯
1號
15號
30號
唔⋯不過⋯
這樣看下來，說～～～真的⋯
就算老是因為體重停滯或微增而心神不定，好像也沒什麼意義呢。
唉⋯
畢竟身體的構造就是這樣嘛⋯
但是，知道這件事情後，感覺心情輕鬆多了。
總算知道這不是我的問題了。
如果可以的話，今後的體重變化⋯
就以月為單位去記錄吧。
雖然用軟體紀錄真的很麻煩，
但即便只是嘗試幾個月，也能得到許多新發現，
在此還是推薦大家試試看。

健康食品都很花錢

最近市面上除了有低熱量的食品外，

考量到身體營養的健康食品也愈來愈豐富了。

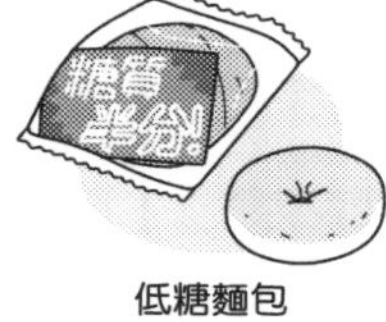
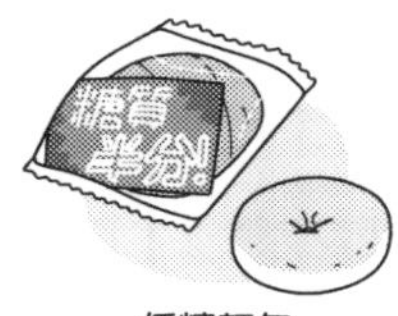

低糖麵包

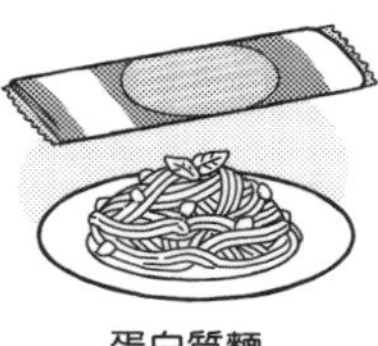

蛋白質麵

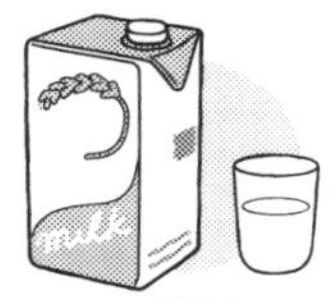

燕麥奶

燕麥片

但總覺得這類的食品，最近也因為物價上漲的關係⋯⋯

好⋯好花錢⋯

顫抖 顫抖

太⋯太貴了吧⋯

變成這種感覺。

然而像減肥這種維持體態的行為是要持續一輩子的，

如果習慣使用昂貴的東西，便可能讓你無法長久堅持下去，

因此我個人不會經常使用。

蛋白粉會每天吃，但燕麥片只會偶爾吃。

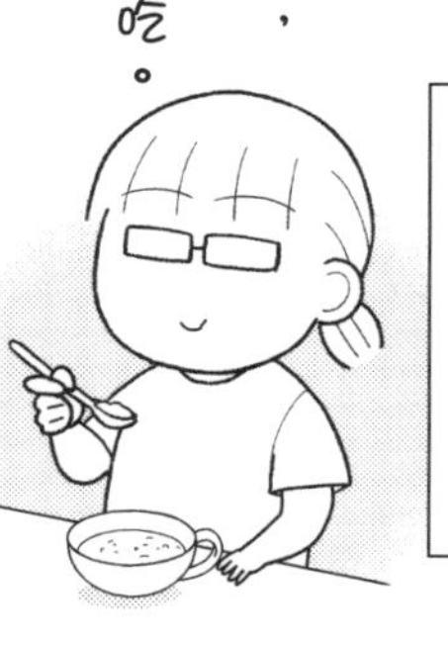

基本上還是會先買魚、肉、蔬菜和水果，

健康食品可以等有需要的時候，再考慮購入就好。

第9話

尋找符合自己生活和性格的運動

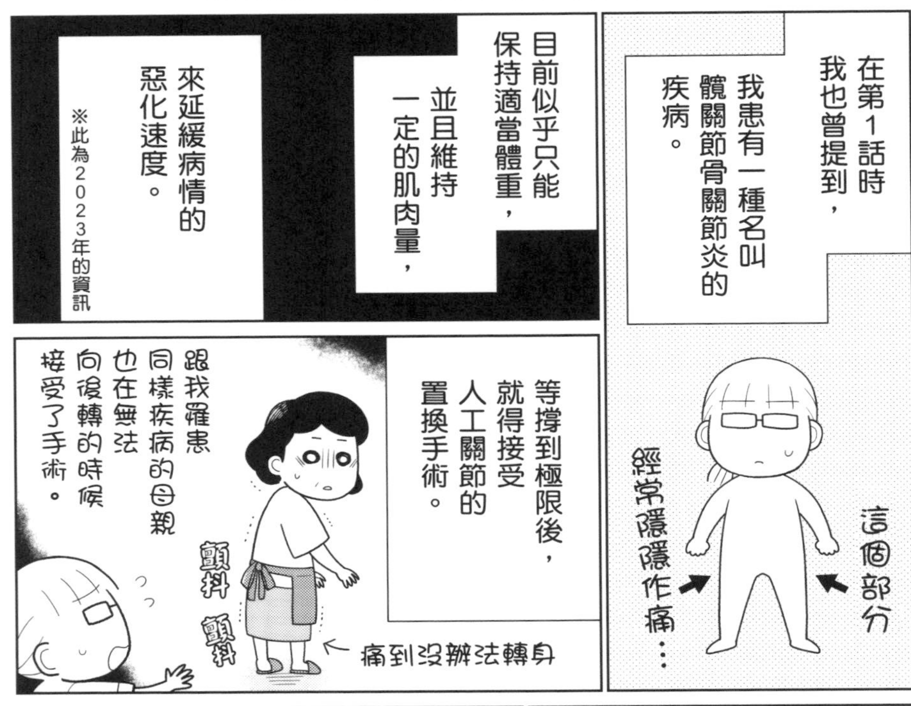

在第1話時，我也曾提到，
我患有一種名叫髖關節骨關節炎的疾病。
這個部分
經常隱隱作痛…
目前似乎只能保持適當體重，
並且維持一定的肌肉量，
來延緩病情的惡化速度。
※此為2023年的資訊
等撐到極限後，就得接受人工關節的置換手術。
跟我罹患同樣疾病的母親也在無法向後轉的時候接受了手術。
顫抖 顫抖
痛到沒辦法轉身

每個人的疼痛強度和開始疼痛的年齡都不太一樣。
大多是在邁入中年後才會開始感到疼痛，但也有人年紀輕輕就換了人工關節。

而我則是平時會隱隱作痛，
但只要長時間站立或長時間走動就會變得非常痛。
嚴重的時候只能拖著腳走路…
沙…
沙…
真傷腦筋啊~~

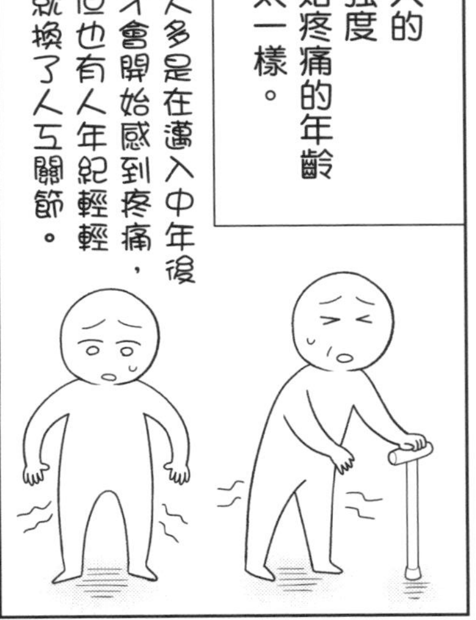

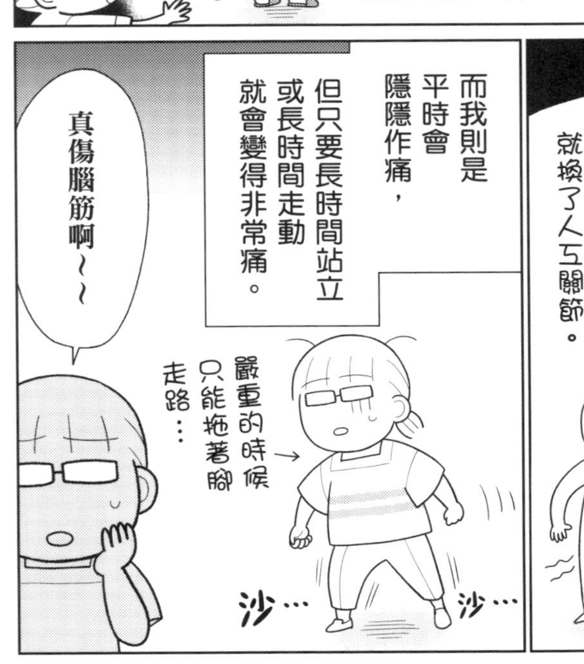

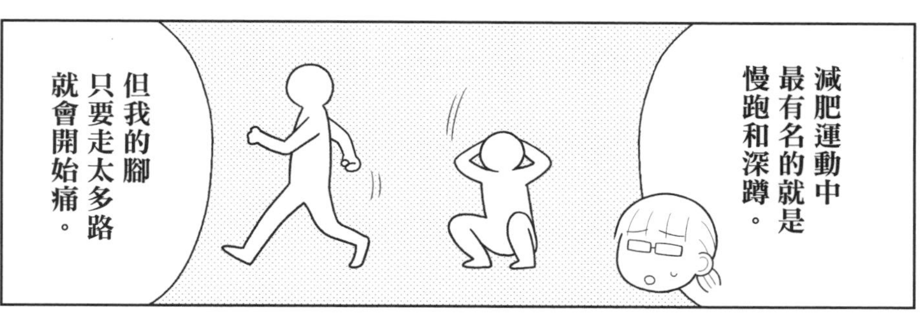
減肥運動中最有名的就是慢跑和深蹲。
但我的腳只要走太多路就會開始痛。

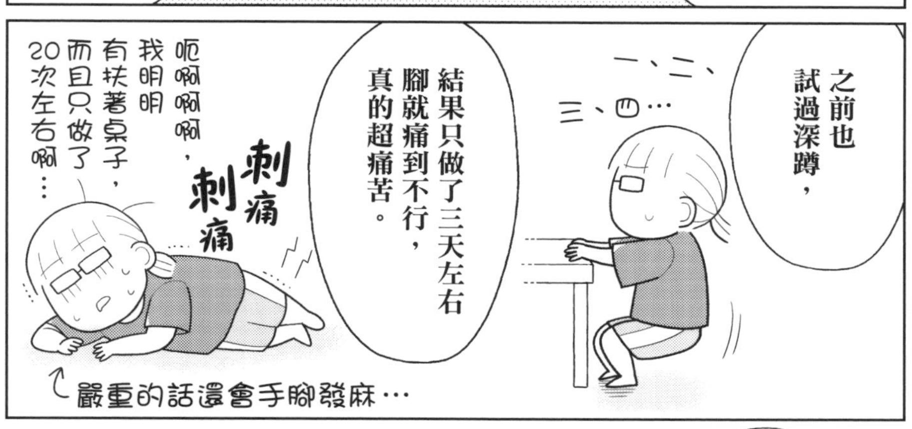
之前也試過深蹲，
一、二、三、四…
結果只做了三天左右腳就痛到不行，真的超痛苦。
刺痛刺痛
呃啊啊啊，我明明有扶著桌子，而且只做了20次左右啊…
嚴重的話還會手腳發麻…

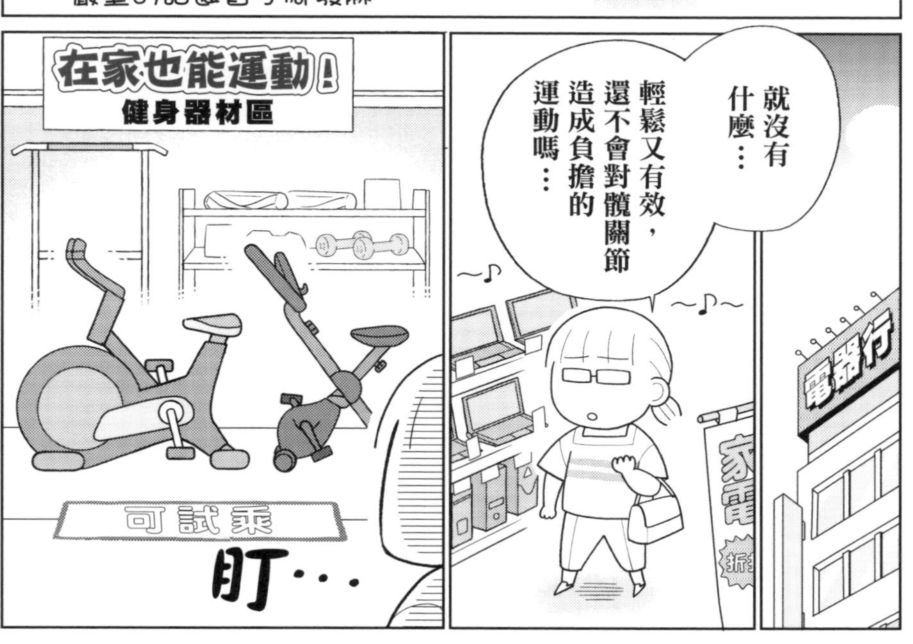
電器行
家電
折
就沒有什麼…輕鬆又有效，還不會對髖關節造成負擔的運動嗎…
~♪
~♪~
在家也能運動！
健身器材區
可試乘
盯…

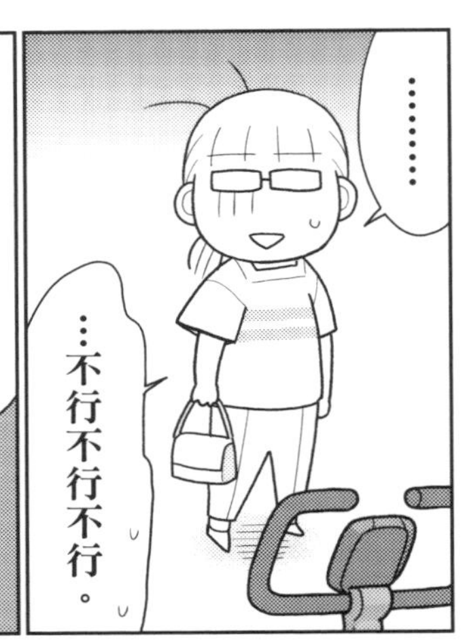
……
…不行不行不行不行。

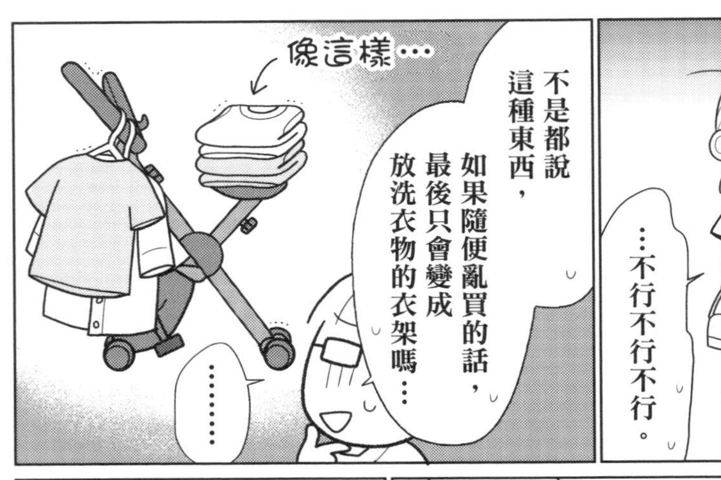
不是都說這種東西，如果隨便亂買的話，最後只會變成放洗衣物的衣架嗎…
像這樣…
……

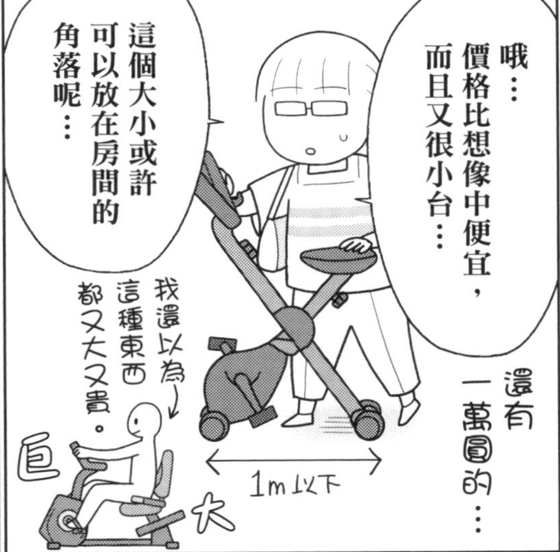
哦…價格比想像中便宜，而且又很小台…
這個大小或許可以放在房間的角落呢…
還有一萬圓的…
我還以為這種東西都又大又貴。
巨大
1m以下

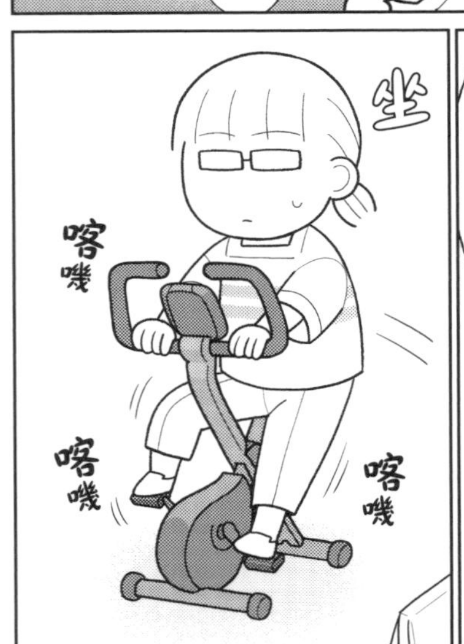
坐
喀嘰
喀嘰
喀嘰

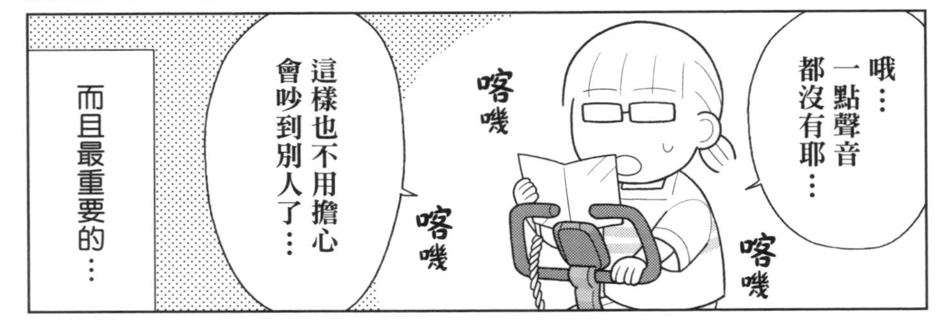
哦…一點聲音都沒有耶…
喀嘰
喀嘰
喀嘰
這樣也不用擔心會吵到別人了…
而且最重要的…

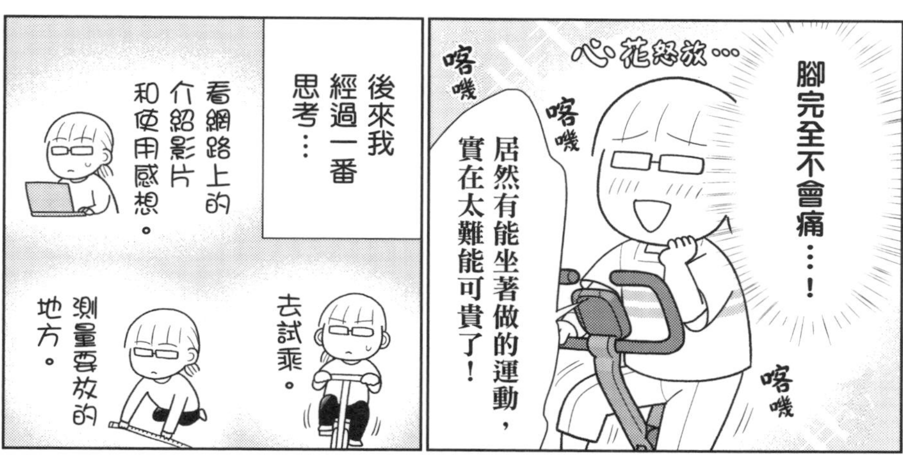
心花怒放…
腳完全不會痛…！
喀嘰
喀嘰
喀嘰
居然有能坐著做的運動，實在太難能可貴了！
後來我經過一番思考…
看網路上的介紹影片和使用感想。
去試乘。
測量要放的地方。

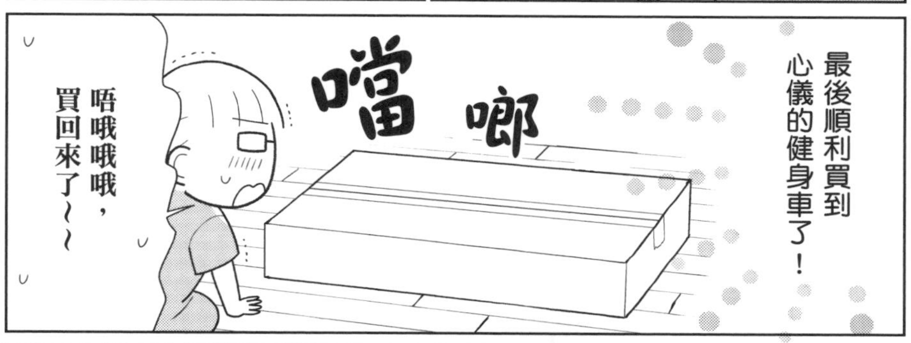
最後順利買到心儀的健身車了！
噹
啷
唔哦哦哦，買回來了～～

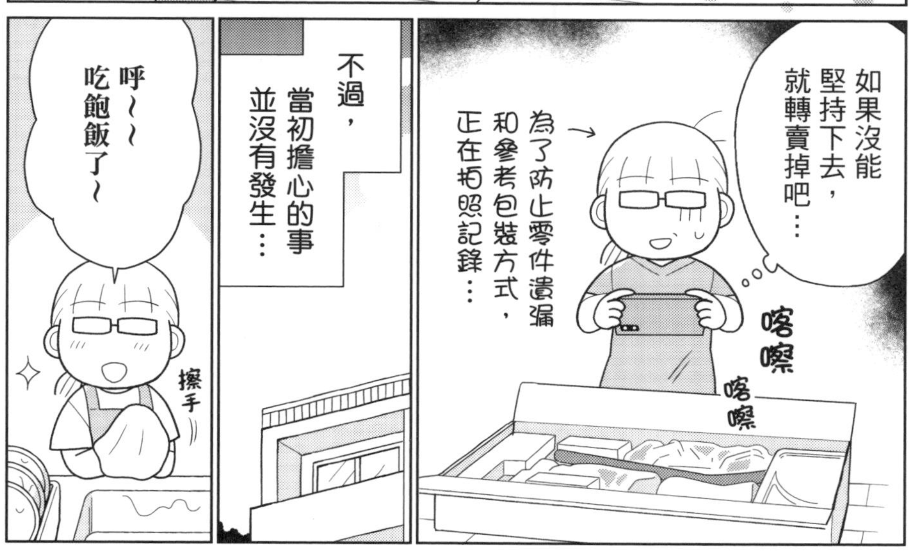
如果沒能堅持下去，就轉賣掉吧…
為了防止零件遺漏和參考包裝方式，正在拍照記錄…
喀嚓
喀嚓
不過，當初擔心的事並沒有發生…
呼～～吃飽飯了～
擦手

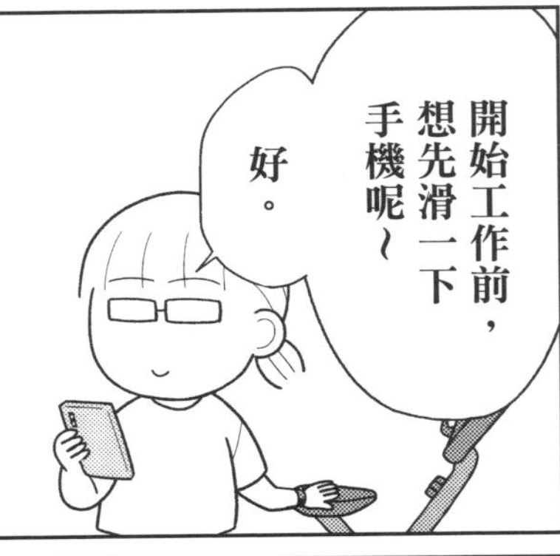
開始工作前，想先滑一下手機呢～
好。

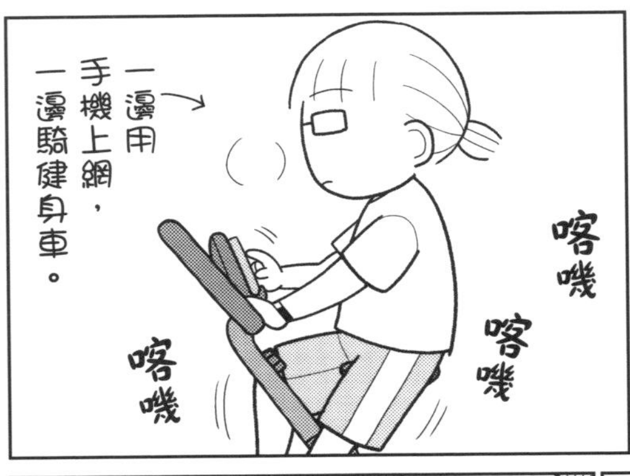
一邊用手機上網，一邊騎健身車。
喀嘰
喀嘰
喀嘰

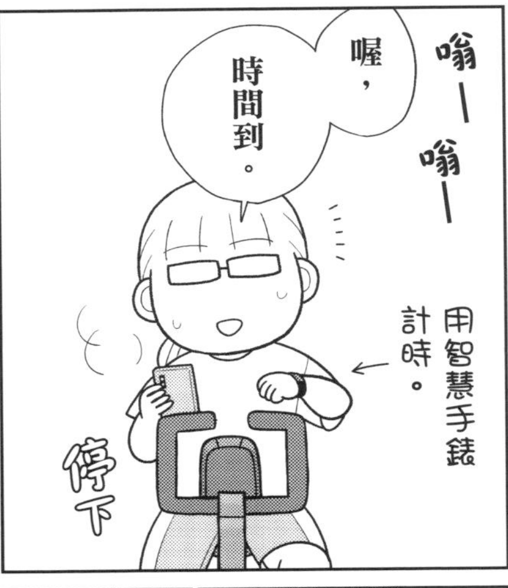
嗡—嗡—
喔，
時間到。
用智慧手錶計時。
停下

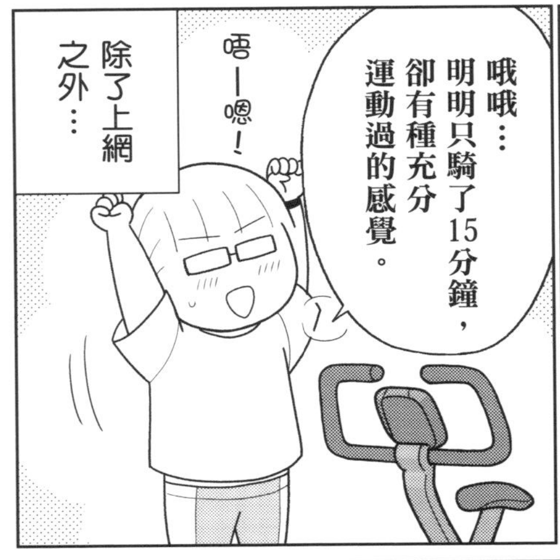
哦哦…明明只騎了15分鐘，卻有種充分運動過的感覺。
唔—嗯！
除了上網之外…

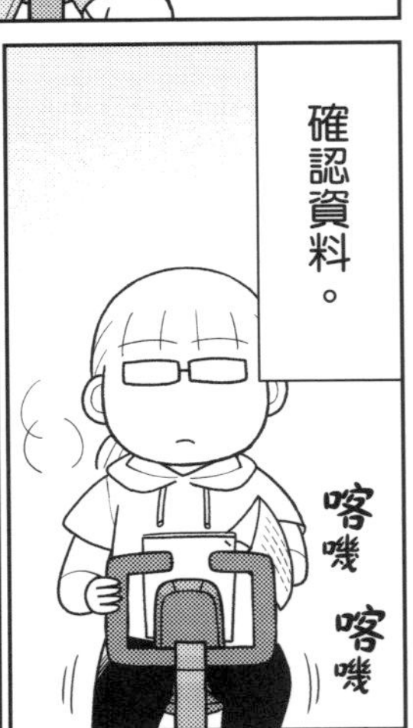
確認資料。
喀嘰
喀嘰

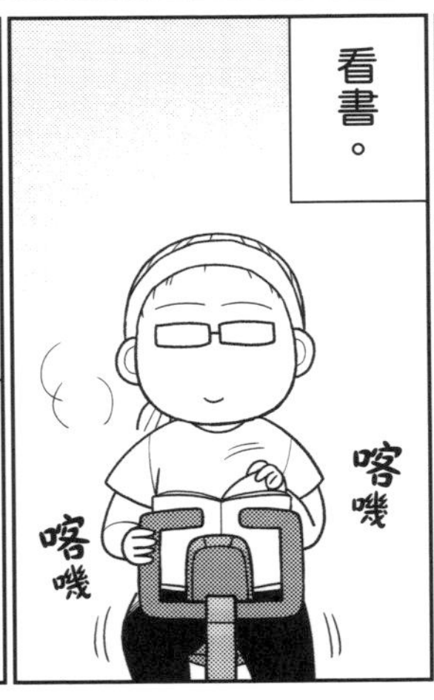
看書。
喀嘰
喀嘰

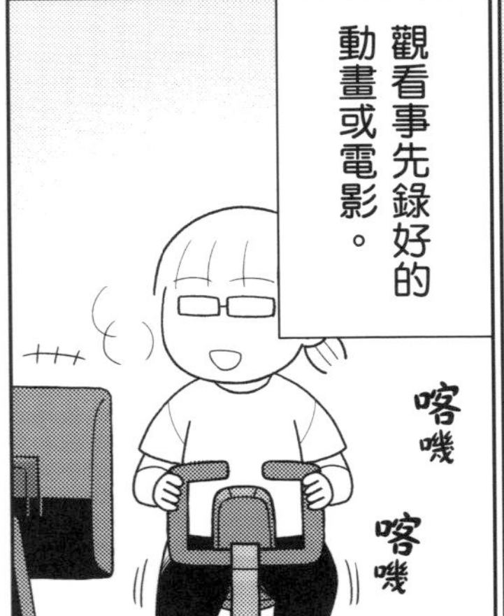
觀看事先錄好的動畫或電影。
喀嘰
喀嘰

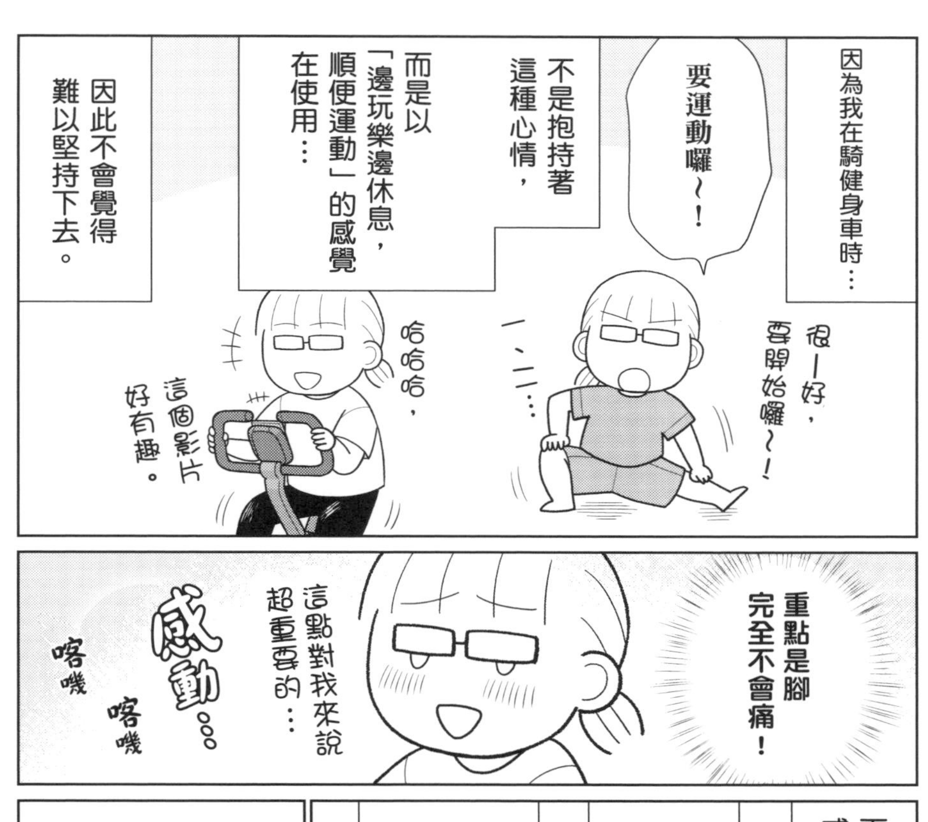
因為我在騎健身車時…
要運動囉～！
很－好，
要開始囉～！
不是抱持著
這種心情，
而是以
「邊玩樂邊休息，
順便運動」的感覺
在使用…
哈哈哈，
這個影片
好有趣。
因此不會覺得
難以堅持下去。
重點是腳
完全不會痛！
這點對我來說
超重要的…
感動。。。
喀嘰
喀嘰

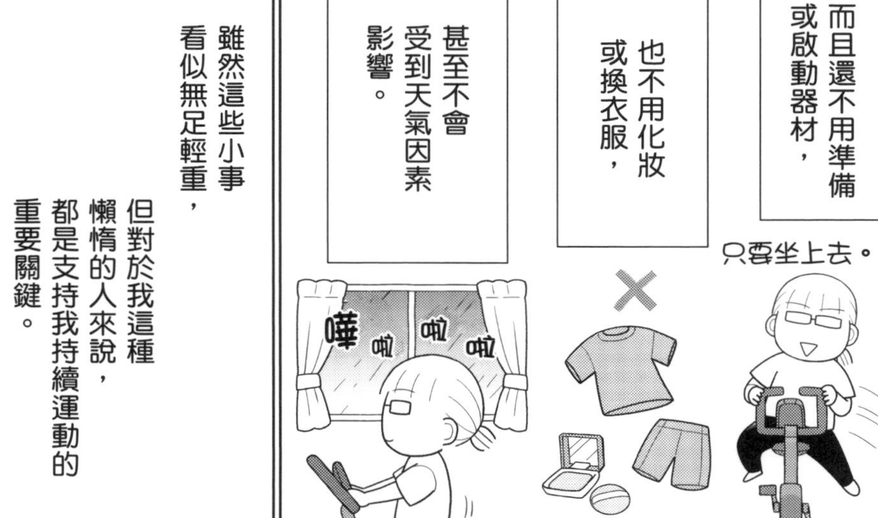
而且還不用準備
或啟動器材，
只要坐上去。
也不用化妝
或換衣服，
甚至不會
受到天氣因素
影響。
嘩
啦
啦
啦
雖然這些小事
看似無足輕重，
但對於我這種
懶惰的人來說，
都是支持我持續運動的
重要關鍵。

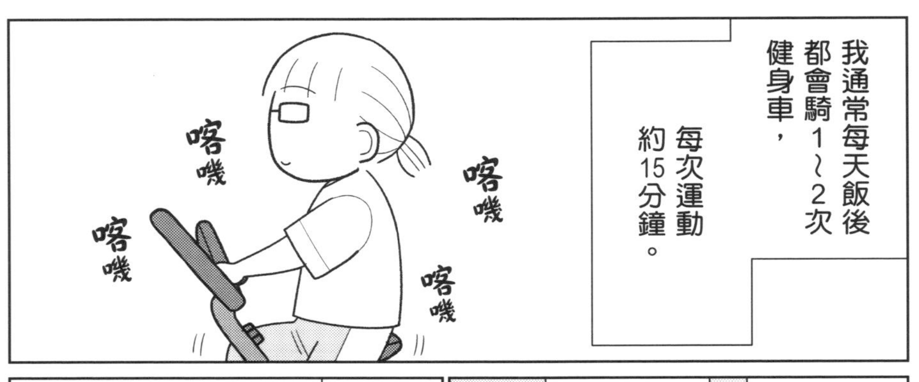
我通常每天飯後都會騎1～2次健身車，每次運動約15分鐘。
喀嘰
喀嘰
喀嘰
喀嘰

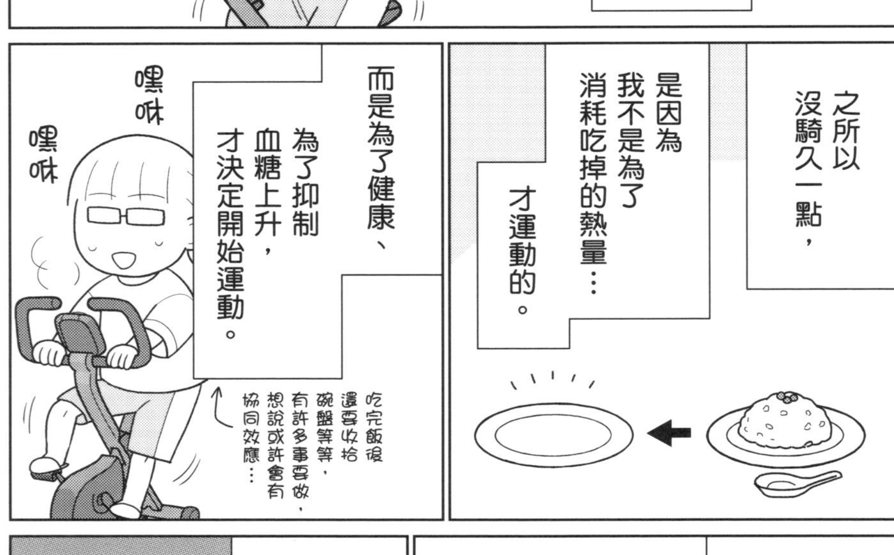
之所以沒騎久一點，
是因為我不是為了消耗吃掉的熱量…才運動的。
而是為了健康、為了抑制血糖上升，才決定開始運動。
吃完飯後還要收拾碗盤等等，有許多事要做，想說或許會有協同效應…
嘿咻
嘿咻

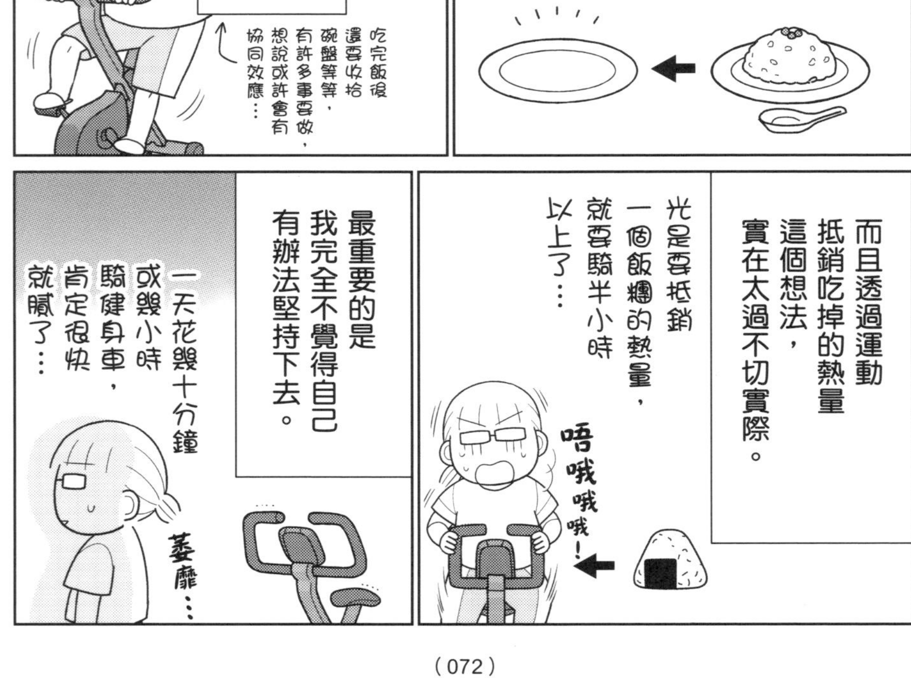
而且透過運動抵銷吃掉的熱量這個想法，實在太過不切實際。
光是要抵銷一個飯糰的熱量，就要騎半小時以上了…
唔哦哦哦！
最重要的是我完全不覺得自己有辦法堅持下去。
一天花幾十分鐘或幾小時騎健身車，肯定很快就膩了…
萎靡…

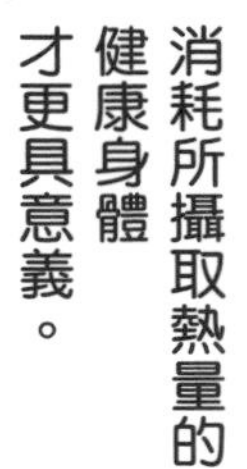
既然如此，就算速度不快也沒關係，
我認為從長遠的角度來看，打造出一個能充分…
消耗所攝取熱量的健康身體才更具意義。

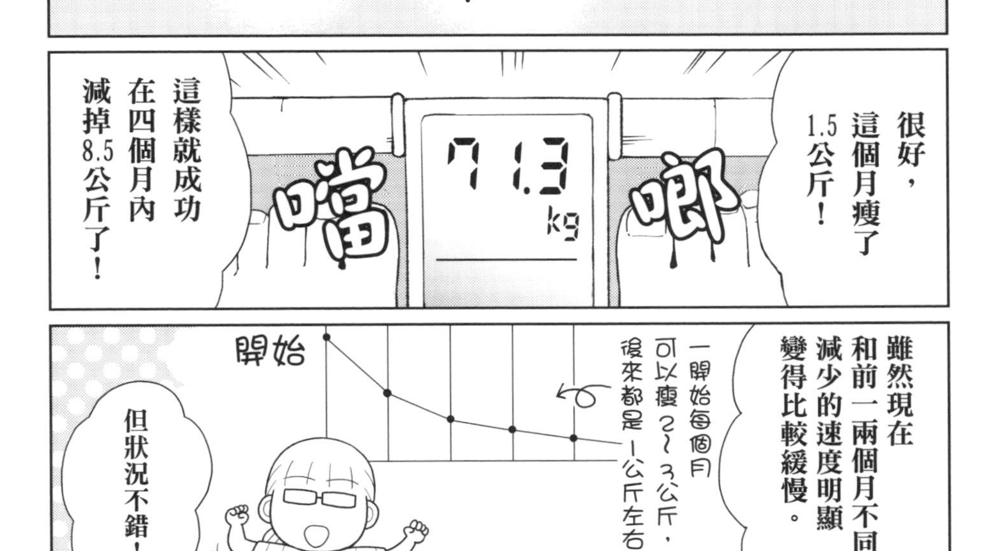
很好，這個月瘦了1.5公斤！
嘟
嚕
71.3 kg
這樣就成功在四個月內減掉8.5公斤了！
雖然現在和前一兩個月不同，減少的速度明顯變得比較緩慢。
一開始每個月可以瘦2~3公斤，後來都是1公斤左右。
開始
但狀況不錯！

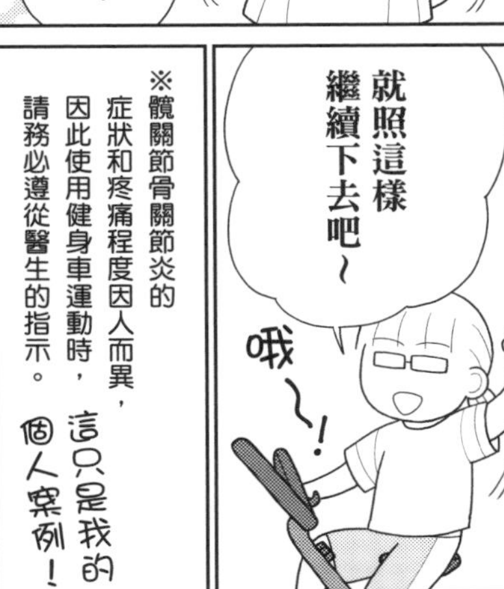
飲食和運動部分也是，
原來只要不輕易妥協、勉強自己做不想做的事，就能堅持下去啊~~
若是用以前的減肥方式，現在差不多要放棄運動，跑去大吃特吃了。
就照這樣繼續下去吧~
哦~~！
※髖關節骨關節炎的症狀和疼痛程度因人而異，因此使用健身車運動時，請務必遵從醫生的指示。
這只是我的個人案例！

第10話

為了改變身材而做的運動

自從下定決心這次減肥「絕對不勉強自己！」之後，
我一邊在不勉強自己的情況下調整飲食內容，還做了運動，
雖然速度緩慢，但體重仍然有持續下降…
只是不知道是上了年紀，還是過去常復胖的關係，
總覺得身材好像走樣了。
有些地方明明很想瘦下來，卻怎麼樣都瘦不下來。
晃動
晃動
像肚子或背之類的…
之前好像也有聽說減肥都是從胸部開始變小，復胖則是從肚子開始變胖…
沮喪
雖然最近，
我也開始會看影片鍛鍊腹肌。
不過只能維持幾分鐘…
嘿咻
嘿咻
但網路上有各種做法，根本不知道哪個人說的才是正確的。
是要抬高腳嗎？
應該彎低一點？
還是不要彎太低？

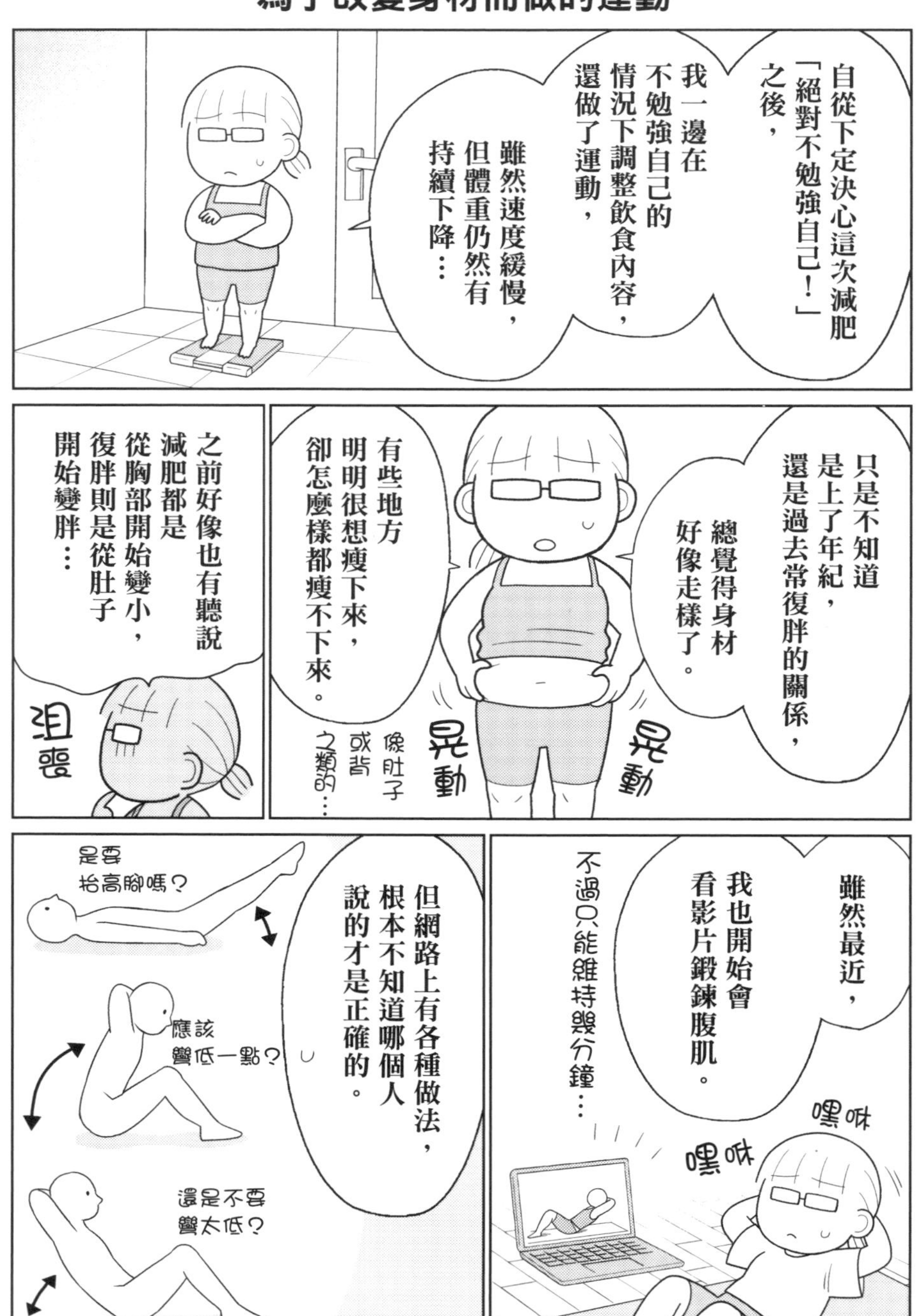

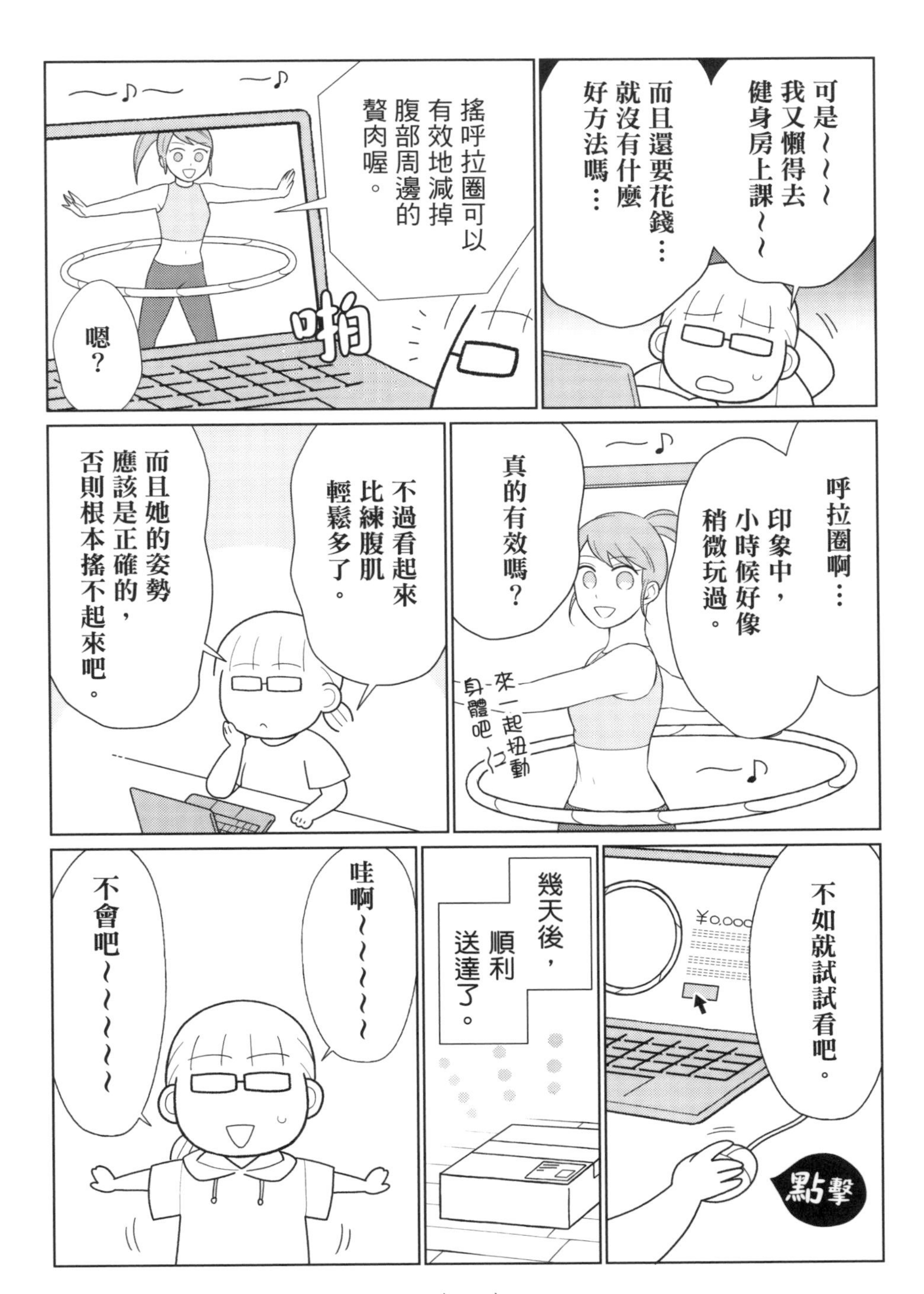
可是～～～我又懶得去健身房上課～～
而且還要花錢…就沒有什麼好方法嗎…
～♪～～　～♪
搖呼拉圈可以有效地減掉腹部周邊的贅肉喔。
啪
嗯？
呼拉圈啊…印象中，小時候好像稍微玩過。
～♪
真的有效嗎？
來一起扭動身體吧～
～♪
不過看起來比練腹肌輕鬆多了。
而且她的姿勢應該是正確的，否則根本搖不起來吧。
不如就試試看吧。
¥0,000
點擊
幾天後，順利送達了。
哇啊～～～～～
不會吧～～～～～

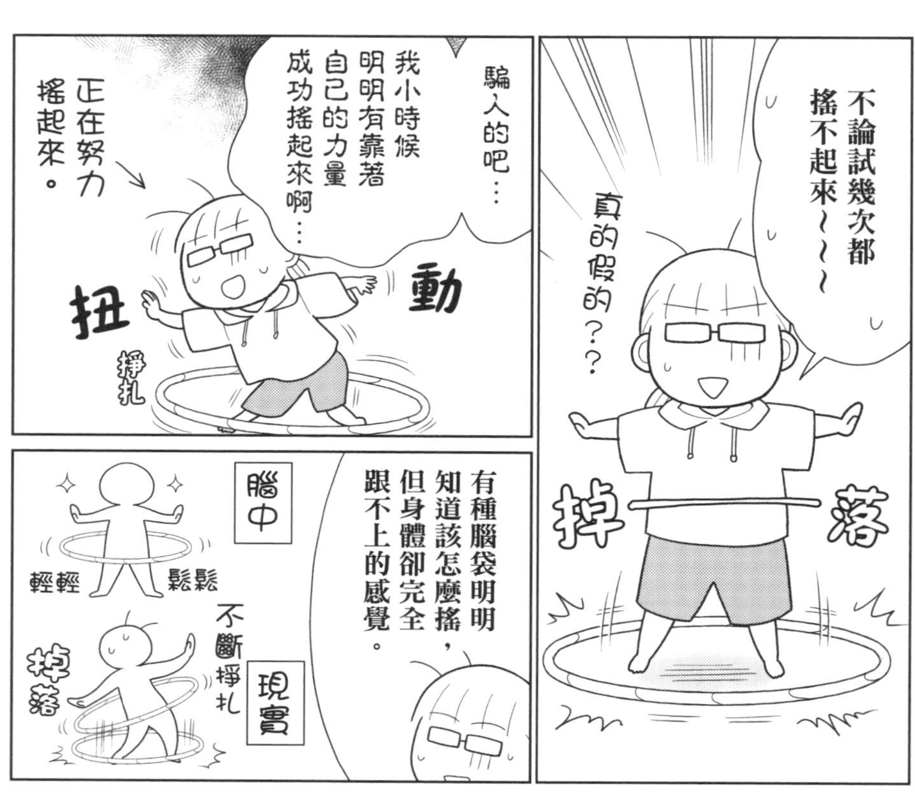
不論試幾次都搖不起來~~~
真的假的??
掉
落
騙人的吧……
我小時候明明有靠著自己的力量成功搖起來啊……
正在努力搖起來。
扭
動
掙扎
有種腦袋明明知道該怎麼搖，但身體卻完全跟不上的感覺。
腦中
輕輕
鬆鬆
現實
不斷掙扎
掉落

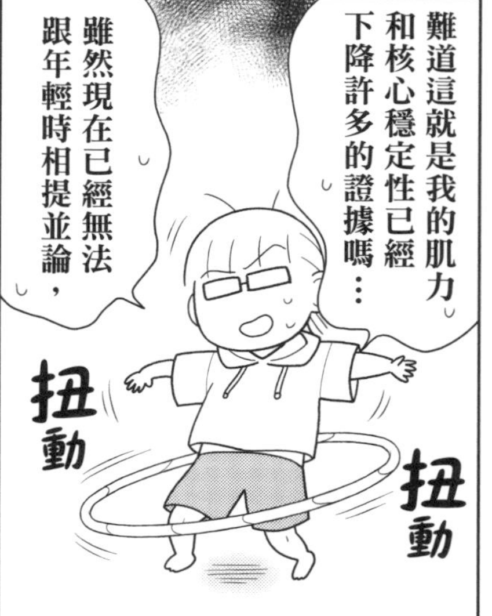
難道這就是我的肌力和核心穩定性已經下降許多的證據嗎……
雖然現在已經無法跟年輕時相提並論，
扭動
扭動

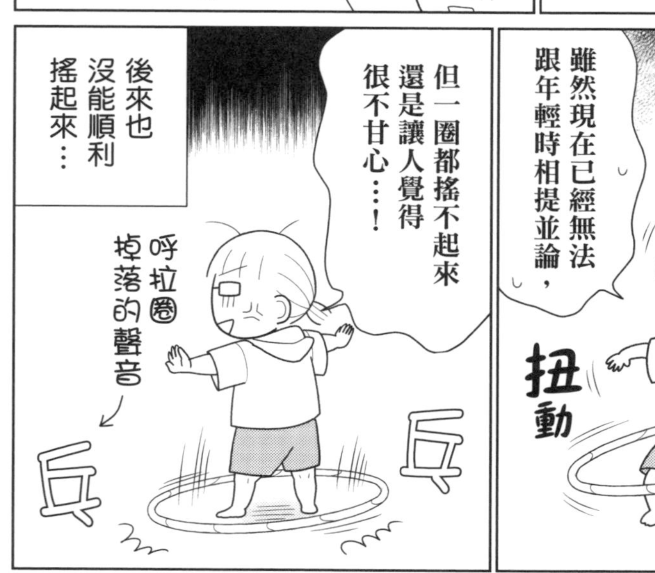
但一圈都搖不起來還是讓人覺得很不甘心……!
後來也沒能順利搖起來…
呼拉圈掉落的聲音
乒
乓

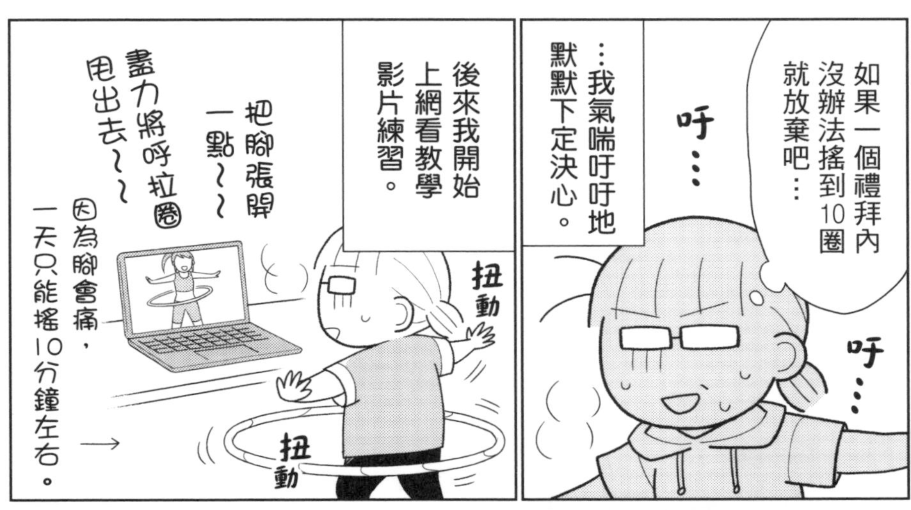
如果一個禮拜內沒辦法搖到10圈就放棄吧…
呼…
呼…
…我氣喘吁吁地默默下定決心。
後來我開始上網看教學影片練習。
把腳張開一點～～
盡力將呼拉圈甩出去～～
扭動
扭動
因為腳會痛，一天只能搖10分鐘左右。

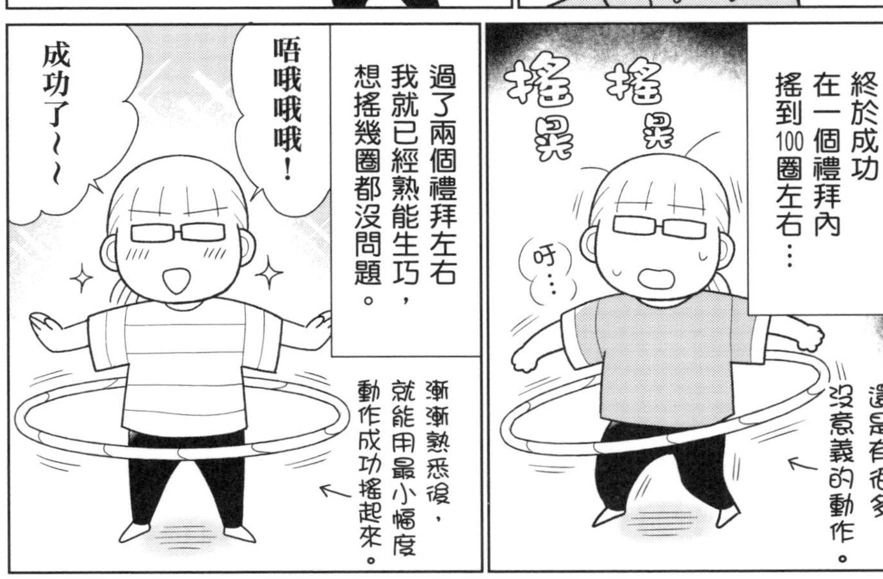
終於成功在一個禮拜內搖到100圈左右…
搖晃
搖晃
呼…
還是有很多沒意義的動作。
過了兩個禮拜左右我就已經熟能生巧，想搖幾圈都沒問題。
唔哦哦哦！
成功了～～
漸漸熟悉後，就能用最小幅度動作成功搖起來。

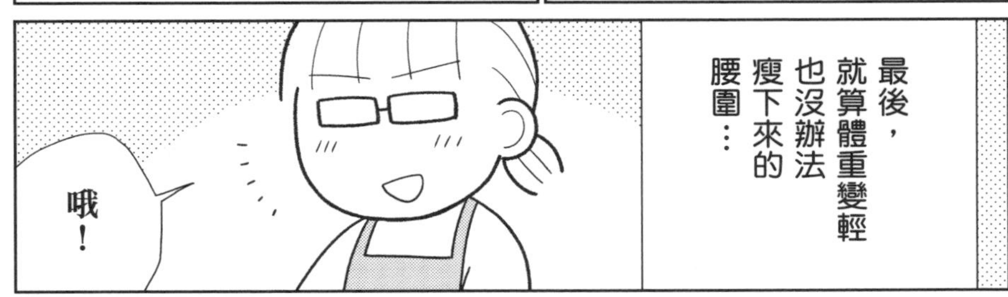
最後，就算體重變輕也沒辦法瘦下來的腰圍…
哦！

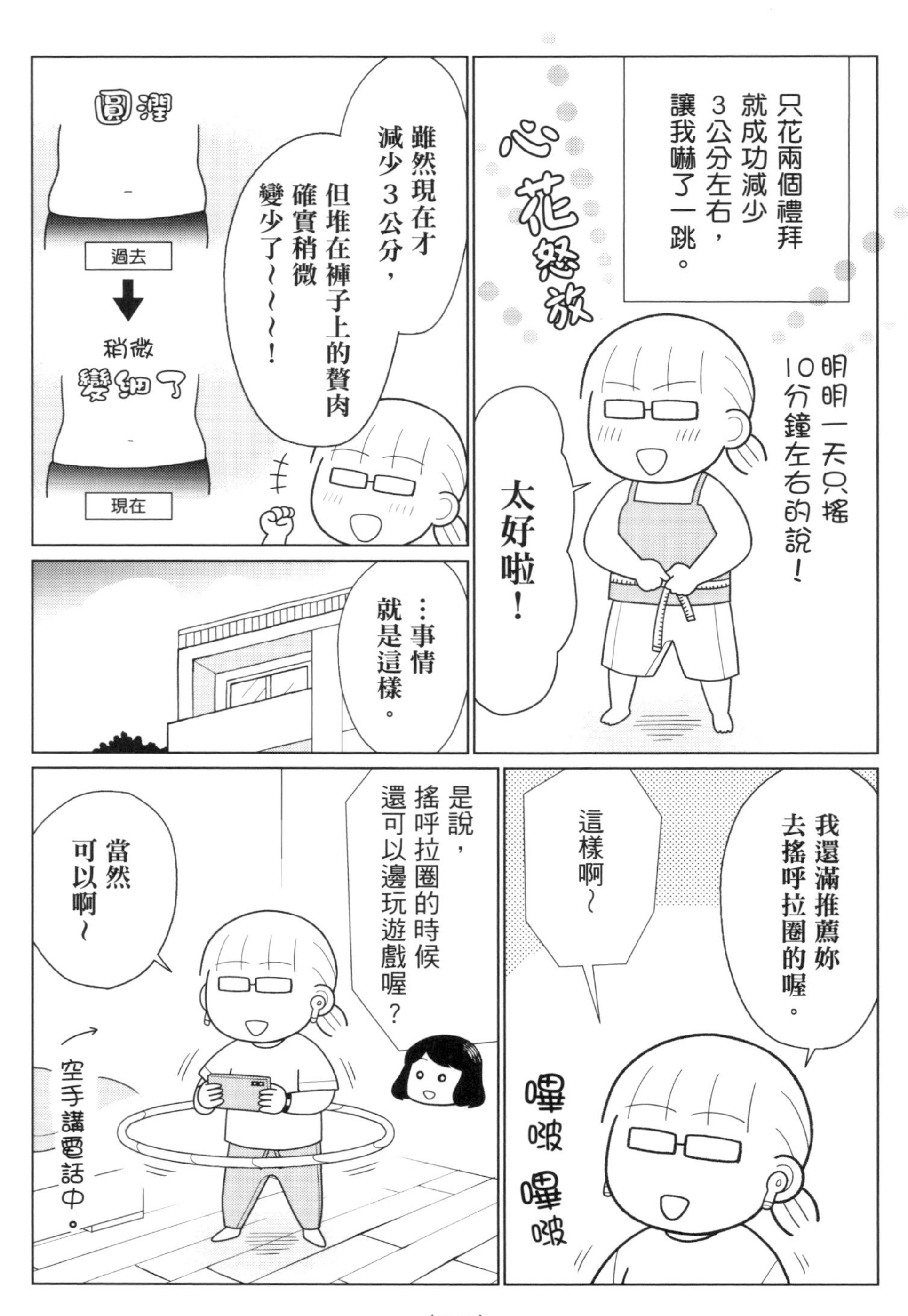
只花兩個禮拜就成功減少3公分左右，讓我嚇了一跳。
心花怒放
明明一天只搖10分鐘左右的說！
太好啦！
雖然現在才減少3公分，但堆在褲子上的贅肉確實稍微變少了～～～！
圓潤
過去
稍微變細了
現在
…事情就是這樣。
我還滿推薦妳去搖呼拉圈的喔。
這樣啊～
嗶啵 嗶啵
是說，搖呼拉圈的時候還可以邊玩遊戲喔？
當然可以啊～
空手講電話中。

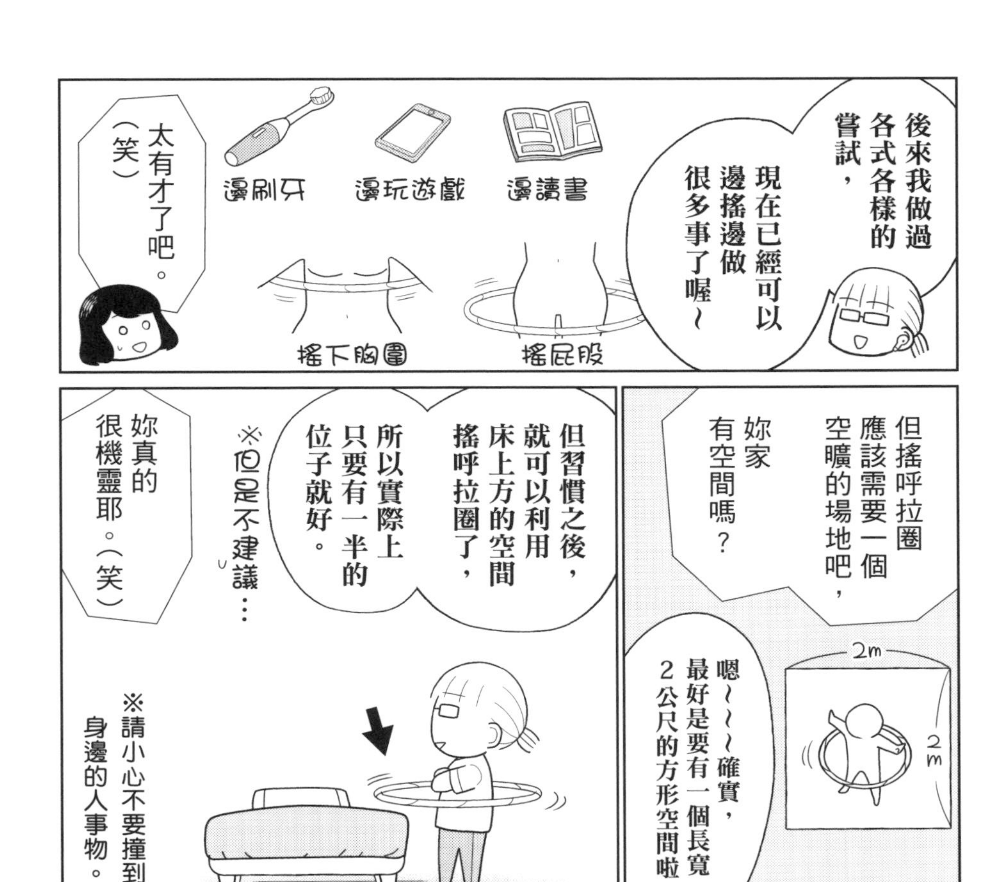
後來我做過各式各樣的嘗試，
現在已經可以邊搖邊做很多事了喔～
邊讀書
邊玩遊戲
邊刷牙
搖屁股
搖下胸圍
太有才了吧。（笑）
但搖呼拉圈應該需要一個空曠的場地吧，
妳家有空間嗎？
嗯～～～確實，最好是要有一個長寬2公尺的方形空間啦。
2m
2m
但習慣之後，就可以利用床上方的空間搖呼拉圈了，所以實際上只要有一半的位子就好。
※但是不建議…
妳真的很機靈耶。（笑）
※請小心不要撞到身邊的人事物。

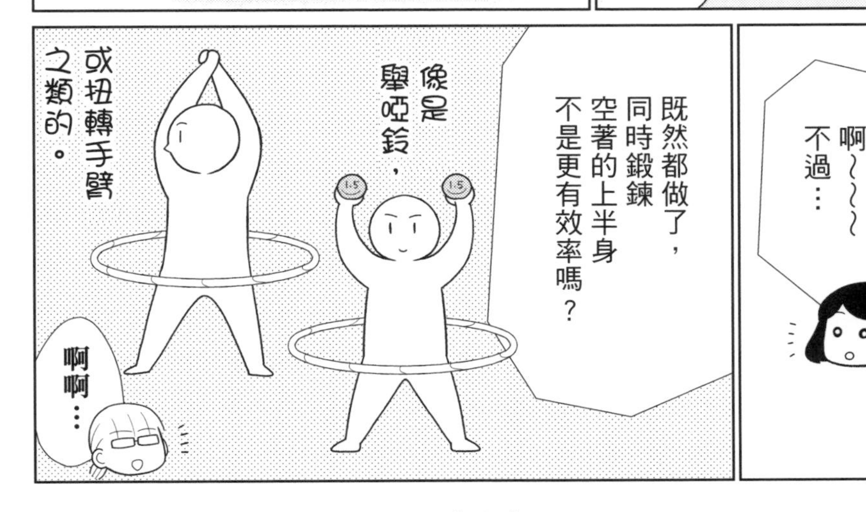
啊～～～不過…
既然都做了，同時鍛鍊空著的上半身不是更有效率嗎？
像是舉啞鈴，
或扭轉手臂之類的。
1.5
1.5
啊啊…

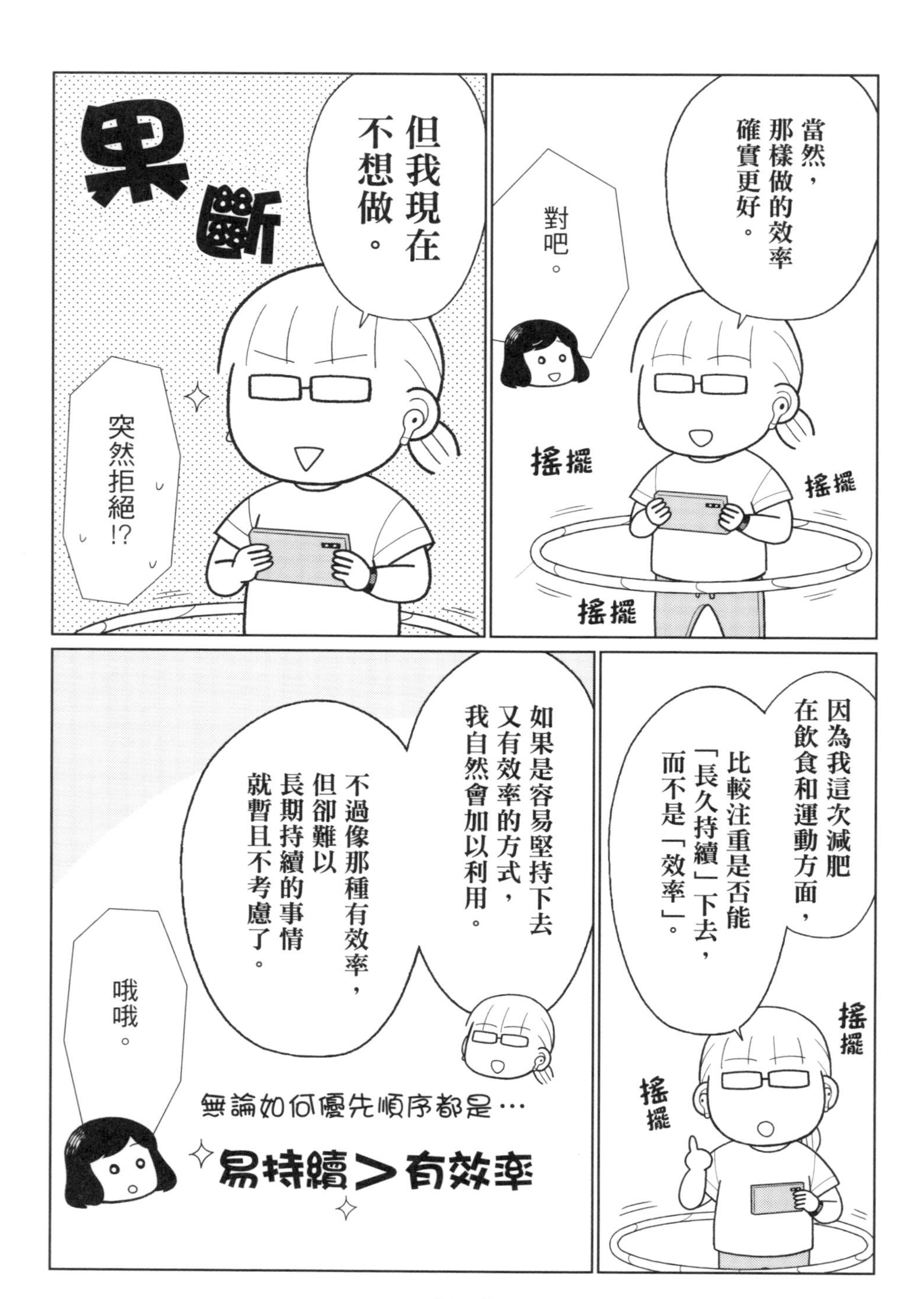
當然，那樣做的效率確實更好。
對吧。
搖擺
搖擺
搖擺
但我現在不想做。
果斷
突然拒絕!?
因為我這次減肥在飲食和運動方面，比較注重是否能「長久持續」下去，而不是「效率」。
搖擺
搖擺
如果是容易堅持下去又有效率的方式，我自然會加以利用。
不過像那種有效率，但卻難以長期持續的事情就暫且不考慮了。
哦哦。
無論如何優先順序都是…
易持續＞有效率

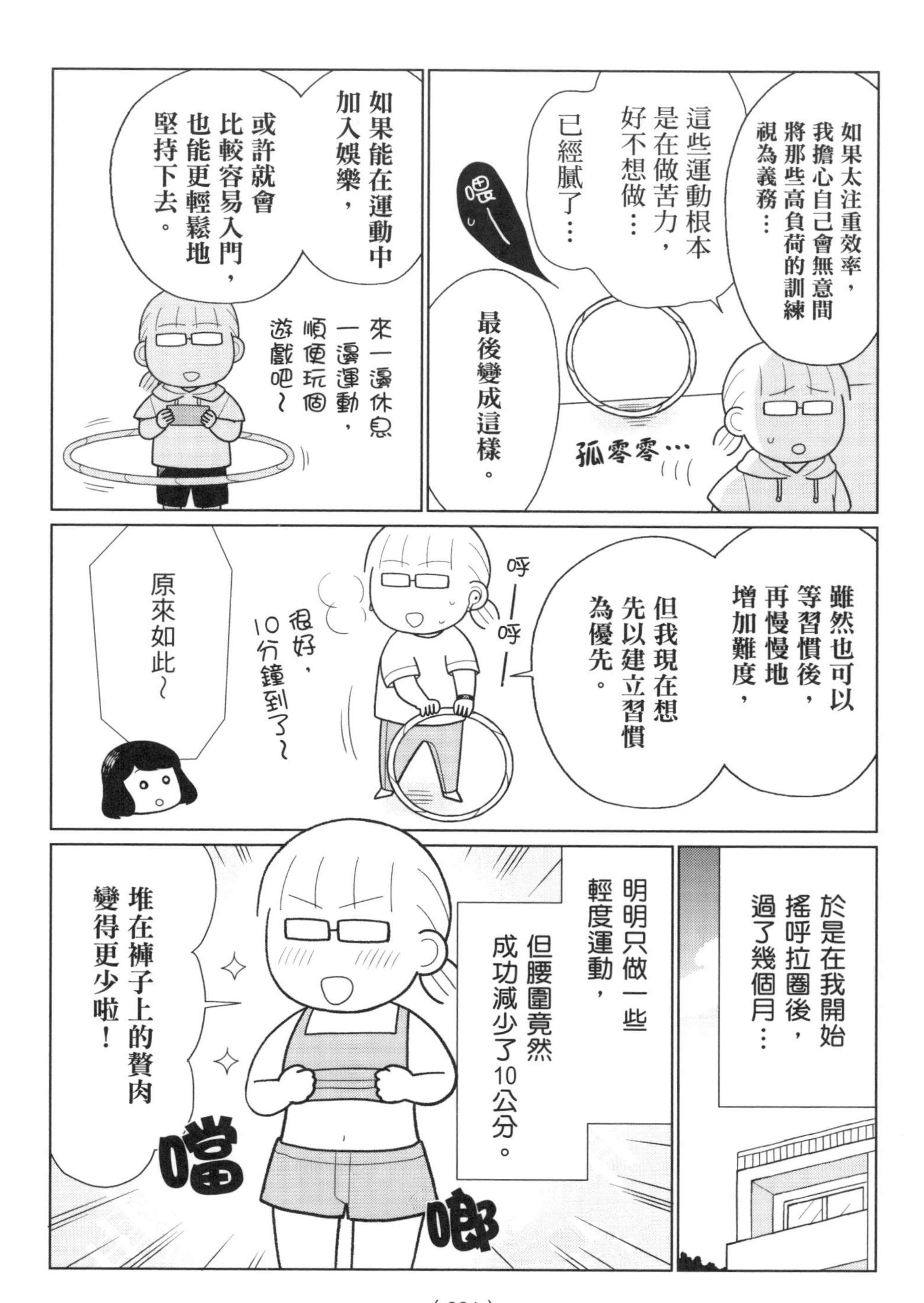
如果太注重效率，我擔心自己會無意間將那些高負荷的訓練視為義務…
這些運動根本是在做苦力，好不想做…
已經膩了…
喂—
最後變成這樣。
孤零零…
如果能在運動中加入娛樂，
或許就會比較容易入門，也能更輕鬆地堅持下去。
來一邊休息一邊運動，順便玩個遊戲吧～
雖然也可以等習慣後，再慢慢地增加難度，
但我現在想先以建立習慣為優先。
呼—呼—
很好，10分鐘到了～
原來如此～
於是在我開始搖呼拉圈後，過了幾個月…
明明只做一些輕度運動，
但腰圍竟然成功減少了10公分。
堆在褲子上的贅肉變得更少啦！
噹
啷

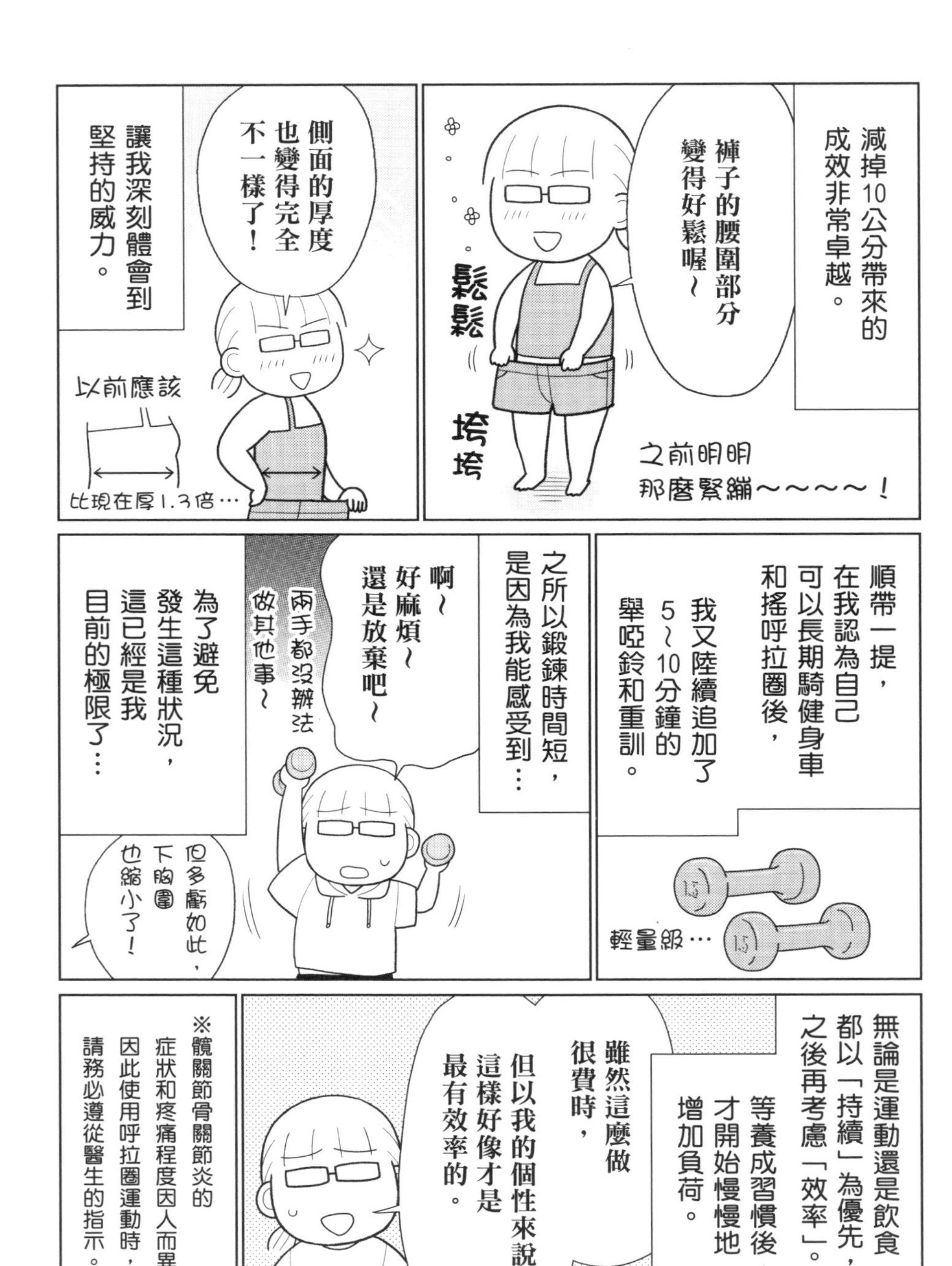

減掉10公分帶來的成效非常卓越。
褲子的腰圍部分變得好鬆喔～
鬆鬆
垮垮
之前明明那麼緊繃～～～～！
讓我深刻體會到堅持的威力。
側面的厚度也變得完全不一樣了！
以前應該
比現在厚1.3倍…
順帶一提，在我認為自己可以長期騎健身車和搖呼拉圈後，
我又陸續追加了5～10分鐘的舉啞鈴和重訓。
輕量級…
之所以鍛鍊時間短，是因為我能感受到…
啊～好麻煩～還是放棄吧～
兩手都沒辦法做其他事～
為了避免發生這種狀況，這已經是我目前的極限了…
但多虧如此，下胸圍也縮小了！
無論是運動還是飲食都以「持續」為優先，之後再考慮「效率」。
等養成習慣後，才開始慢慢地增加負荷。
雖然這麼做很費時，
但以我的個性來說，這樣好像才是最有效率的。

※髖關節骨關節炎的症狀和疼痛程度因人而異，因此使用呼拉圈運動時，請務必遵從醫生的指示。這只是我的個人案例！

改變腰圍大作戰

大約75公斤的時候

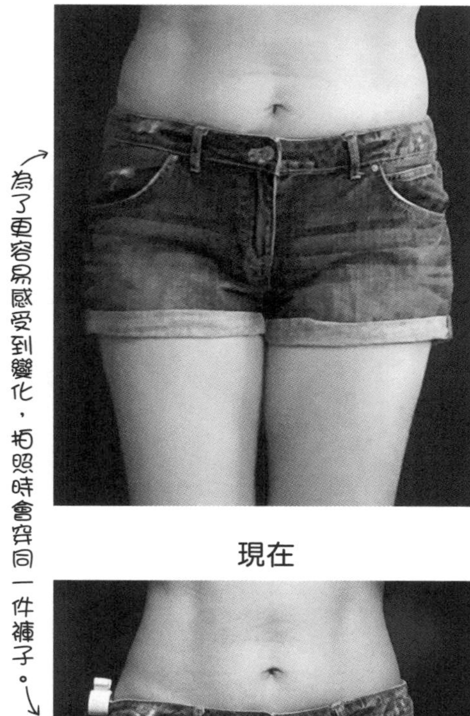

現在

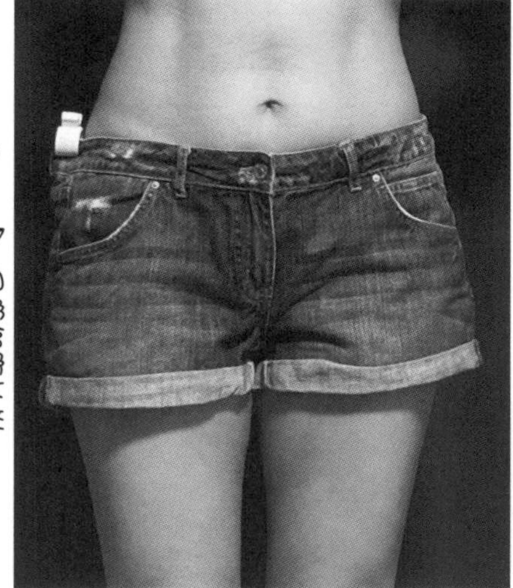

為了更容易感受到變化，拍照時會穿同一件褲子。

因為會滑下來，所以用夾子夾著。

跟上圖比起來，真的寬鬆很多⋯

這是我當時用來記錄的前後對照圖，

由於我剛開始減肥時將近80公斤，實際上應該更肉一點才對⋯

抱歉讓大家看到這種不堪入目的照片⋯

因為患有慢性病，我的腳經常會感到疼痛不已，所以只能做輕度運動，

但我認為自己還是瘦了很多。

第11話

過了一定的年齡，就必須將運動視為義務的原因

自從決定要減肥後，
好想不靠運動瘦下來！
我也曾經這麼想過。
不過，即便今天不減肥…
只要超過一定年齡，就有必要進行最低限度的運動。
我也因為某些原因，必須正視運動。

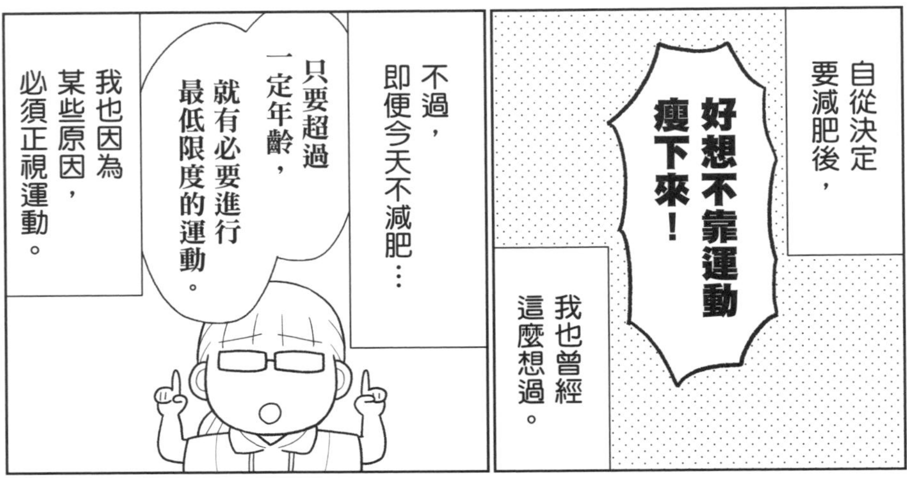

姑且不論那些每天都必須在一定程度上活動身體的人。

因為要做家事、育兒、照顧老人或工作等原因，忙到沒空坐下。

因為工作的關係，經常要站著或做體力活。
之類的人…

先前也有提到，我患有髖關節骨關節炎。

自從孩子長大後，我就完全沒在運動了…
不論工作還是私人時間，我好像都一直坐著呢…
不小心就…

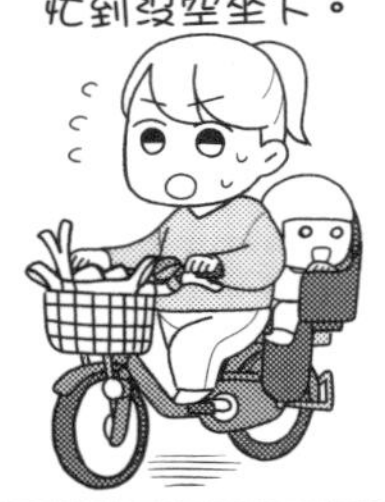

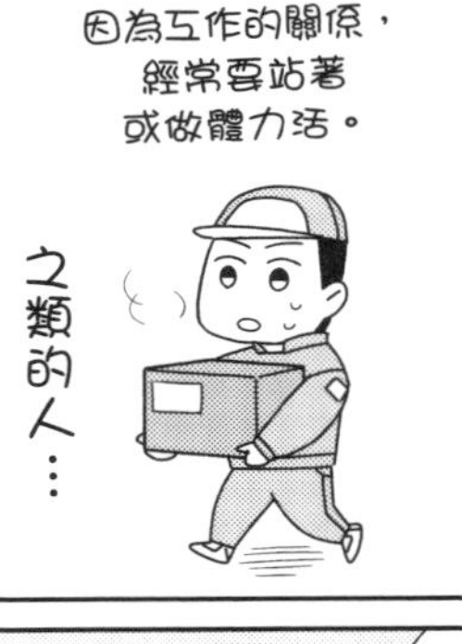

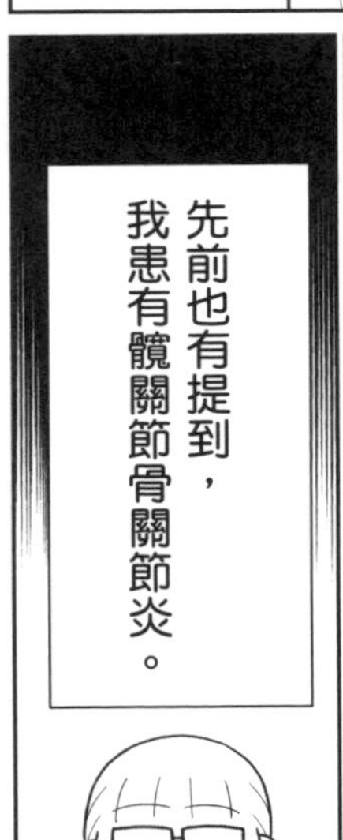

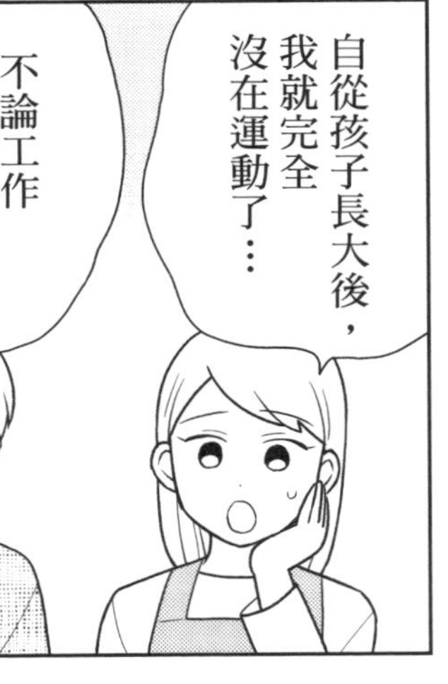

這世上肯定也有這種人，

我就是其中一名。

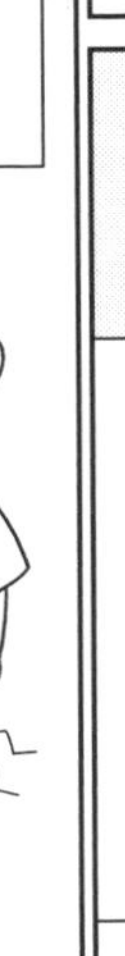

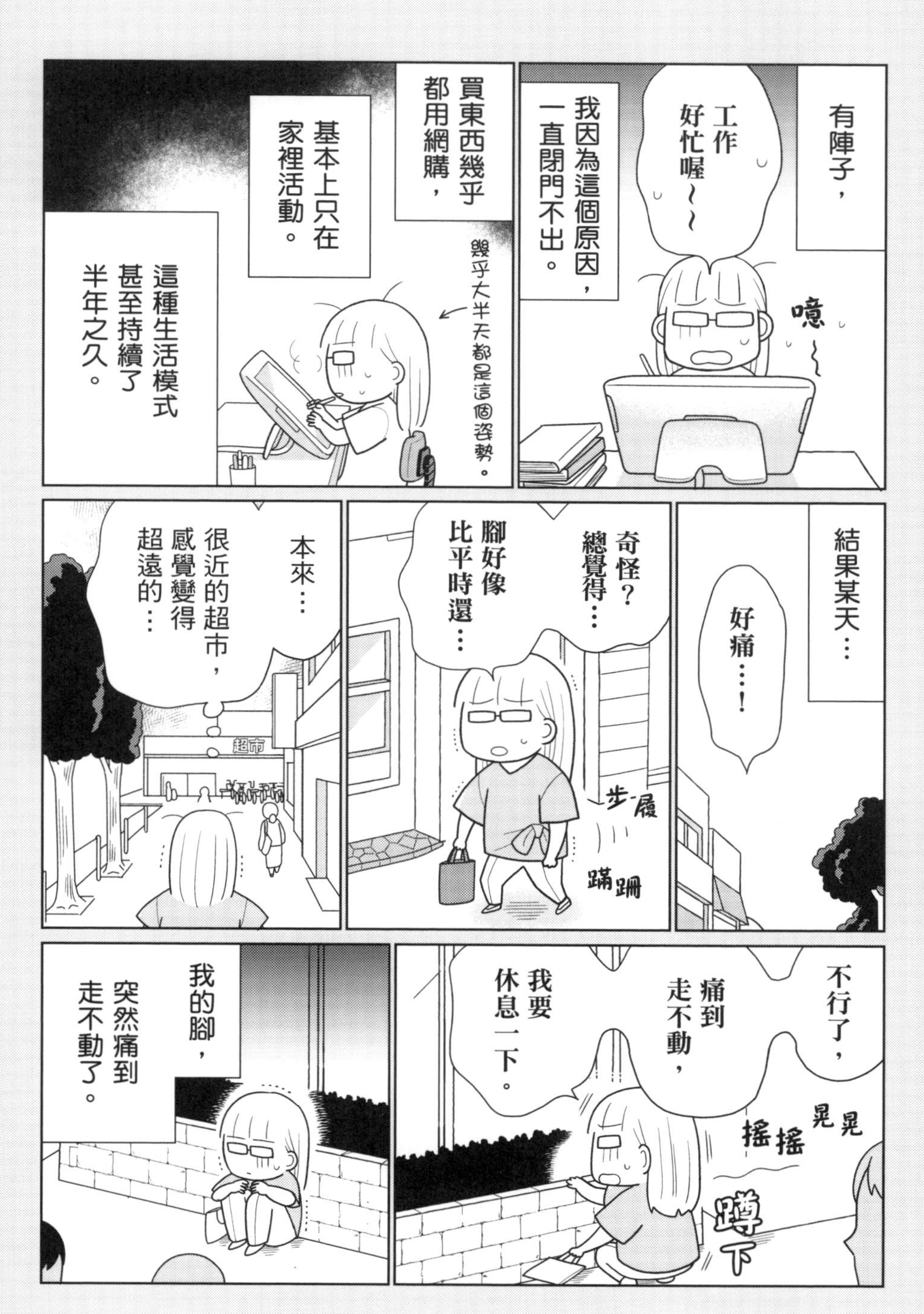
有陣子，
工作好忙喔～～
我因為這個原因，一直閉門不出。
噫～～
買東西幾乎都用網購，
基本上只在家裡活動。
幾乎大半天都是這個姿勢。
這種生活模式甚至持續了半年之久。
結果某天…
好痛…！
奇怪？總覺得…
腳好像比平時還…
步履
蹣跚
本來…
很近的超市，感覺變得超遠的…
超市
不行了，
痛到走不動，
我要休息一下。
搖搖晃晃
蹲下
我的腳，突然痛到走不動了。

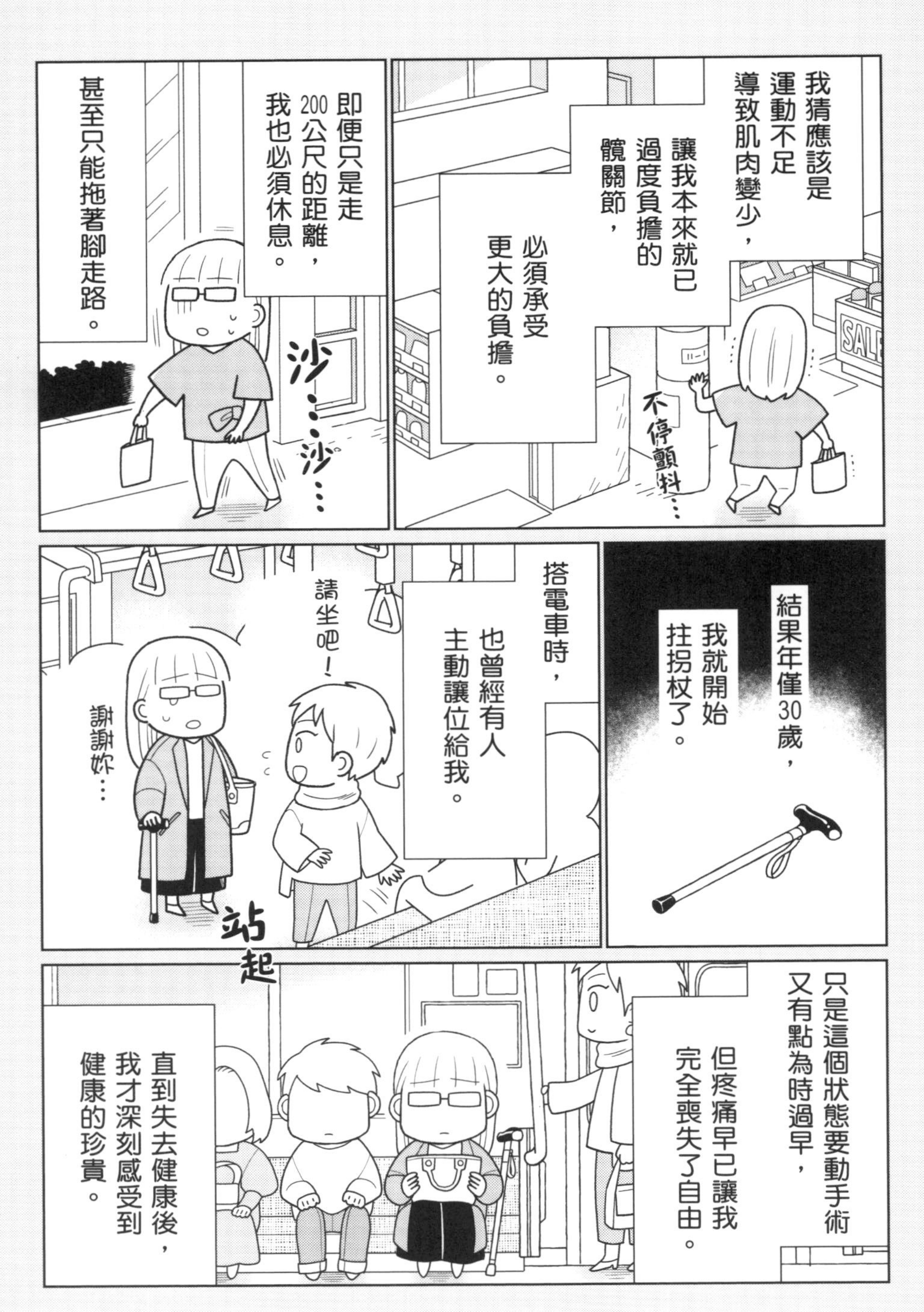
我猜應該是
運動不足
導致肌肉變少，
讓我本來就已
過度負擔的
髖關節，
必須承受
更大的負擔。
不停顫抖…
SALE
即便只是走
200公尺的距離，
我也必須休息。
甚至只能拖著腳走路。
沙…沙…
結果年僅30歲，
我就開始
拄拐杖了。
搭電車時，
也曾經有人
主動讓位給我。
請坐吧！
謝謝妳…
站起
只是這個狀態要動手術
又有點為時過早，
但疼痛早已讓我
完全喪失了自由。
直到失去健康後，
我才深刻感受到
健康的珍貴。

幸運的是，我後來透過運動逐漸恢復了肌力，最終又能自由走動了。
雖然還是會痛，但不至於影響生活。
而所謂的運動是，我花了半年，在游泳池練習螃蟹走路。

這個過程真的真的麻煩到不行…
① 幾乎每天都要騎腳踏車去健身房的游泳池。
還是可以騎腳踏車。
② 整整30分鐘都要待在泳池裡練習螃蟹走路。
因為有浮力，在水中就不會痛。
這樣可以鍛鍊屁股和大腿的肌肉。
③ 鍛鍊完後，稍微洗個澡。
④ 每次都要洗超多衣服。
雖然光是能恢復自由，就已經讓我很慶幸了。
我絕對…
絕對不要再做這種事了…
不斷顫抖…
但我默默在心中這麼發誓。

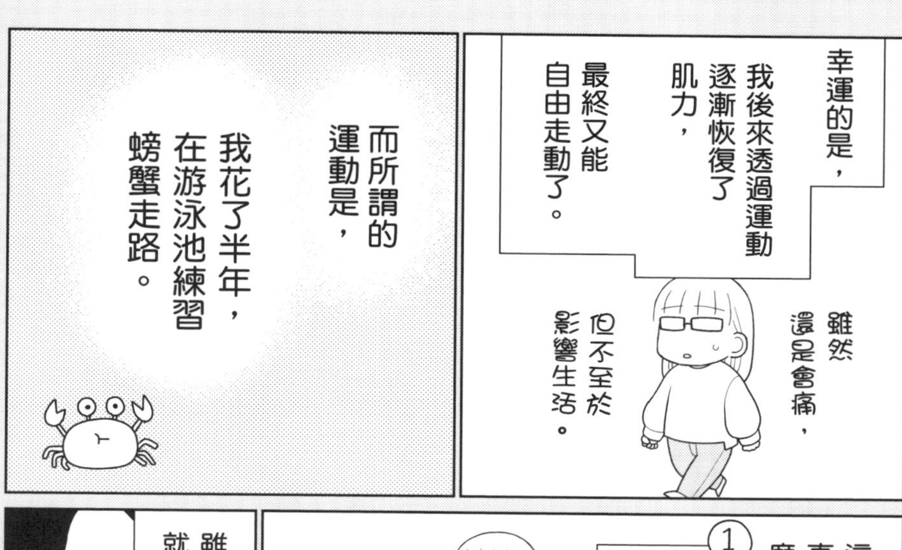

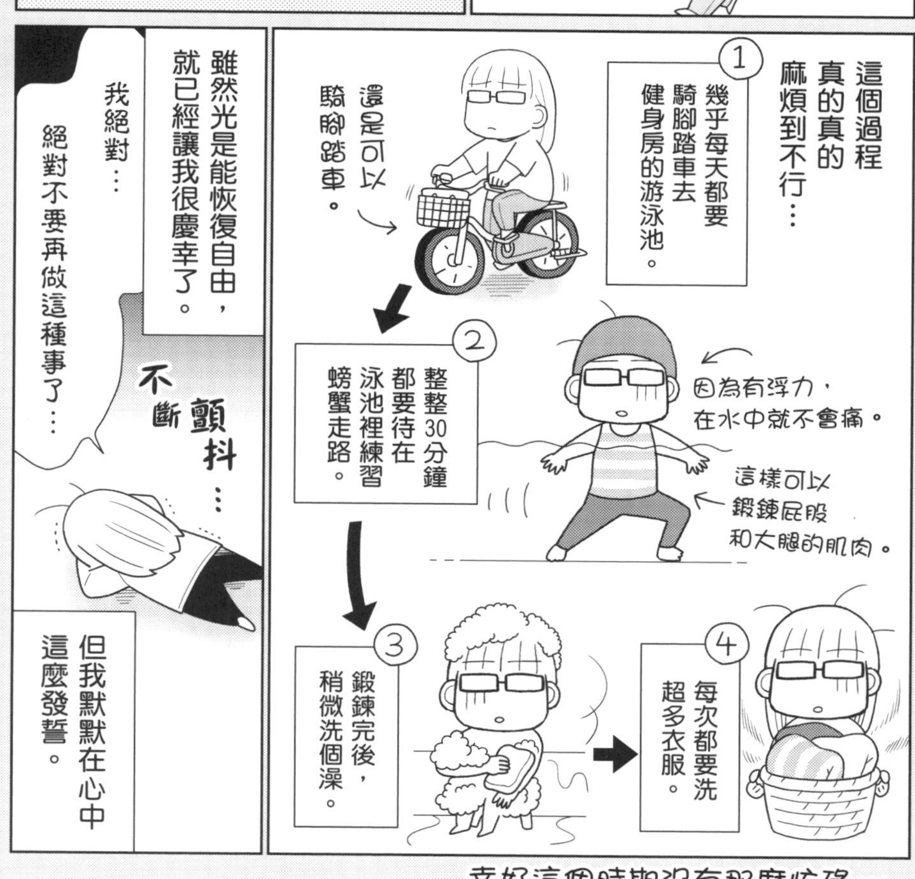

幸好這個時期沒有那麼忙碌…

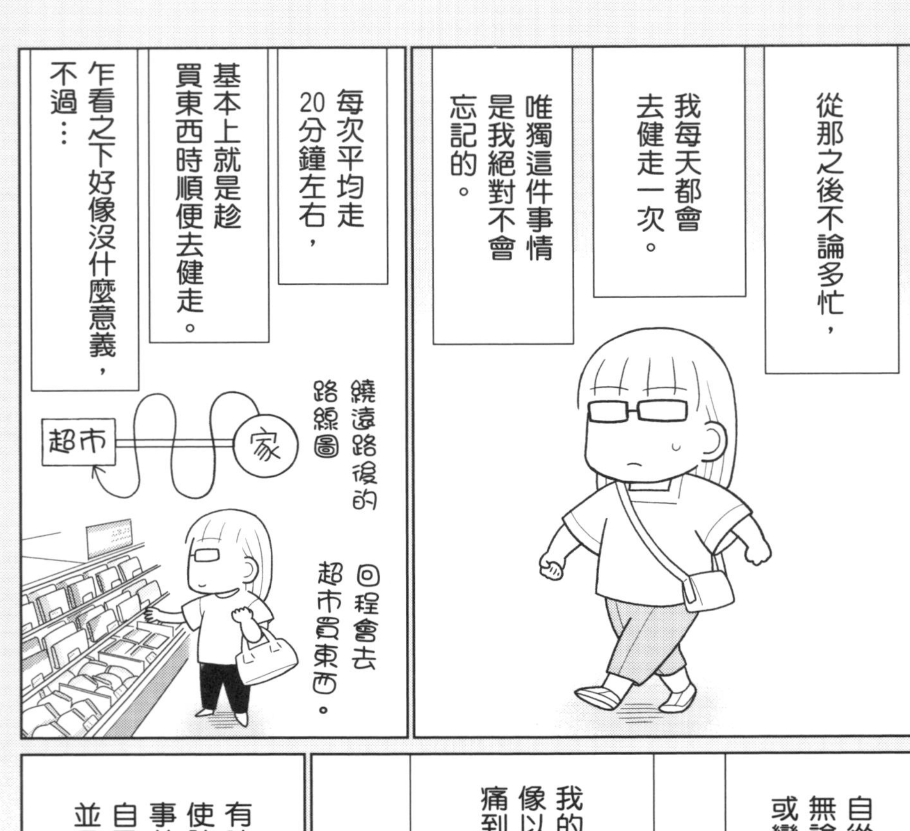
從那之後不論多忙，
我每天都會去健走一次。
唯獨這件事情是我絕對不會忘記的。
每次平均走20分鐘左右，
基本上就是趁買東西時順便去健走。
乍看之下好像沒什麼意義，不過…
繞遠路後的路線圖
家
超市
回程會去超市買東西。

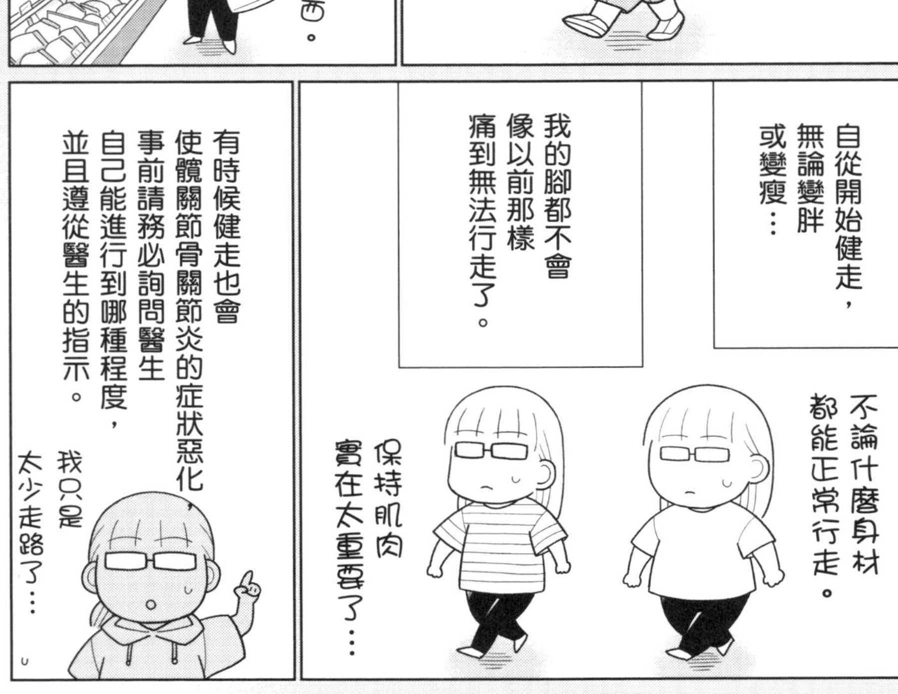
自從開始健走，無論變胖或變瘦…
我的腳都不會像以前那樣痛到無法行走了。
不論什麼身材都能正常行走。
保持肌肉實在太重要了…
有時候健走也會使髖關節骨關節炎的症狀惡化，事前請務必詢問醫生自己能進行到哪種程度，並且遵從醫生的指示。
我只是太少走路了…

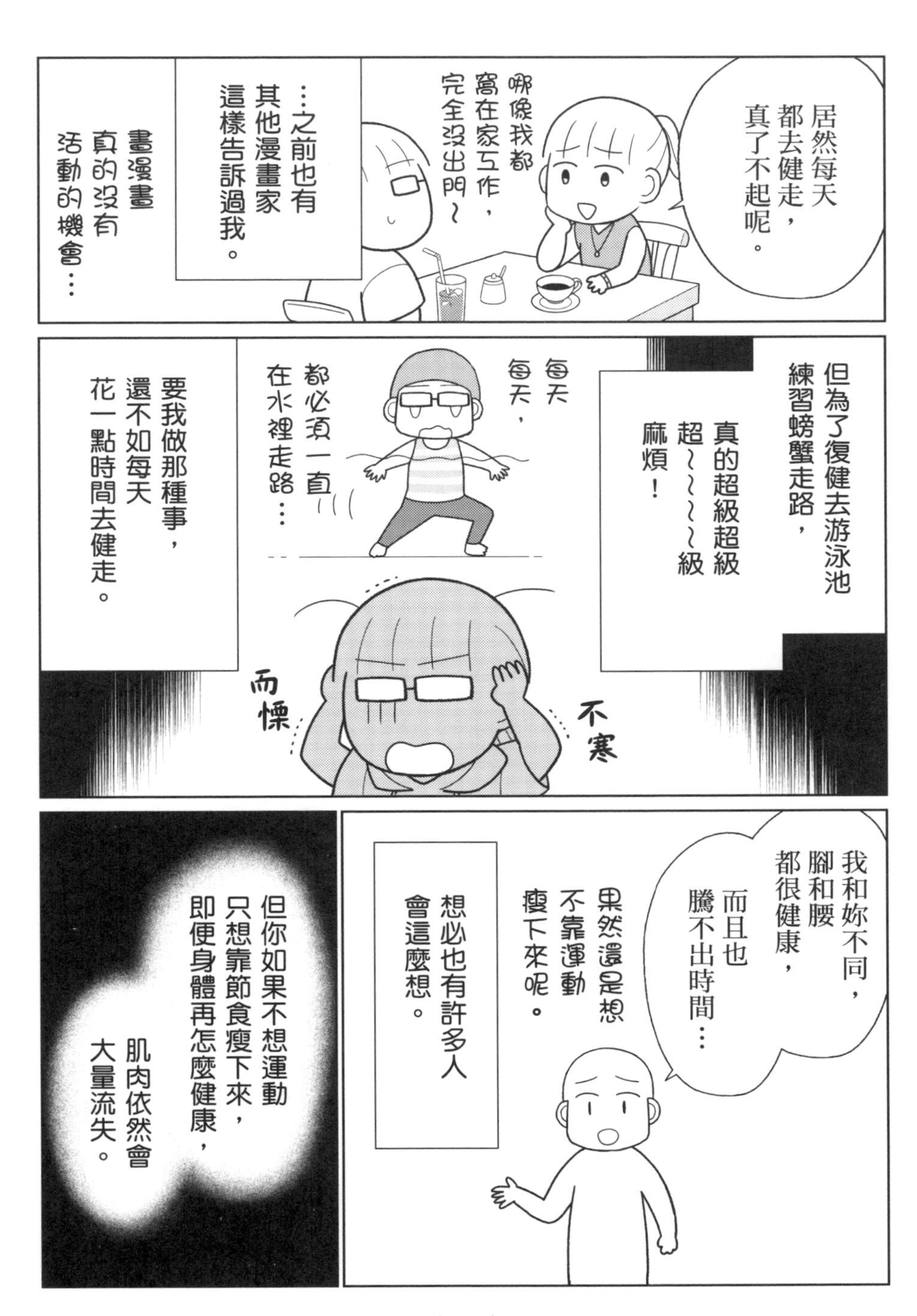
居然每天都去健走，真了不起呢。
哪像我都窩在家工作，完全沒出門～
…之前也有其他漫畫家這樣告訴過我。
畫漫畫真的沒有活動的機會…
但為了復健去游泳池練習螃蟹走路，真的超級超級超～～～～級麻煩！
每天每天，都必須一直在水裡走路…
要我做那種事，還不如每天花一點時間去健走。
不寒
而慄
我和妳不同，腳和腰都很健康，
而且也騰不出時間…
果然還是想不靠運動瘦下來呢。
想必也有許多人會這麼想。
但你如果不想運動只想靠節食瘦下來，即便身體再怎麼健康，
肌肉依然會大量流失。

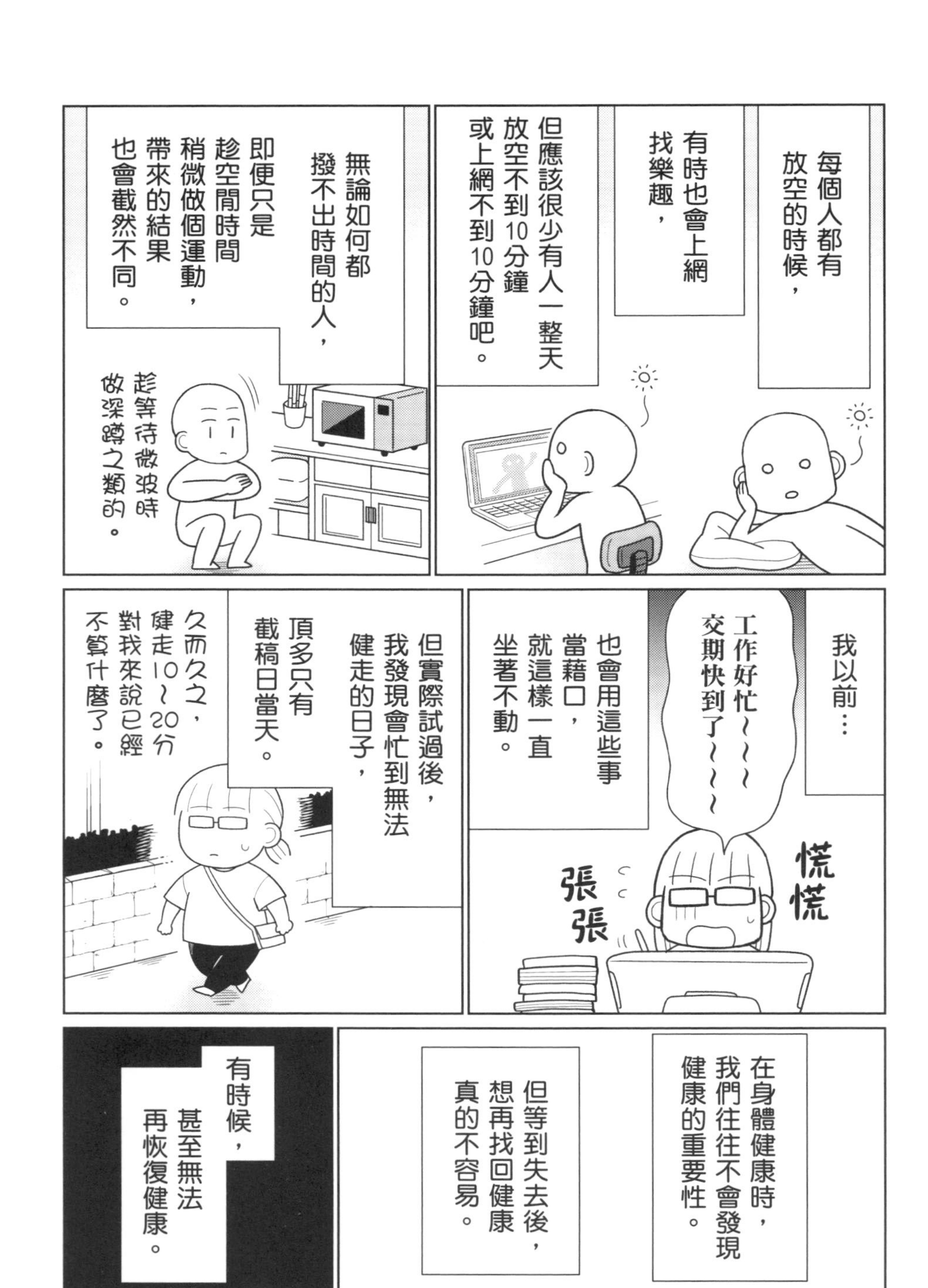
每個人都有放空的時候，
有時也會上網找樂趣，
但應該很少有人一整天放空不到10分鐘或上網不到10分鐘吧。
無論如何都撥不出時間的人，
即便只是趁空閒時間稍微做個運動，帶來的結果也會截然不同。
趁等待微波時做深蹲之類的。
我以前…
工作好忙～～～交期快到了～～～
也會用這些事當藉口，就這樣一直坐著不動。
慌慌
張張
但實際試過後，我發現會忙到無法健走的日子，
頂多只有截稿日當天。
久而久之，健走10～20分對我來說已經不算什麼了。
在身體健康時，我們往往不會發現健康的重要性。
但等到失去後，想再找回健康真的不容易。
有時候，
甚至無法再恢復健康。

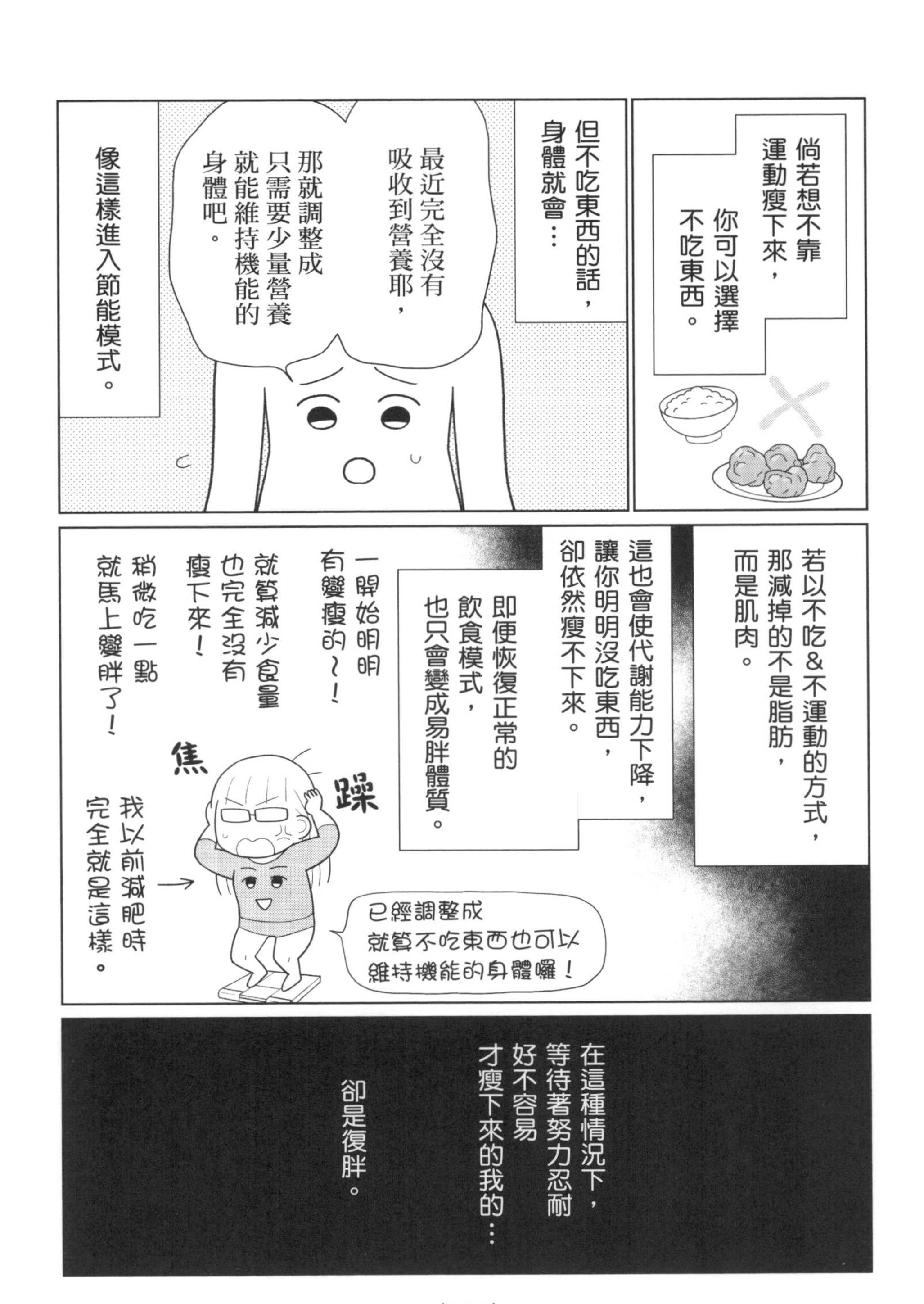
倘若想不靠運動瘦下來，
你可以選擇不吃東西。
但不吃東西的話，身體就會⋯
最近完全沒有吸收到營養耶，
那就調整成只需要少量營養就能維持機能的身體吧。
像這樣進入節能模式。
若以不吃&不運動的方式，那減掉的不是脂肪，而是肌肉。
這也會使代謝能力下降，讓你明明沒吃東西，卻依然瘦不下來。
即便恢復正常的飲食模式，也只會變成易胖體質。
一開始明明有變瘦的～！
就算減少食量也完全沒有瘦下來！
稍微吃一點就馬上變胖了！
焦
躁
我以前減肥時完全就是這樣。
已經調整成就算不吃東西也可以維持機能的身體囉！
在這種情況下，等待著努力忍耐好不容易才瘦下來的我的⋯
卻是復胖。

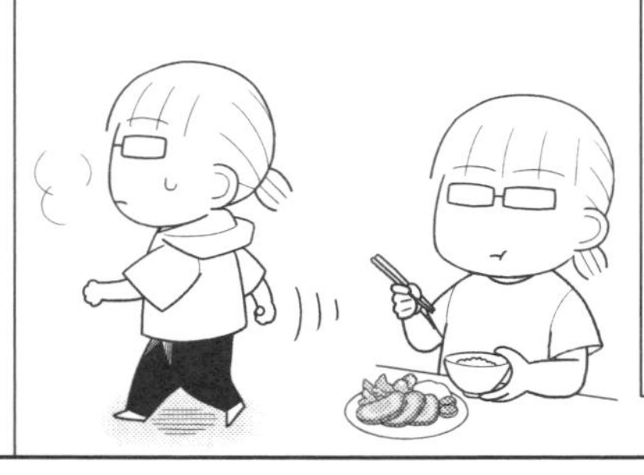
結果還是只能靠
適當地控制飲食，
加上適當地運動
瘦下來。
我想應該沒有其他
可以維持健康，
又能讓身體
不會復胖的方法了。

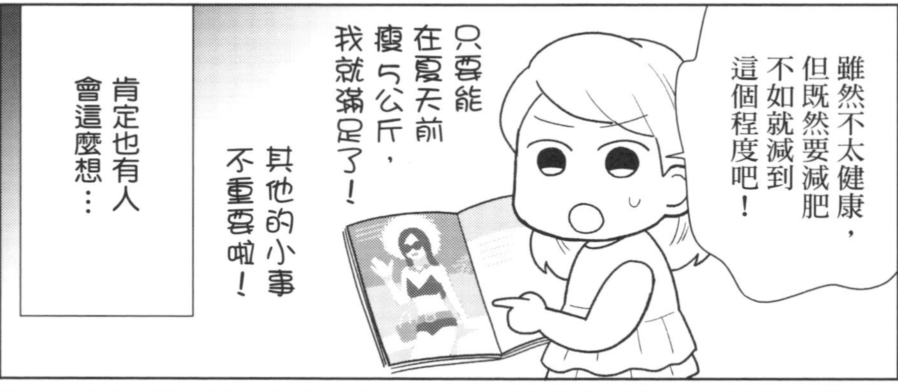
雖然不太健康，
但既然要減肥
不如就減到
這個程度吧！
只要能
在夏天前
瘦5公斤，
我就滿足了！
其他的小事
不重要啦！
肯定也有人
會這麼想…

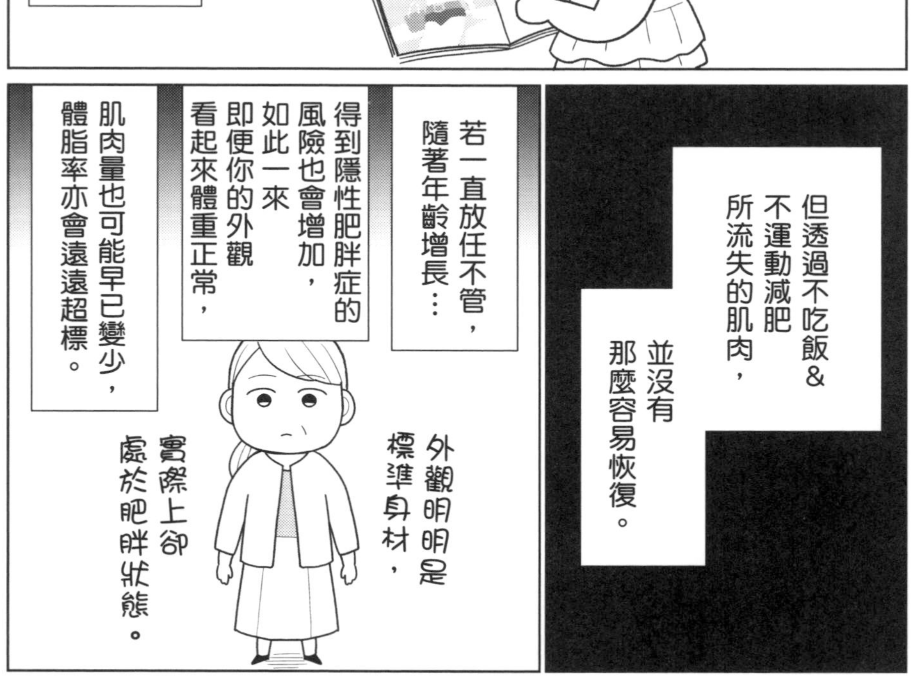
但透過不吃飯&
不運動減肥
所流失的肌肉，
並沒有
那麼容易恢復。
若一直放任不管，
隨著年齡增長…
得到隱性肥胖症的
風險也會增加，
如此一來
即便你的外觀
看起來體重正常，
肌肉量也可能早已變少，
體脂率亦會遠遠超標。
外觀明明是
標準身材，
實際上卻
處於肥胖狀態。

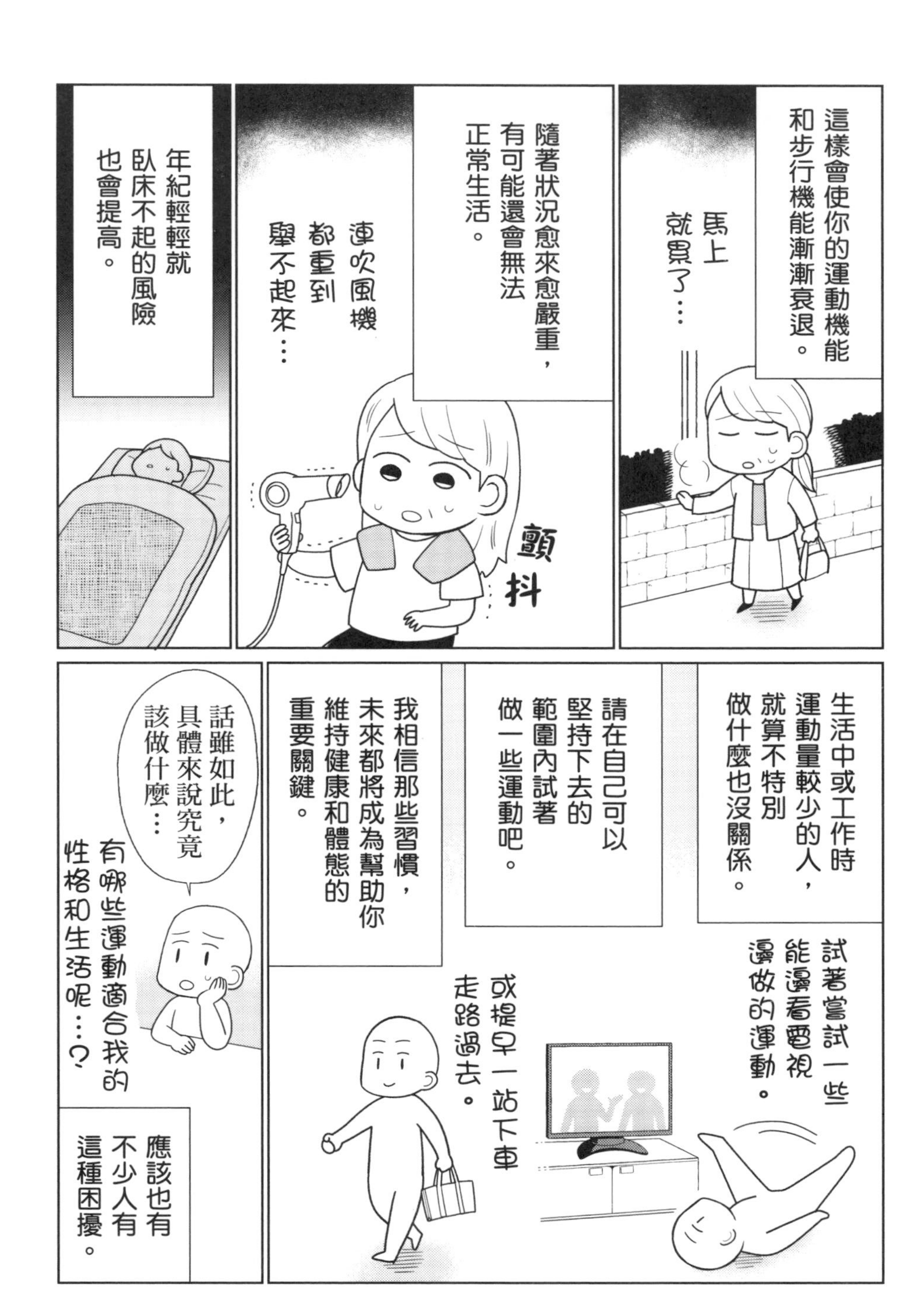
這樣會使你的運動機能和步行機能漸漸衰退。
馬上就累了⋯
隨著狀況愈來愈嚴重，有可能還會無法正常生活。
連吹風機都重到舉不起來⋯
顫抖
年紀輕輕就臥床不起的風險也會提高。
生活中或工作時運動量較少的人，就算不特別做什麼也沒關係。
請在自己可以堅持下去的範圍內試著做一些運動吧。
我相信那些習慣，未來都將成為幫助你維持健康和體態的重要關鍵。
試著嘗試一些能邊看電視邊做的運動。
或提早一站下車走路過去。
話雖如此，具體來說究竟該做什麼⋯
有哪些運動適合我的性格和生活呢⋯？
應該也有不少人有這種困擾。

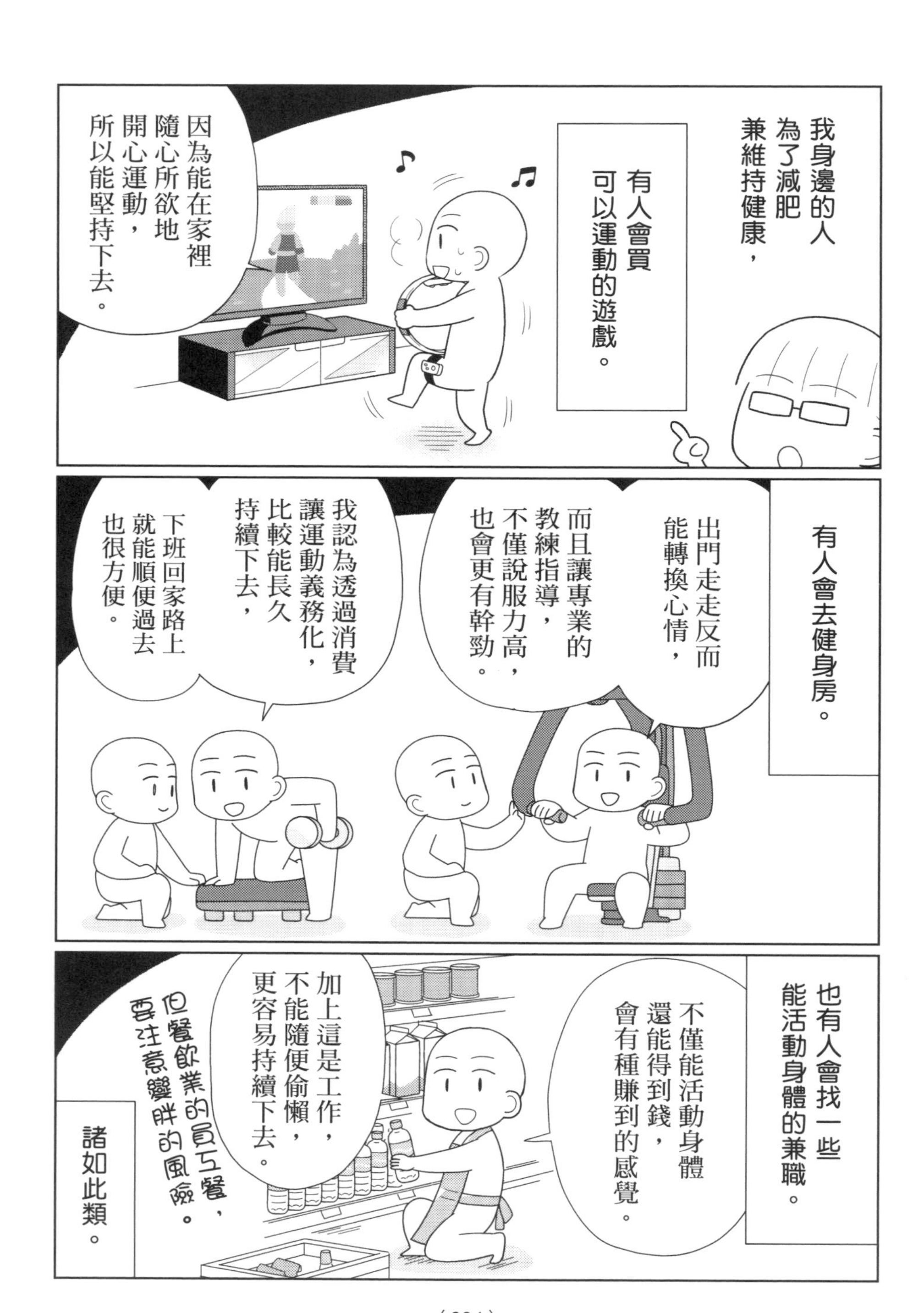
我身邊的人為了減肥兼維持健康，
有人會買可以運動的遊戲。
因為能在家裡隨心所欲地開心運動，所以能堅持下去。
有人會去健身房。
出門走走反而能轉換心情，
而且讓專業的教練指導，不僅說服力高，也會更有幹勁。
我認為透過消費讓運動義務化，比較能長久持續下去，
下班回家路上就能順便過去也很方便。
也有人會找一些能活動身體的兼職。
不僅能活動身體還能得到錢，會有種賺到的感覺。
加上這是工作，不能隨便偷懶，更容易持續下去。
但餐飲業的員工餐，要注意變胖的風險。
諸如此類。

完全沒有人和我做同樣的運動，
大家都根據自己的性格和生活方式，找到了適合自己的運動。
健身車很不錯喔～
啊～我以前有一台，但完全堅持不下去，最後就丟掉了。
我好像比較適合去打工～～～

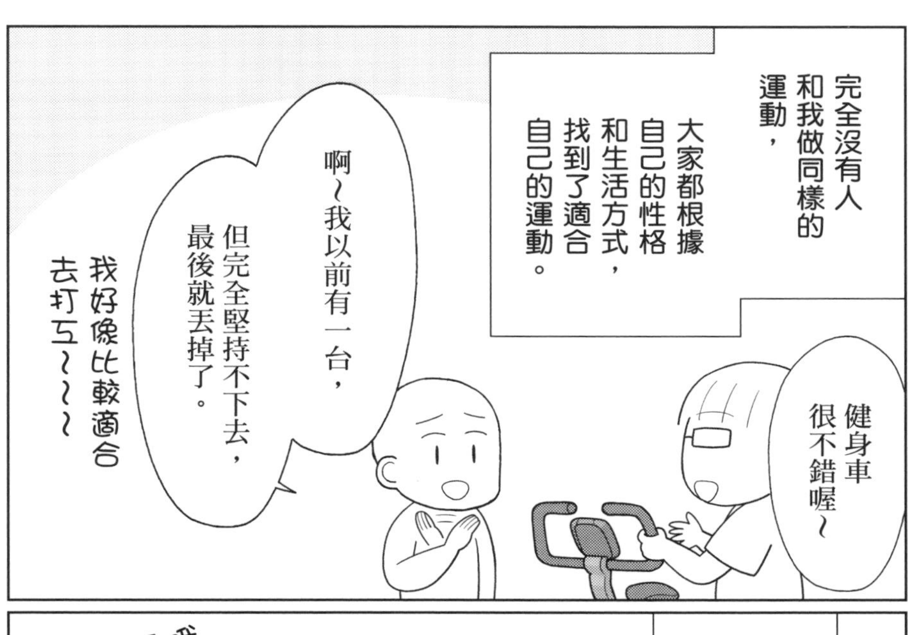

想找到適合自己的運動，需要一邊參考他人意見，一邊親自探索。

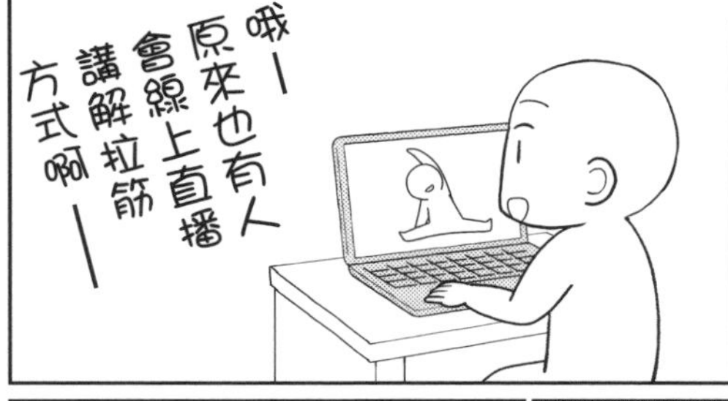

最重要的是，不要一昧地模仿別人做的事情，而是要作為參考，尋找並實行可以持續的運動方式。

因此，為了保持身材以及維持健康…我才會認為應該保持良好的運動習慣，並持續進行適合自己的運動。

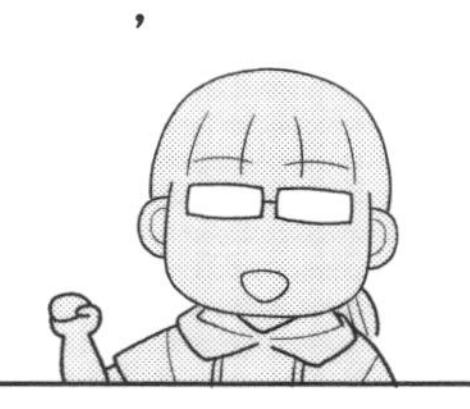

第12話

關於作弊日

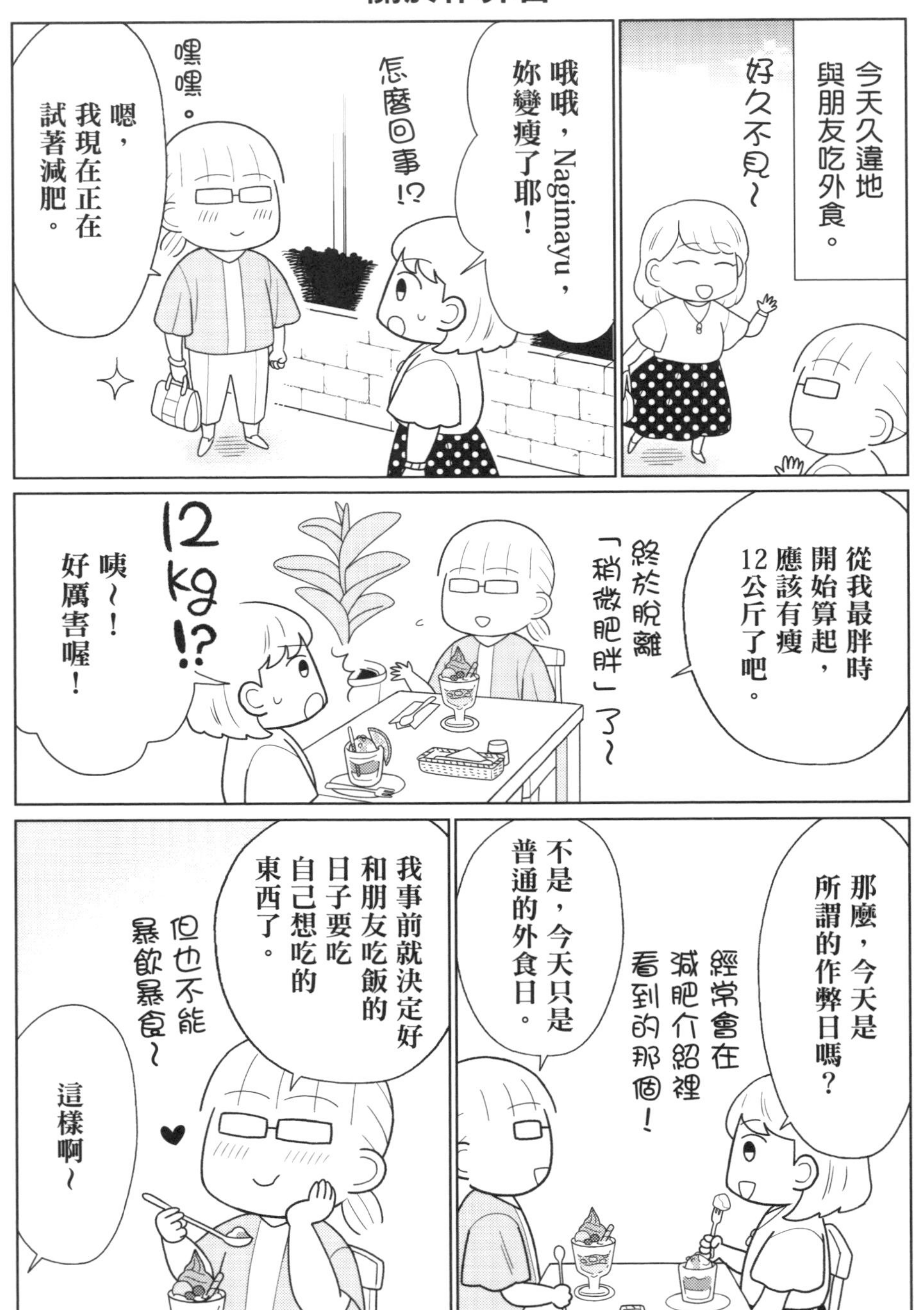

今天久違地與朋友吃外食。
好久不見～
哦哦，Nagimayu，妳變瘦了耶！
怎麼回事!?
嘿嘿。
嗯，我現在正在試著減肥。
從我最胖時開始算起，應該有瘦12公斤了吧。
終於脫離「稍微肥胖」了～
12kg!?
咦～！好厲害喔！
那麼，今天是所謂的作弊日嗎？
經常會在減肥介紹裡看到的那個！
不是，今天只是普通的外食日。
我事前就決定好和朋友吃飯的日子要吃自己想吃的東西了。
但也不能暴飲暴食～
這樣啊～

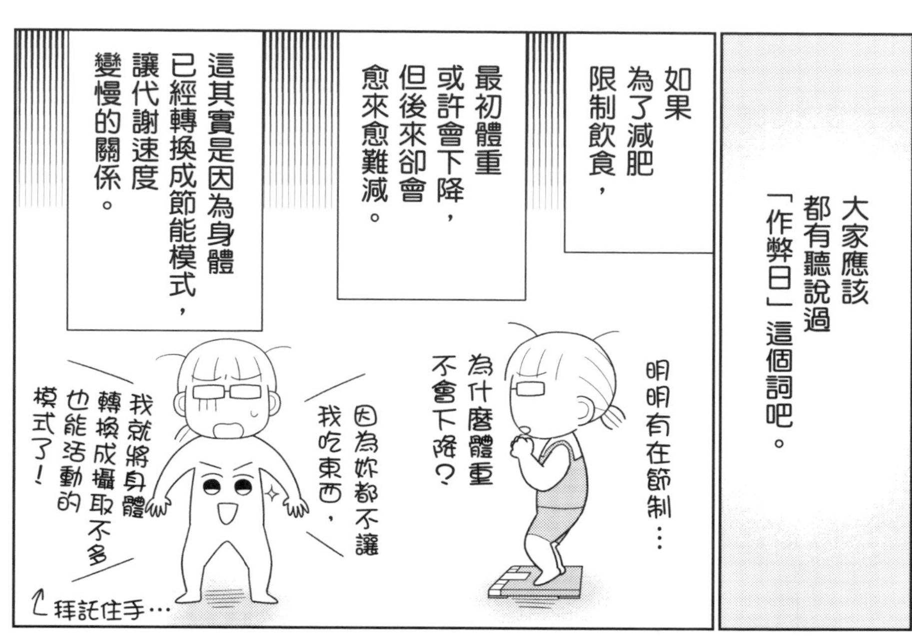
大家應該都有聽說過「作弊日」這個詞吧。
如果為了減肥限制飲食，
明明有在節制…
為什麼體重不會下降？
最初體重或許會下降，但後來卻會愈來愈難減。
因為妳都不讓我吃東西，
我就將身體轉換成攝取不多也能活動的模式了！
拜託住手…
這其實是因為身體已經轉換成節能模式，讓代謝速度變慢的關係。

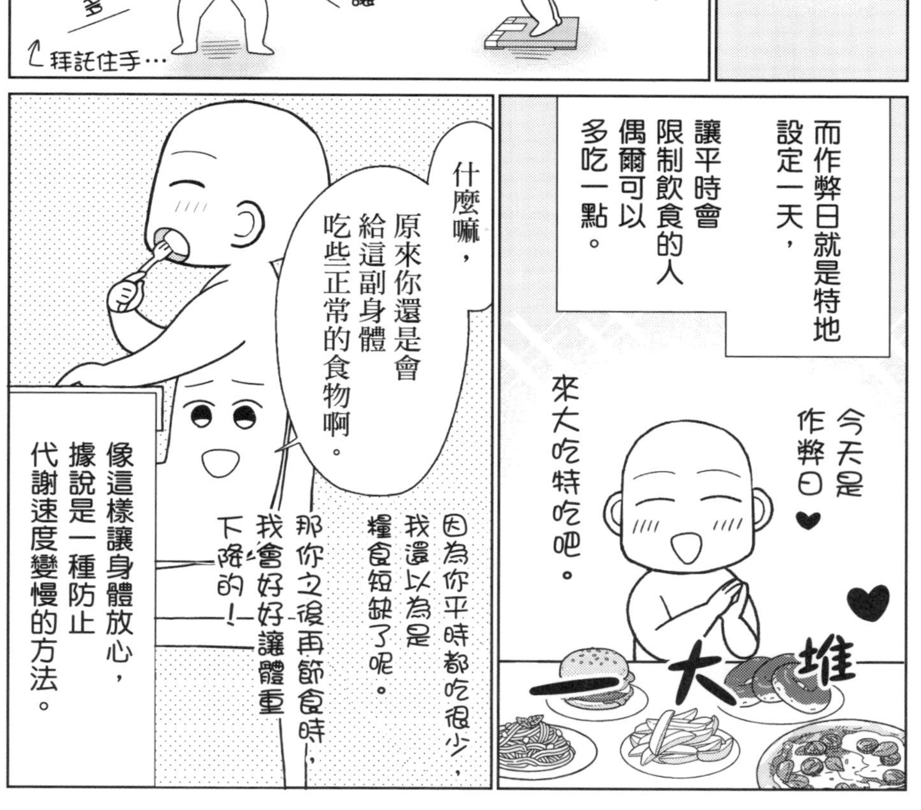
而作弊日就是特地設定一天，讓平時會限制飲食的人偶爾可以多吃一點。
今天是作弊日❤
來大吃特吃吧。
一大堆
什麼嘛，原來你還是會給這副身體吃些正常的食物啊。
因為你平時都吃很少，我還以為是糧食短缺了呢。
那你之後再節食時，我會好好讓體重下降的！
像這樣讓身體放心，據說是一種防止代謝速度變慢的方法。

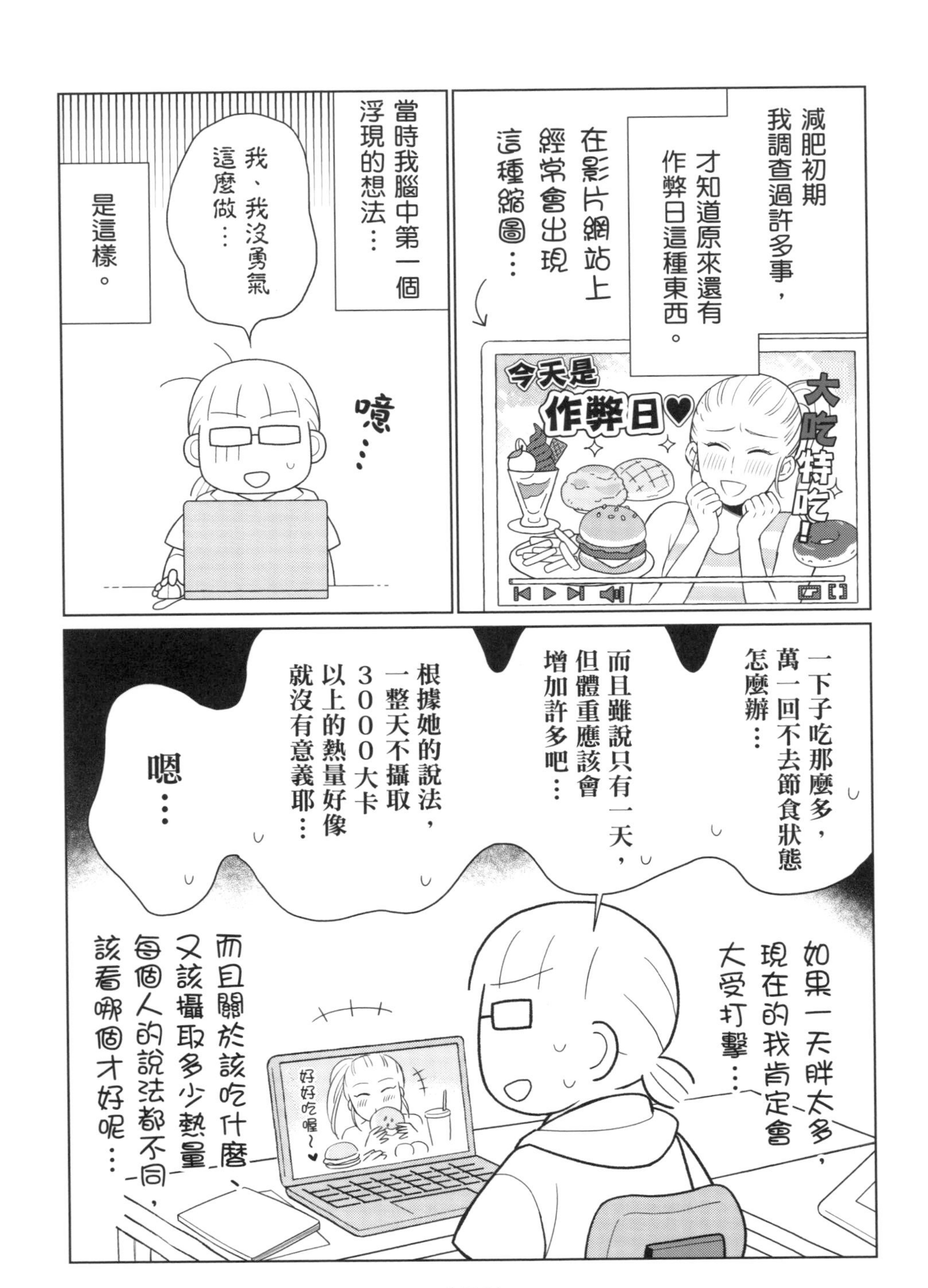
減肥初期
我調查過許多事，
才知道原來還有
作弊日這種東西。
在影片網站上
經常會出現
這種縮圖…
今天是
作弊日♥
大吃特吃！
當時我腦中第一個
浮現的想法…
我、我沒勇氣
這麼做…
是這樣。
噫…
一下子吃那麼多，
萬一回不去節食狀態
怎麼辦…
而且雖說只有一天，
但體重應該會
增加許多吧…
根據她的說法，
一整天不攝取
3000大卡
以上的熱量好像
就沒有意義耶…
嗯…
如果一天胖太多，
現在的我肯定會
大受打擊…
而且關於該吃什麼、
又該攝取多少熱量
每個人的說法都不同，
該看哪個才好呢…
好好吃喔～♥

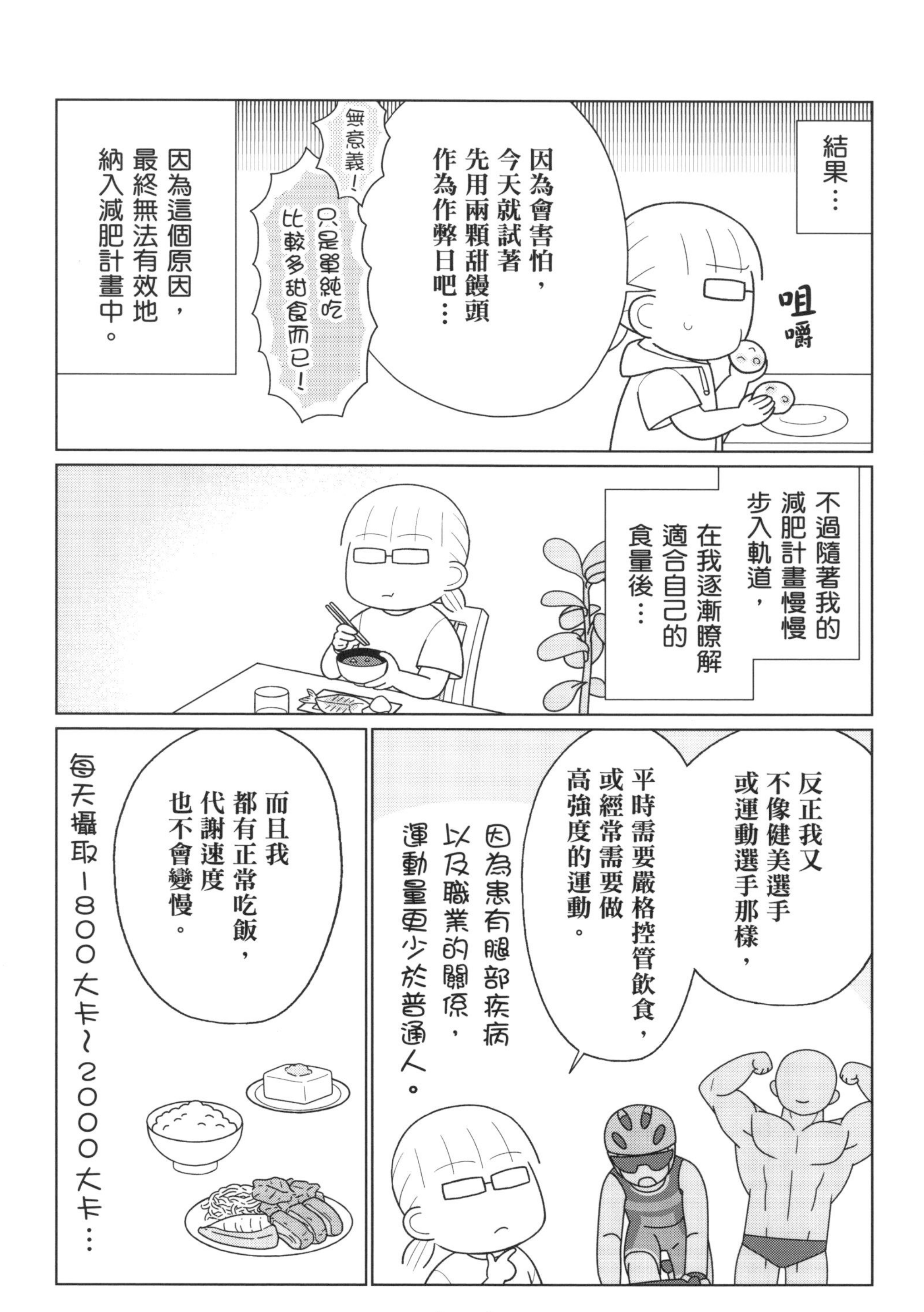
結果…
咀嚼
因為會害怕，今天就試著先用兩顆甜饅頭作為作弊日吧…
無意義！
只是單純吃比較多甜食而已！
因為這個原因，最終無法有效地納入減肥計畫中。
不過隨著我的減肥計畫慢慢步入軌道，
在我逐漸瞭解適合自己的食量後…
反正我又不像健美選手或運動選手那樣，
平時需要嚴格控管飲食，或經常需要做高強度的運動。
因為患有腿部疾病以及職業的關係，運動量更少於普通人。
而且我都有正常吃飯，代謝速度也不會變慢。
每天攝取1800大卡～2000大卡…

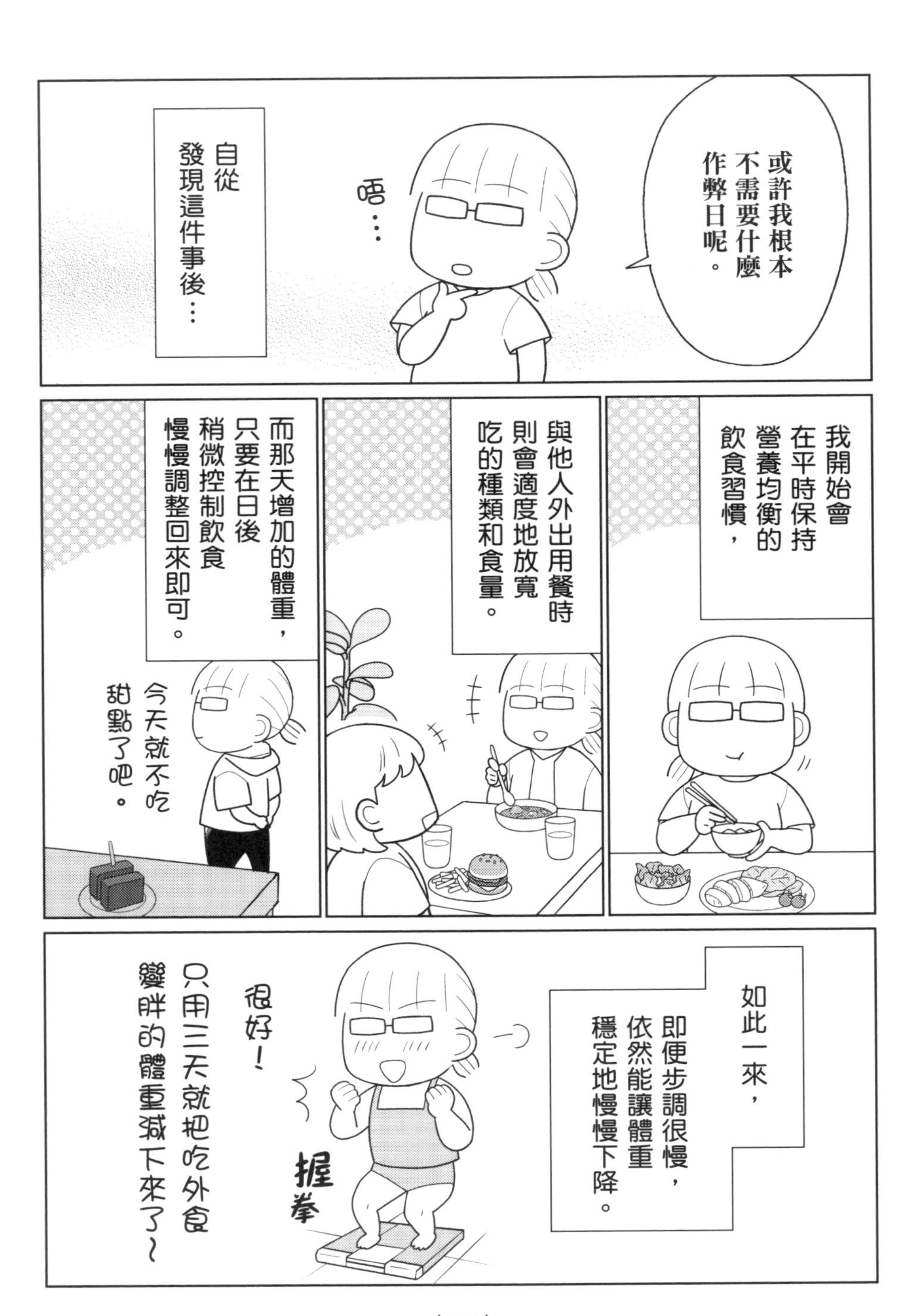
或許我根本不需要什麼作弊日呢。
唔…
自從發現這件事後…
我開始在平時保持營養均衡的飲食習慣，
與他人外出用餐時則會適度地放寬吃的種類和食量。
而那天增加的體重，只要在日後稍微控制飲食慢慢調整回來即可。
今天就不吃甜點了吧。
如此一來，即便步調很慢，依然能讓體重穩定地慢慢下降。
很好！
只用三天就把吃外食變胖的體重減下來了～
握拳

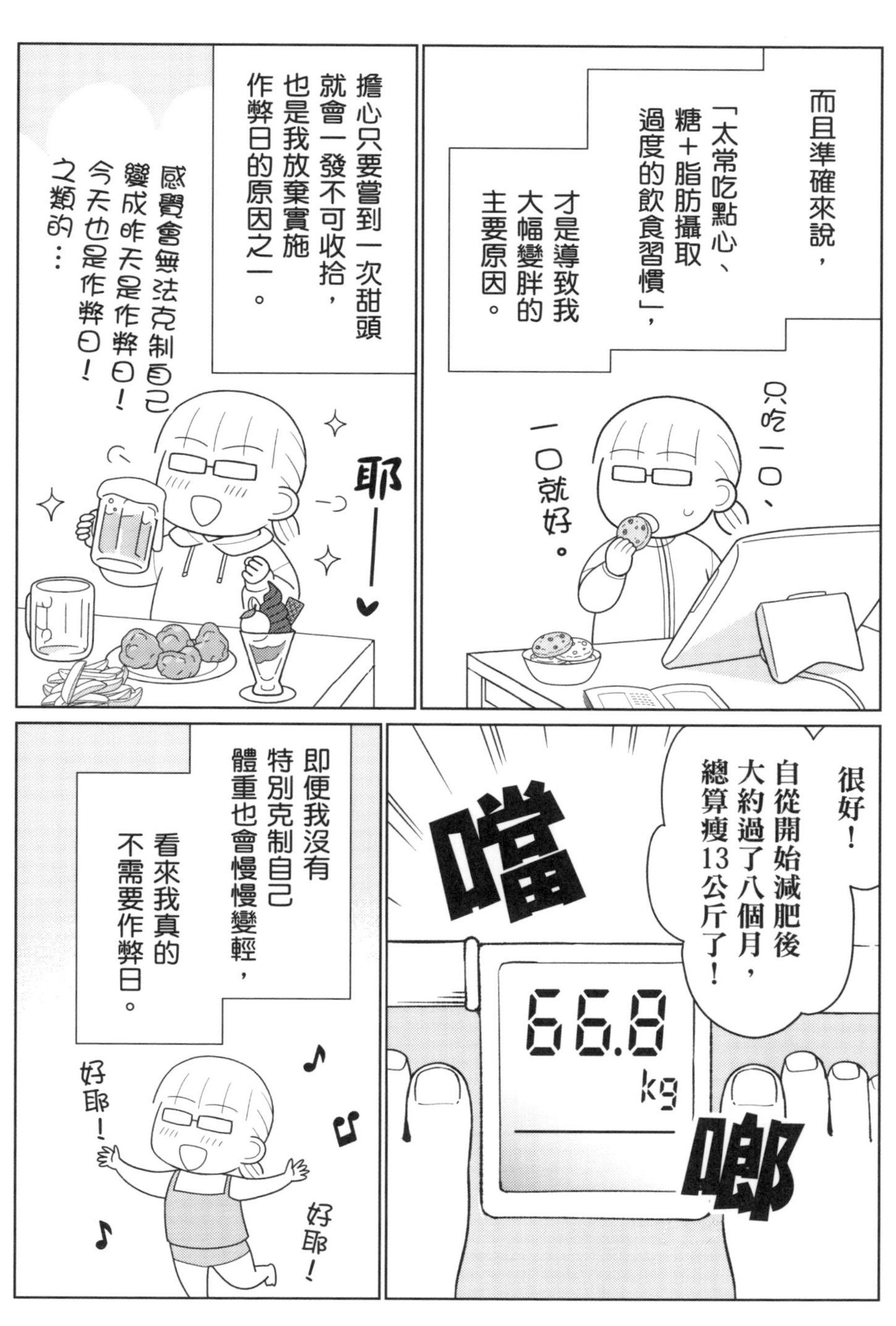
而且準確來說，
「太常吃點心、
糖＋脂肪攝取
過度的飲食習慣」，
才是導致我
大幅變胖的
主要原因。
只吃一口、
一口就好。
擔心只要嘗到一次甜頭
就會一發不可收拾，
也是我放棄實施
作弊日的原因之一。
感覺會無法克制自己
變成昨天是作弊日！
今天也是作弊日！
之類的⋯⋯
耶——
很好！
自從開始減肥後
大約過了八個月，
總算瘦13公斤了！
噹
66.8
kg
啷
即便我沒有
特別克制自己
體重也會慢慢變輕，
看來我真的
不需要作弊日。
好耶！
好耶！

第13話

在誘惑眾多的時期，就算復胖也不會受挫的原因

看到這邊的讀者，
妳的減肥之路超順遂的耶～
…可能會這麼覺得。
我也曾經歷過減肥的人…
應該都能理解的那段艱難時期。
就是年末年初。
X'mas
New Year
別說是聖誕節和新年了，
除此之外還有各式各樣的活動，
簡直可以稱之為減肥困難時期。
新年聚會
忘年會
酒會
我也毫不例外…
哎呀～～
確實會變成那樣呢～～
唔─
─嗯

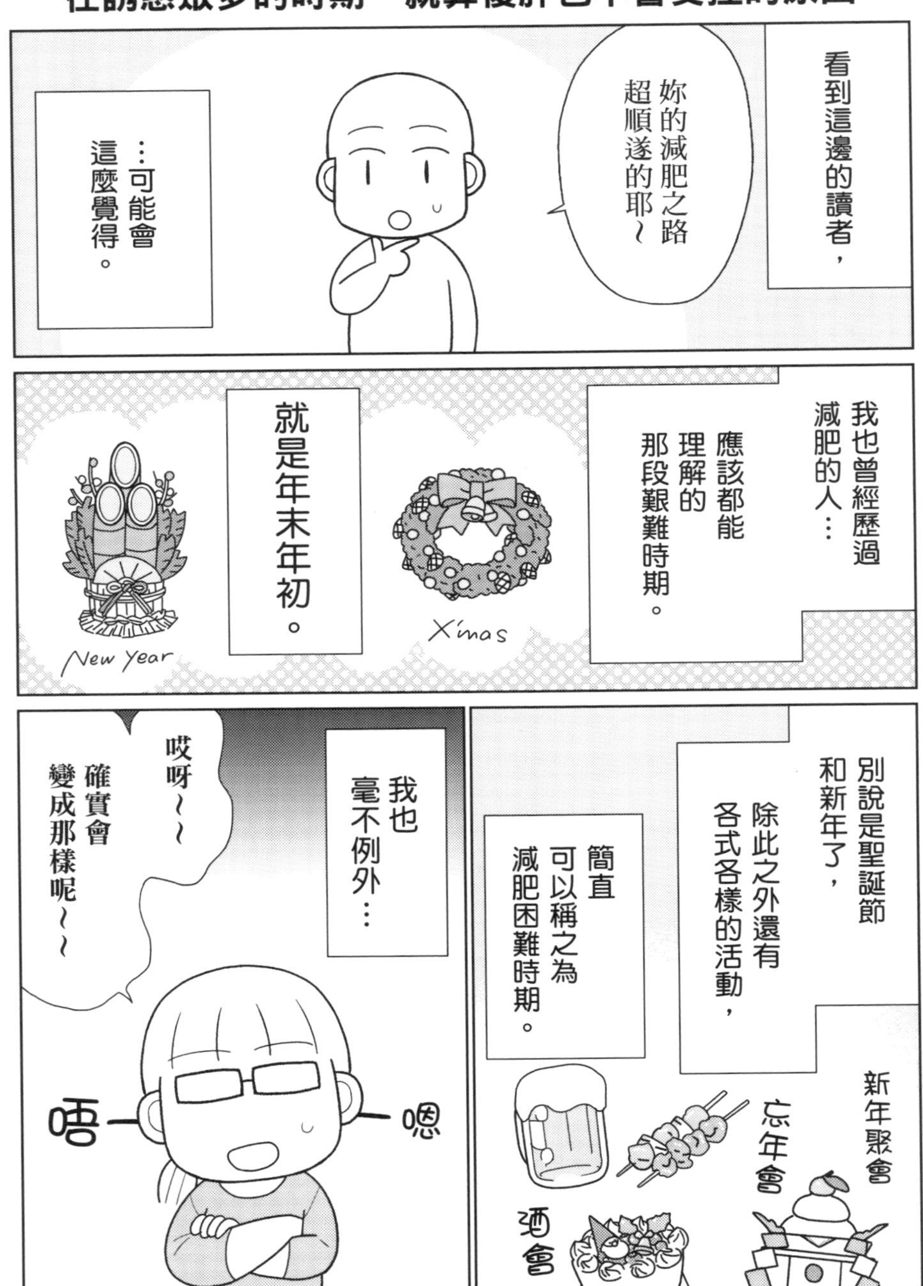

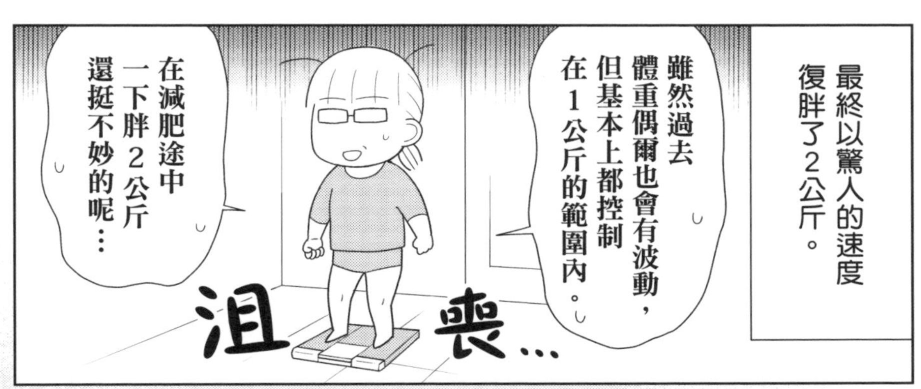
最終以驚人的速度
復胖了2公斤。
雖然過去
體重偶爾也會有波動，
但基本上都控制
在1公斤的範圍內。
在減肥途中
一下胖2公斤
還挺不妙的呢…
沮喪…

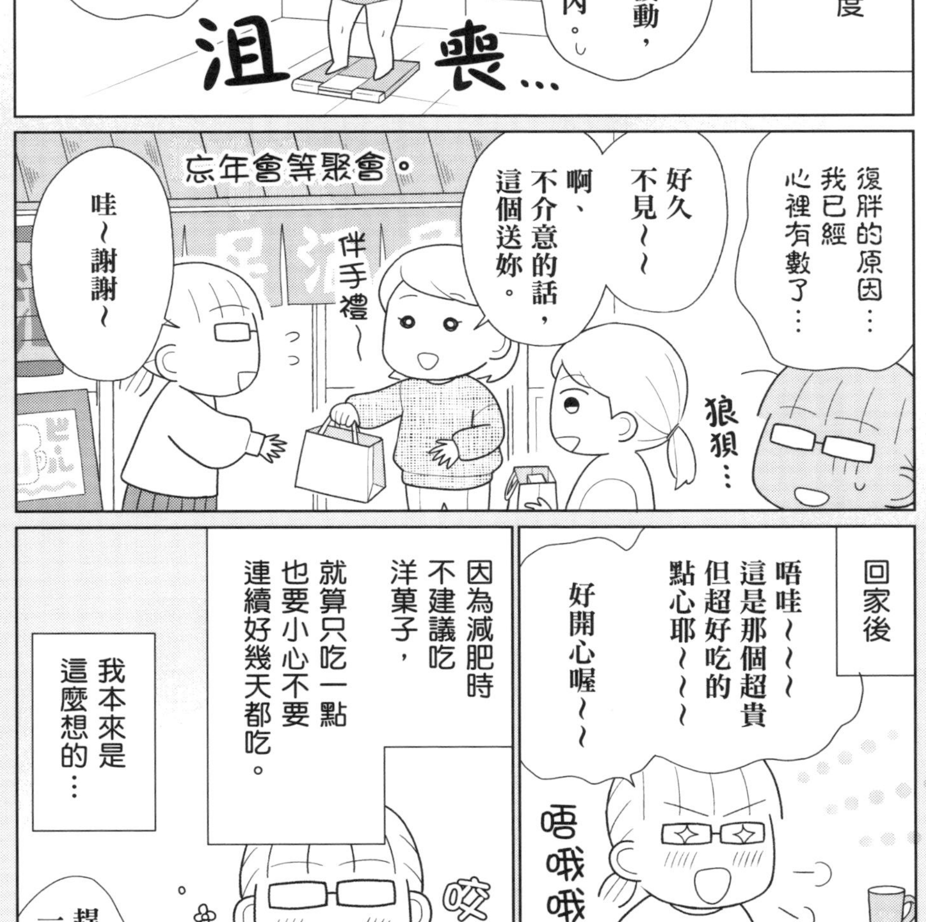
復胖的原因…
我已經
心裡有數了…
狼狽…
好久
不見~~
啊、
不介意的話，
這個送妳。
伴手禮~
忘年會等聚會。
哇~
謝謝~

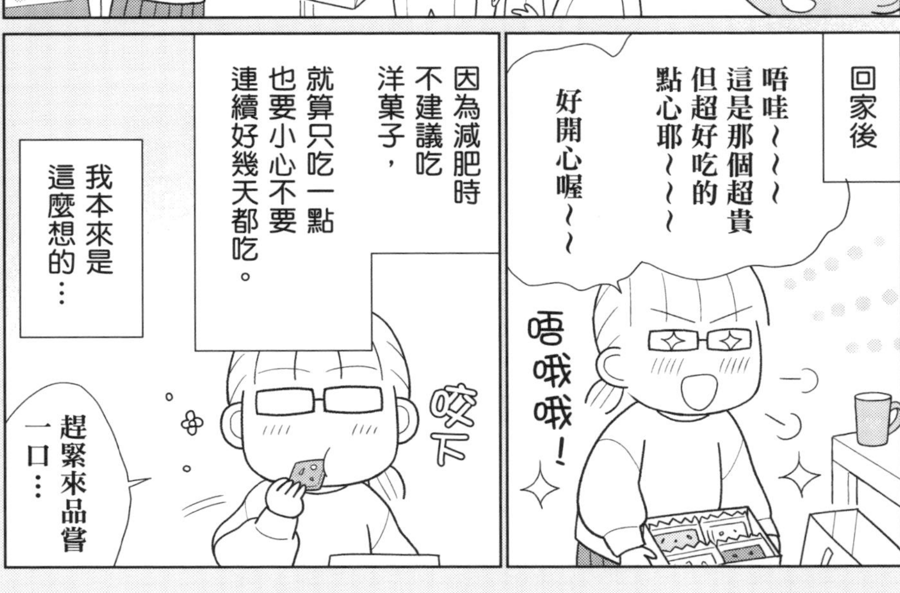
回家後
唔哇~~~
這是那個超貴
但超好吃的
點心耶~~~
好開心喔~~
唔哦哦！
因為減肥時
不建議吃
洋菓子，
就算只吃一點
也要小心不要
連續好幾天都吃。
我本來是
這麼想的…
咬下
趕緊來品嘗
一口…

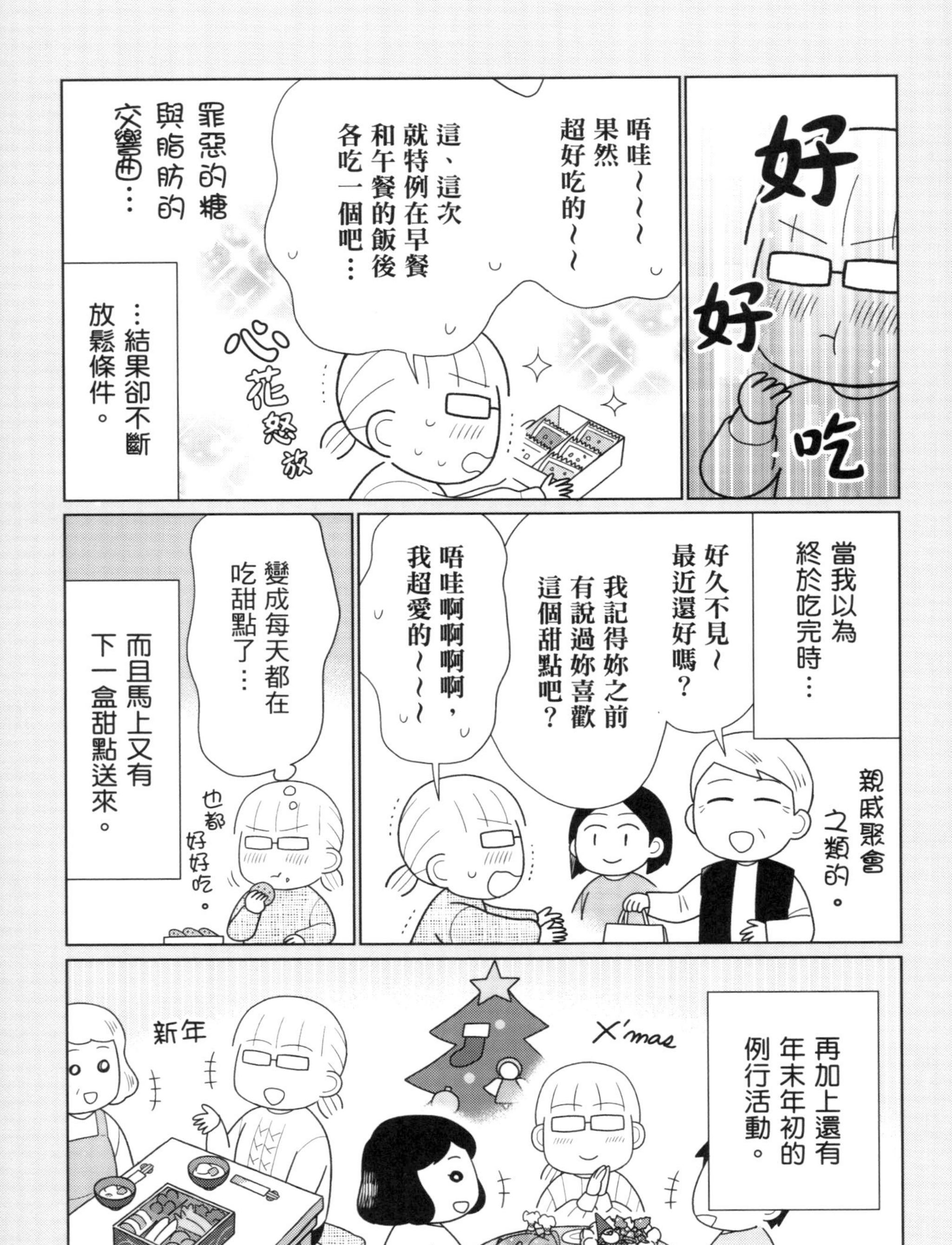
好
好
吃
唔哇~~~
果然
超好吃的~~
這、這次
就特例在早餐
和午餐的飯後
各吃一個吧…
心花怒放
罪惡的糖
與脂肪的
交響曲…
…結果卻不斷
放鬆條件。
當我以為
終於吃完時…
親戚聚會
之類的。
好久不見~
最近還好嗎？
我記得妳之前
有說過妳喜歡
這個甜點吧？
唔哇啊啊啊，
我超愛的~~~
變成每天都在
吃甜點了…
也都
好好吃。
而且馬上又有
下一盒甜點送來。
再加上還有
年末年初的
例行活動。
X'mas
新年

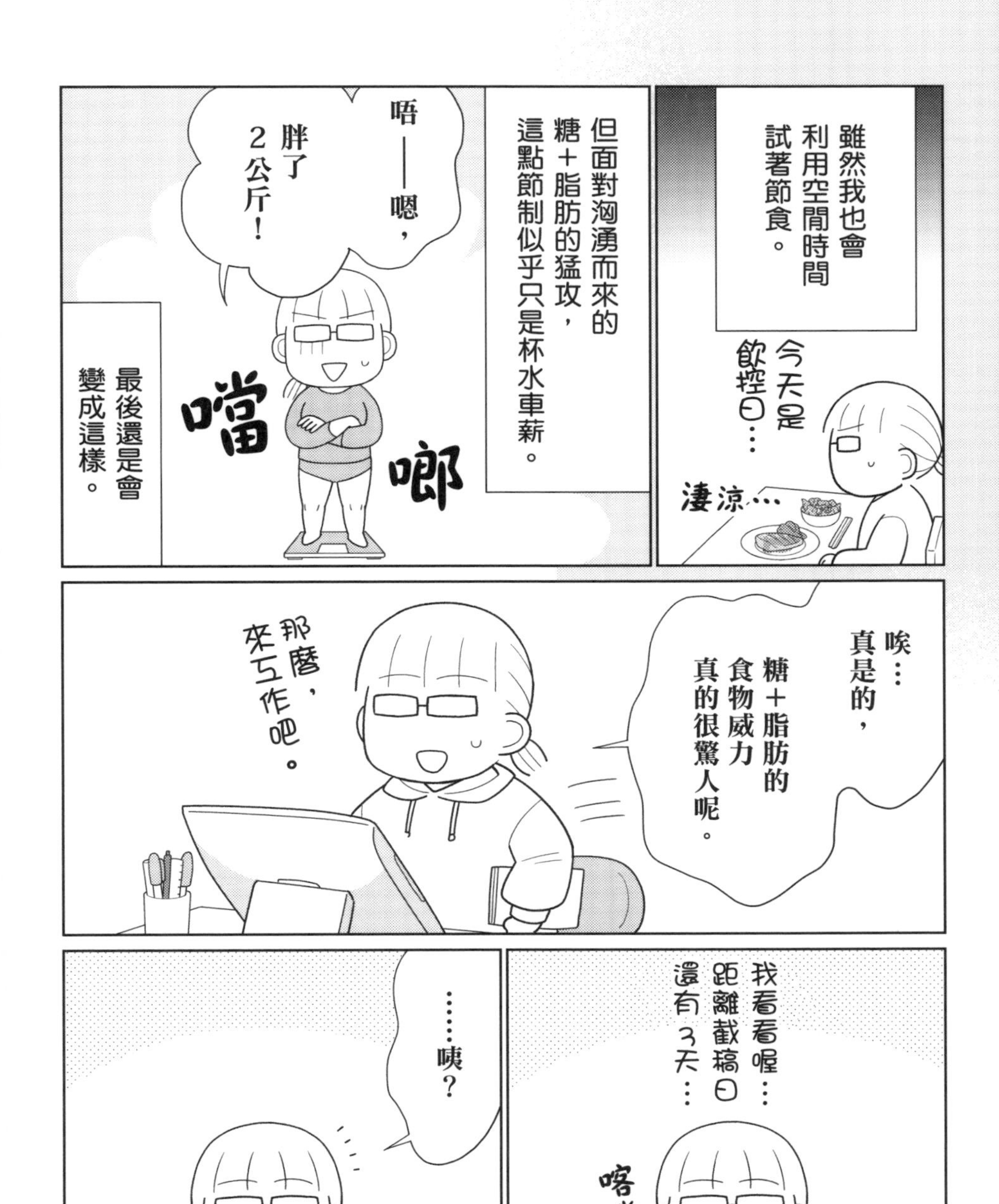
雖然我也會利用空閒時間試著節食。
今天是飲控日…
淒涼…
但面對洶湧而來的糖＋脂肪的猛攻，這點節制似乎只是杯水車薪。
唔——嗯，胖了2公斤！
噹
啷
最後還是會變成這樣。
唉…真是的，糖＋脂肪的食物威力真的很驚人呢。
那麼，來工作吧。
我看看喔…距離截稿日還有3天…
喀嘰
喀嘰
……咦？

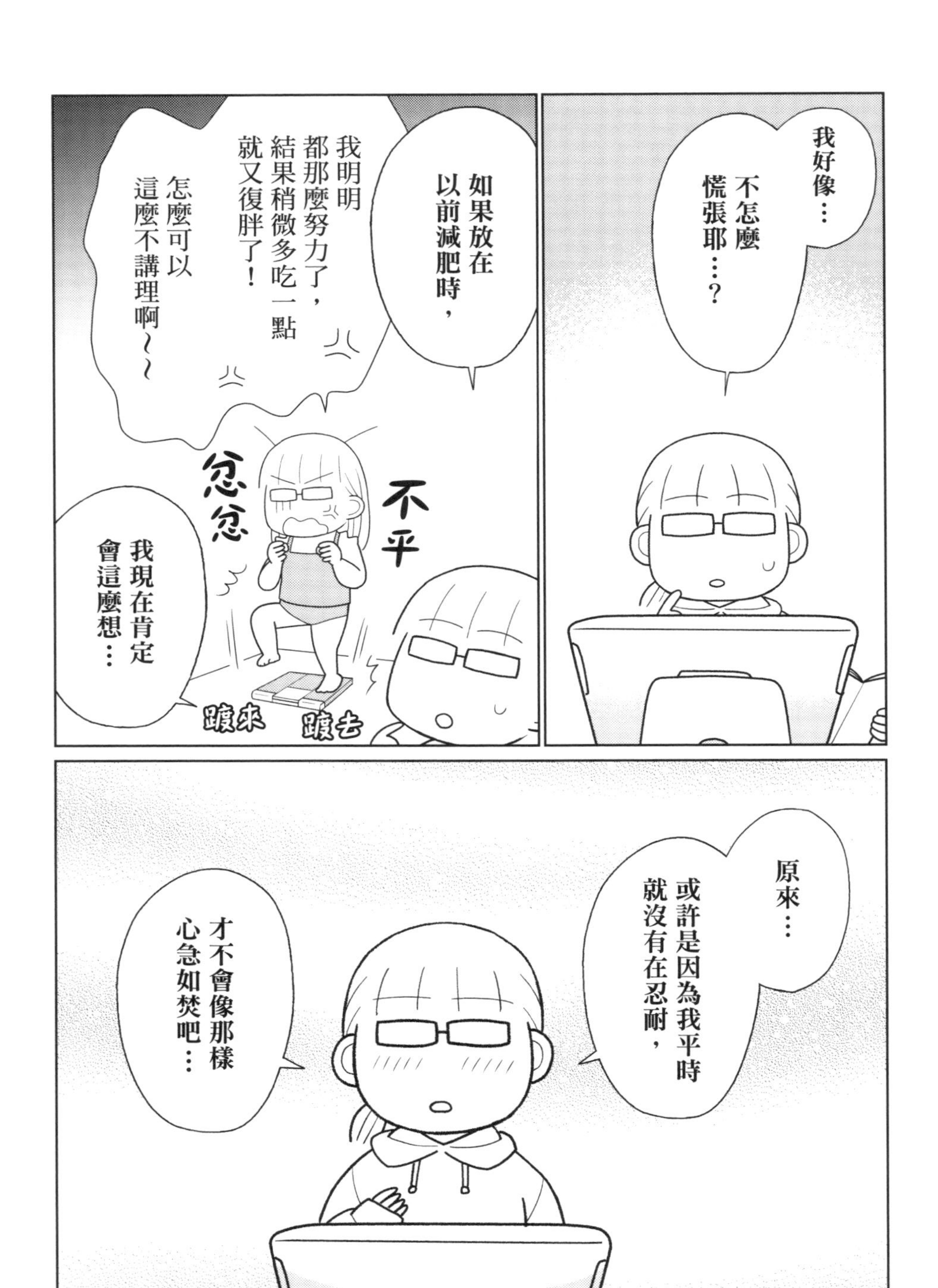
我好像…
不怎麼慌張耶…？
如果放在以前減肥時，
我明明都那麼努力了，結果稍微多吃一點就又復胖了！
怎麼可以這麼不講理啊～～
忿忿
不平
我現在肯定會這麼想…
蹬來
蹬去
原來…
或許是因為我平時就沒有在忍耐，
才不會像那樣心急如焚吧…

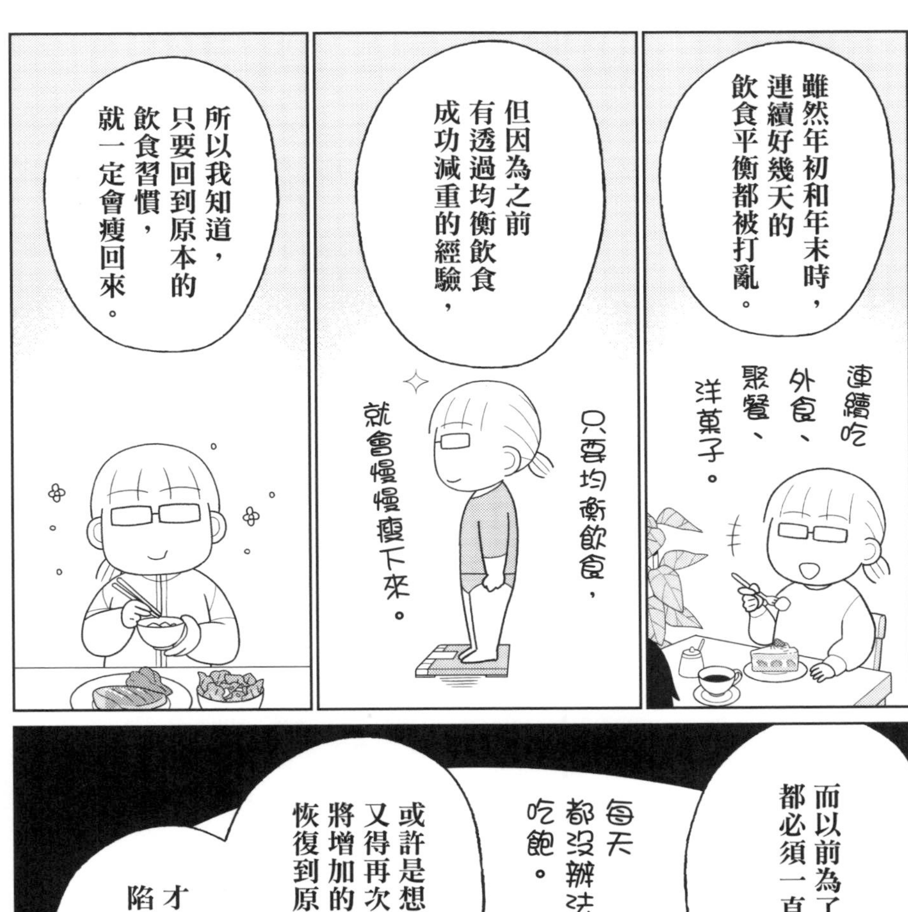
雖然年初和年末時，連續好幾天的飲食平衡都被打亂。
連續吃外食、聚餐、洋菓子。
但因為之前有透過均衡飲食成功減重的經驗，
只要均衡飲食，就會慢慢瘦下來。
所以我知道，只要回到原本的飲食習慣，就一定會瘦回來。

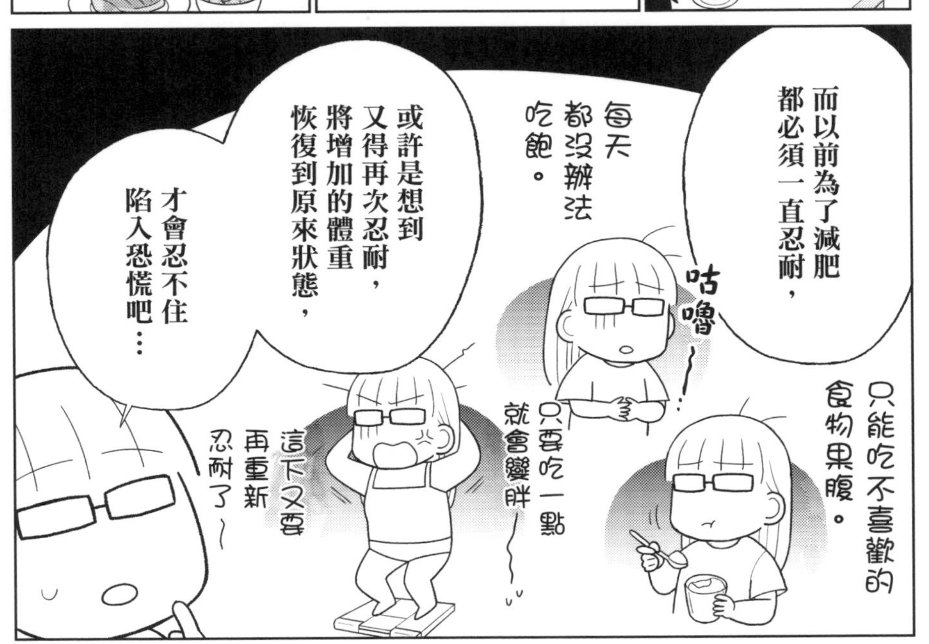
而以前為了減肥都必須一直忍耐，
只能吃不喜歡的食物果腹。
每天都沒辦法吃飽。
咕嚕～
只要吃一點就會變胖～
或許是想到又得再次忍耐，將增加的體重恢復到原來狀態，
這下又要再重新忍耐了～
才會忍不住陷入恐慌吧…

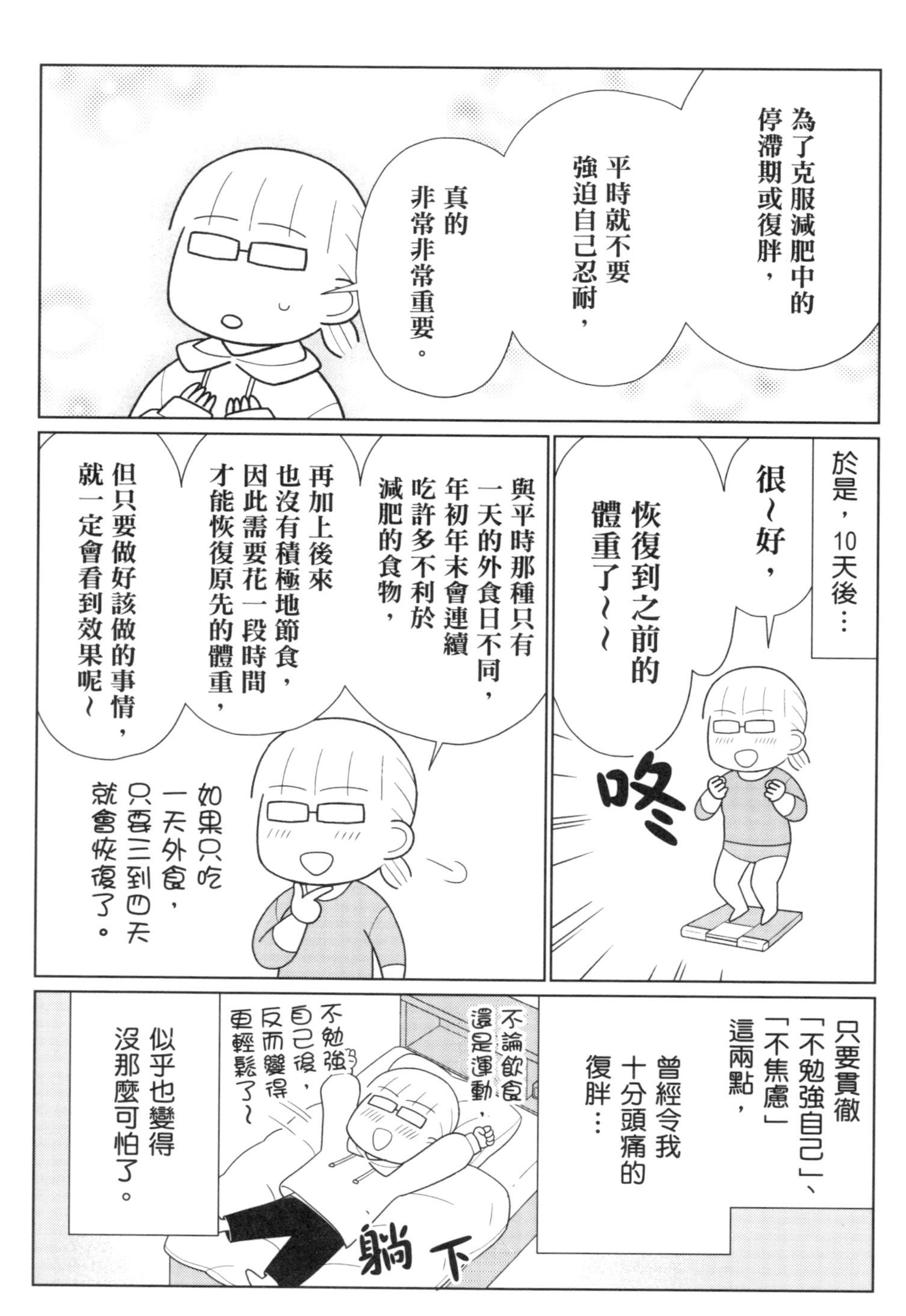
為了克服減肥中的停滯期或復胖，
平時就不要強迫自己忍耐，
真的非常非常重要。
於是，10天後…
很～好，
恢復到之前的體重了～～
咚
與平時那種只有一天的外食日不同，年初年末會連續吃許多不利於減肥的食物，
再加上後來也沒有積極地節食，因此需要花一段時間才能恢復原先的體重，
但只要做好該做的事情，就一定會看到效果呢～
如果只吃一天外食，只要三到四天就會恢復了。
只要貫徹「不勉強自己」、「不焦慮」這兩點，
曾經令我十分頭痛的復胖…
不論飲食還是運動，
不勉強自己後，反而變得更輕鬆了～
似乎也變得沒那麼可怕了。
躺下

有些人會說「吃點巧克力也沒關係」

關於減肥中的點心，
其實減肥中也可以吃巧克力喔！
經常可以聽到這種說法。
然後他們通常…
但是，記得要選可可含量70%以上的喔！
可可含量70%
重點！
都會建議你這麼做。
但我和別人不同，吃巧克力時追求的不是可可濃度，而是甜度。
最喜歡牛奶巧克力和白巧克力了。
好～甜
所以每次聽到這句話，
咦…那是怎樣…
好沒意義…
都會讓我覺得很空虛…
萎靡…
因此我雖然會降低吃巧克力的頻率，但還是會吃牛奶或白巧克力…

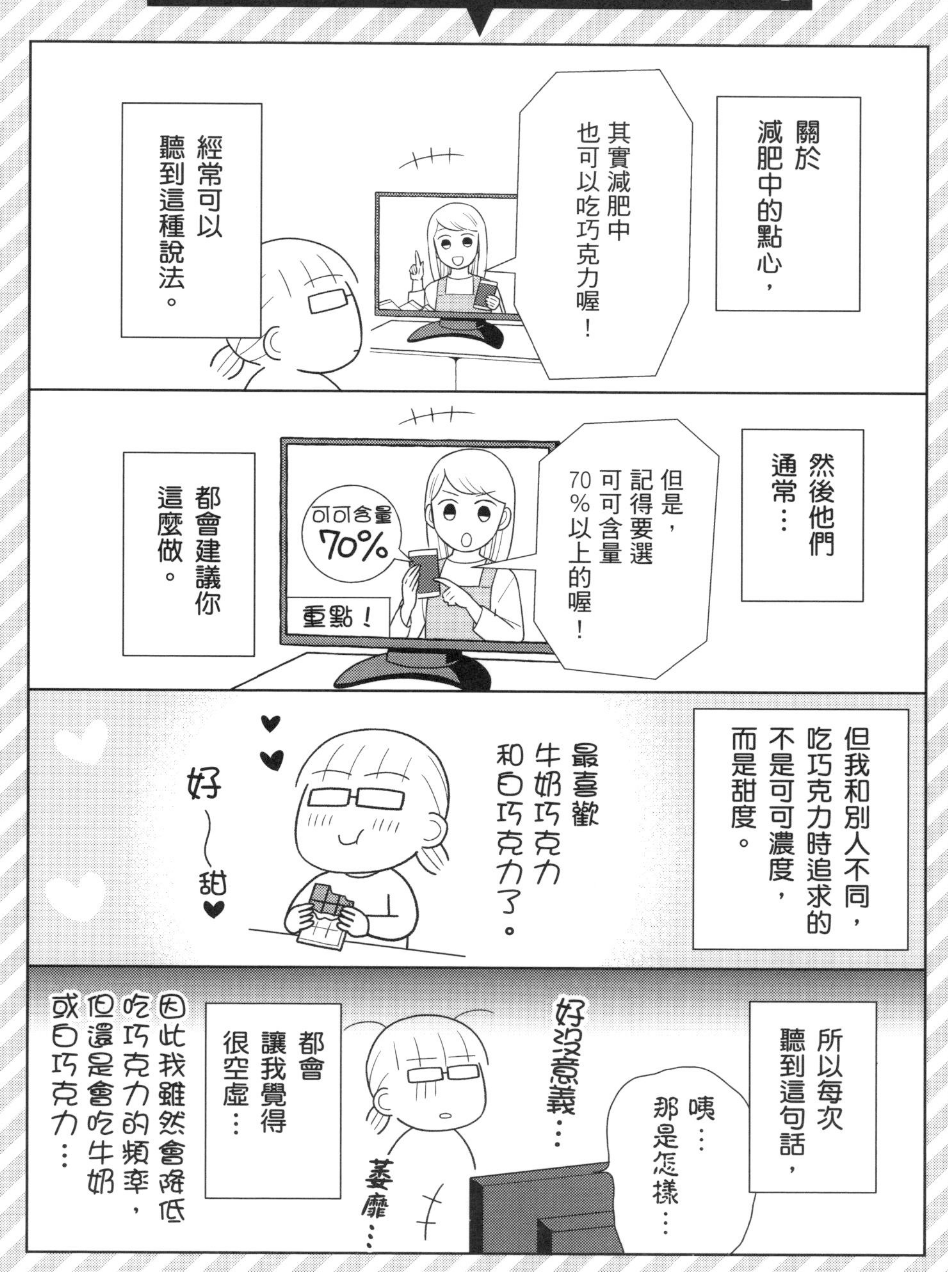

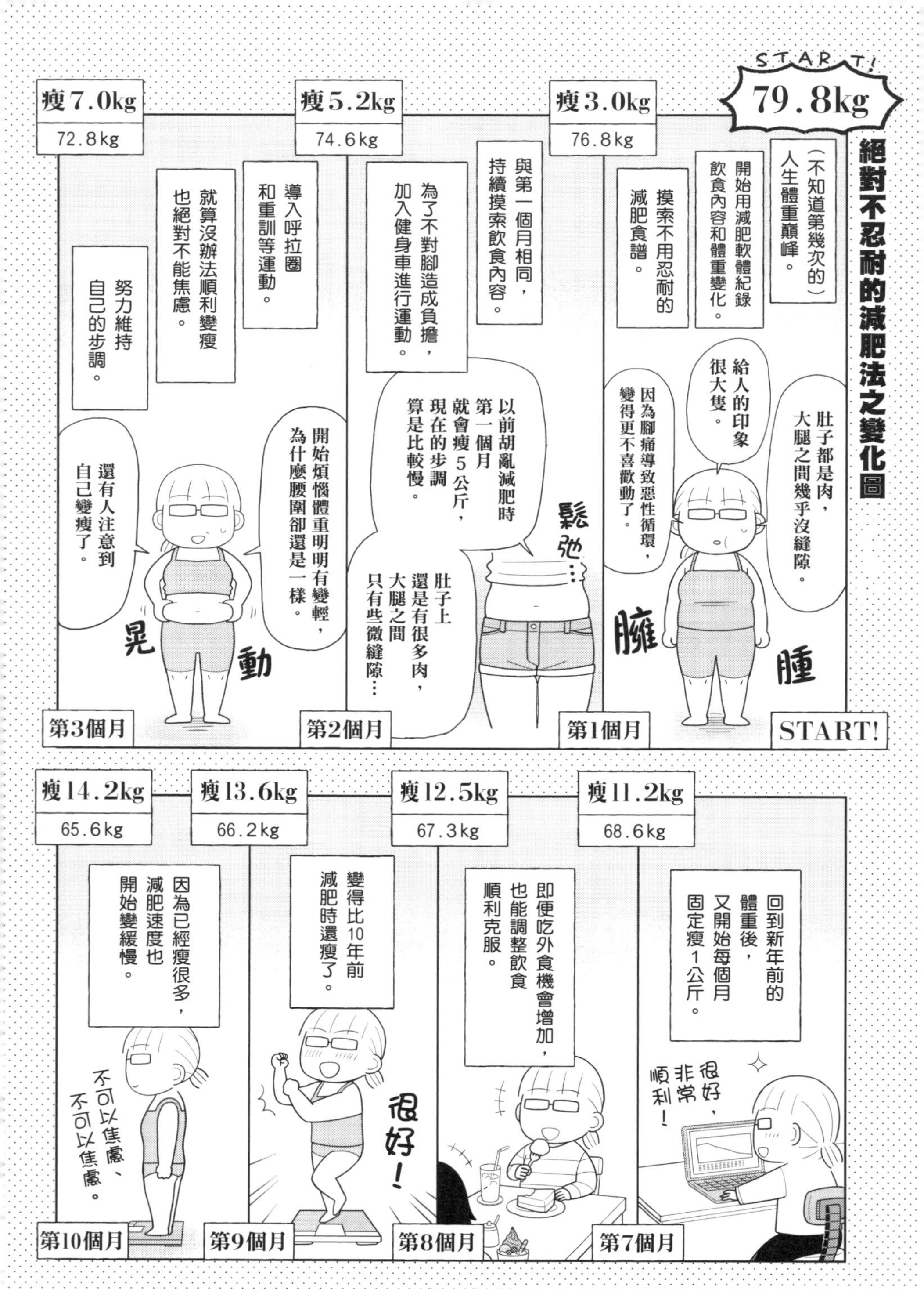
START!
79.8kg
絕對不忍耐的減肥法之變化圖
（不知道第幾次的）人生體重巔峰。
開始用減肥軟體紀錄飲食內容和體重變化。
肚子都是肉，大腿之間幾乎沒縫隙。
給人的印象很大隻。
因為腳痛導致惡性循環，變得更不喜歡動了。
臃
腫
START!
瘦3.0kg
76.8kg
摸索不用忍耐的減肥食譜。
與第一個月相同，持續摸索飲食內容。
鬆弛…
第1個月
瘦5.2kg
74.6kg
為了不對腳造成負擔，加入健身車進行運動。
以前胡亂減肥時第一個月就會瘦5公斤，現在的步調算是比較慢。
肚子上還是有很多肉，大腿之間只有些微縫隙…
第2個月
瘦7.0kg
72.8kg
導入呼拉圈和重訓等運動。
就算沒辦法順利變瘦也絕對不能焦慮。
努力維持自己的步調。
開始煩惱體重明明有變輕，為什麼腰圍卻還是一樣。
還有人注意到自己變瘦了。
晃
動
第3個月
瘦11.2kg
68.6kg
回到新年前的體重後，又開始每個月固定瘦1公斤。
很好，非常順利！
第7個月
瘦12.5kg
67.3kg
即便吃外食機會增加，也能調整飲食順利克服。
第8個月
瘦13.6kg
66.2kg
變得比10年前減肥時還瘦了。
很好！
第9個月
瘦14.2kg
65.6kg
因為已經瘦很多，減肥速度也開始變緩慢。
不可以焦慮、不可以焦慮。
第10個月

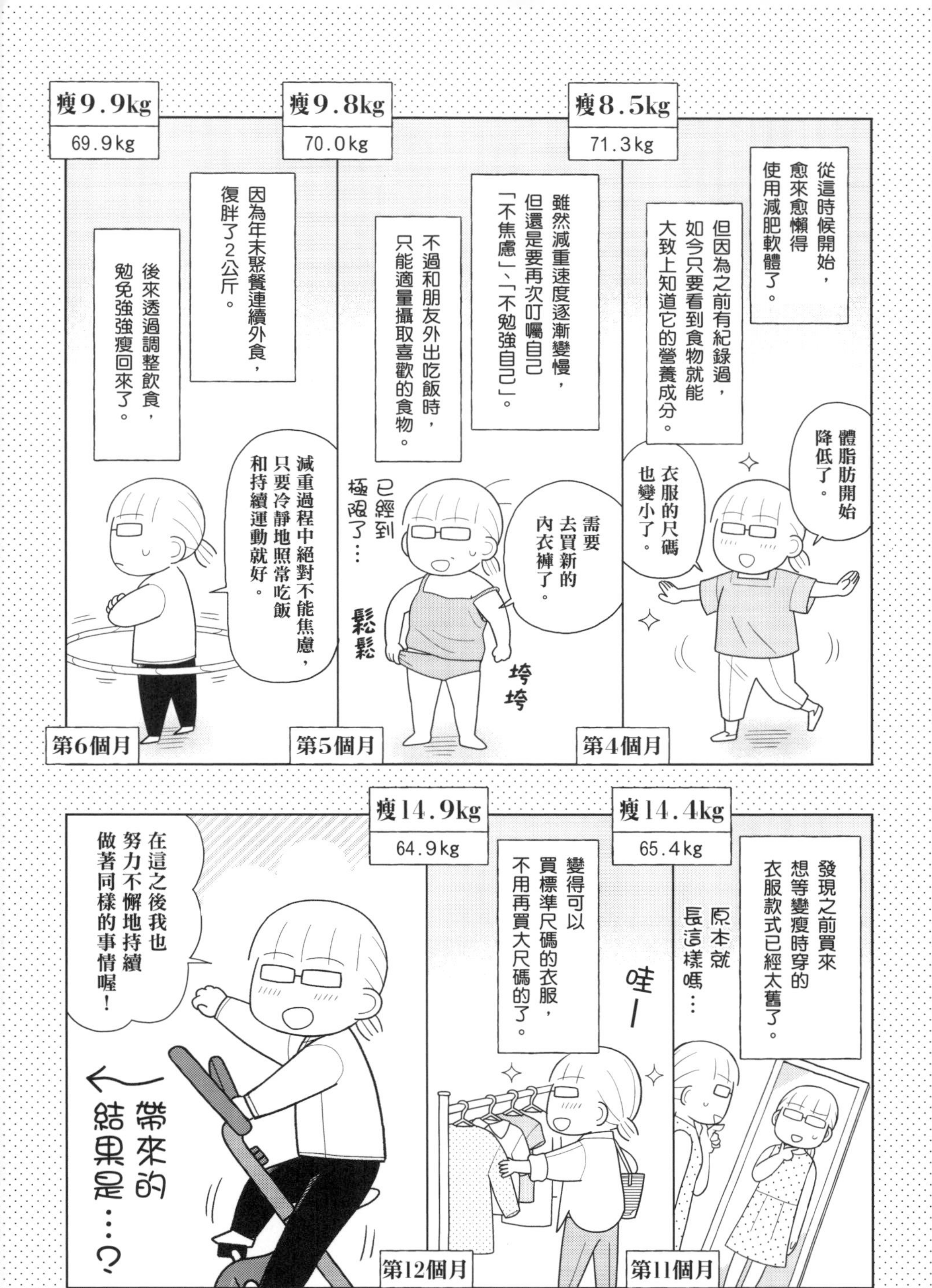
瘦8.5kg
71.3kg
從這時候開始，愈來愈懶得使用減肥軟體了。
但因為之前有紀錄過，如今只要看到食物就能大致上知道它的營養成分。
體脂肪開始降低了。
衣服的尺碼也變小了。
第4個月
瘦9.8kg
70.0kg
雖然減重速度逐漸變慢，但還是要再次叮囑自己「不焦慮」、「不勉強自己」。
不過和朋友外出吃飯時，只能適量攝取喜歡的食物。
需要去買新的內衣褲了。
已經到極限了…
鬆鬆
垮垮
第5個月
瘦9.9kg
69.9kg
因為年末聚餐連續外食，復胖了2公斤。
後來透過調整飲食，勉免強強瘦回來了。
減重過程中絕對不能焦慮，只要冷靜地照常吃飯和持續運動就好。
第6個月
瘦14.4kg
65.4kg
發現之前買來想等變瘦時穿的衣服款式已經太舊了。
原本就長這樣嗎…
第11個月
瘦14.9kg
64.9kg
變得可以買標準尺碼的衣服，不用再買大尺碼的了。
哇—
第12個月
在這之後我也努力不懈地持續做著同樣的事情喔！
←帶來的結果是…？

第14話

開始減肥的一年後，終於……

開始減肥後，過了一年多…
哦哦～終於…
渾身顫抖…
減了17公斤左右…
終於撐到這個階段了～～
哇啊！
171cm・79.8kg
171cm・63.0kg
嗚嗚…自從我脫離學生時期後…好像就沒有這麼瘦過了吧…
因為太過久遠，都記不清楚了…
激動不已
哎呀——
之前超努力減肥時也沒有瘦這麼多過，
沒想到這次都沒勉強自己，反而刷新紀錄了…

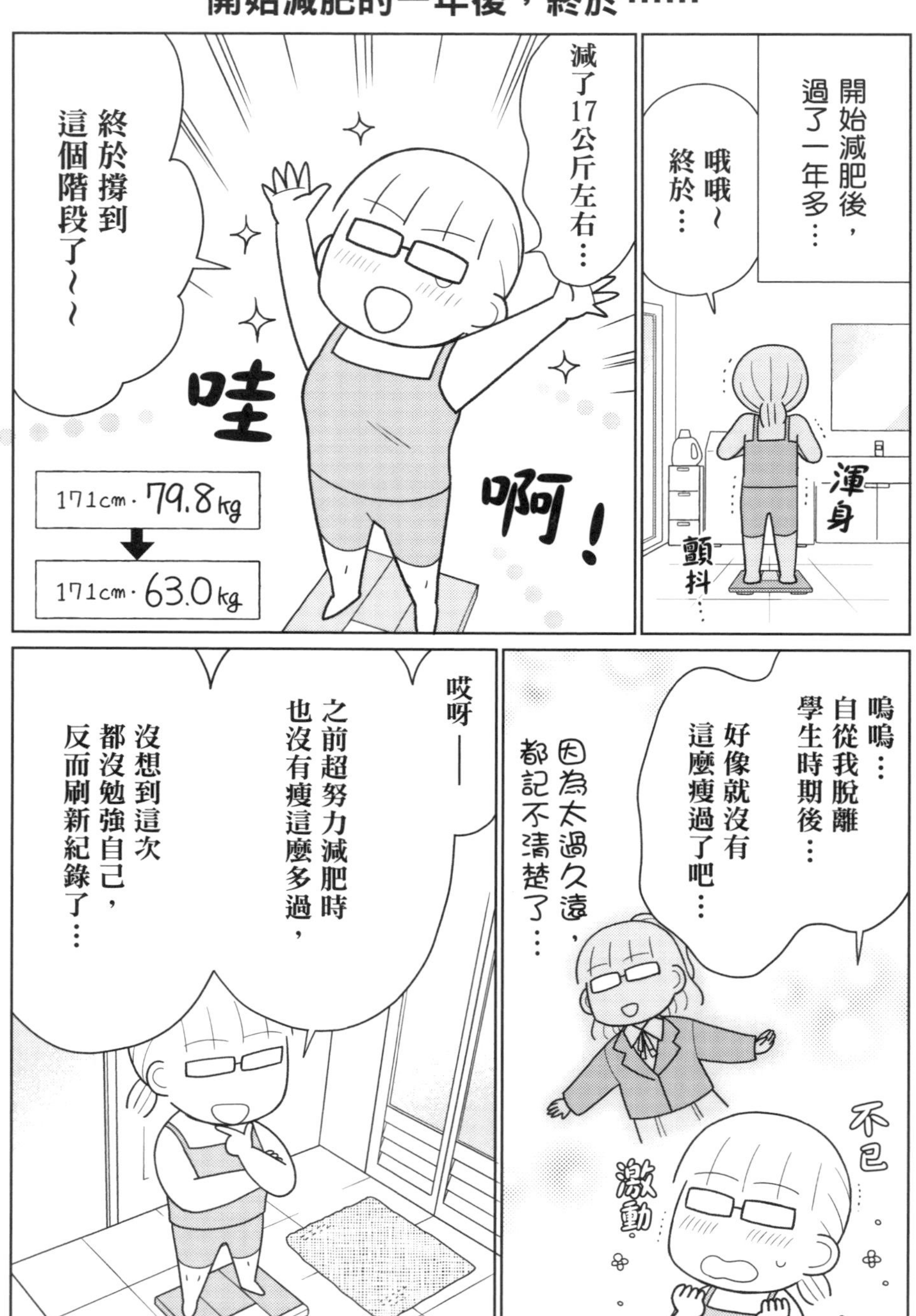

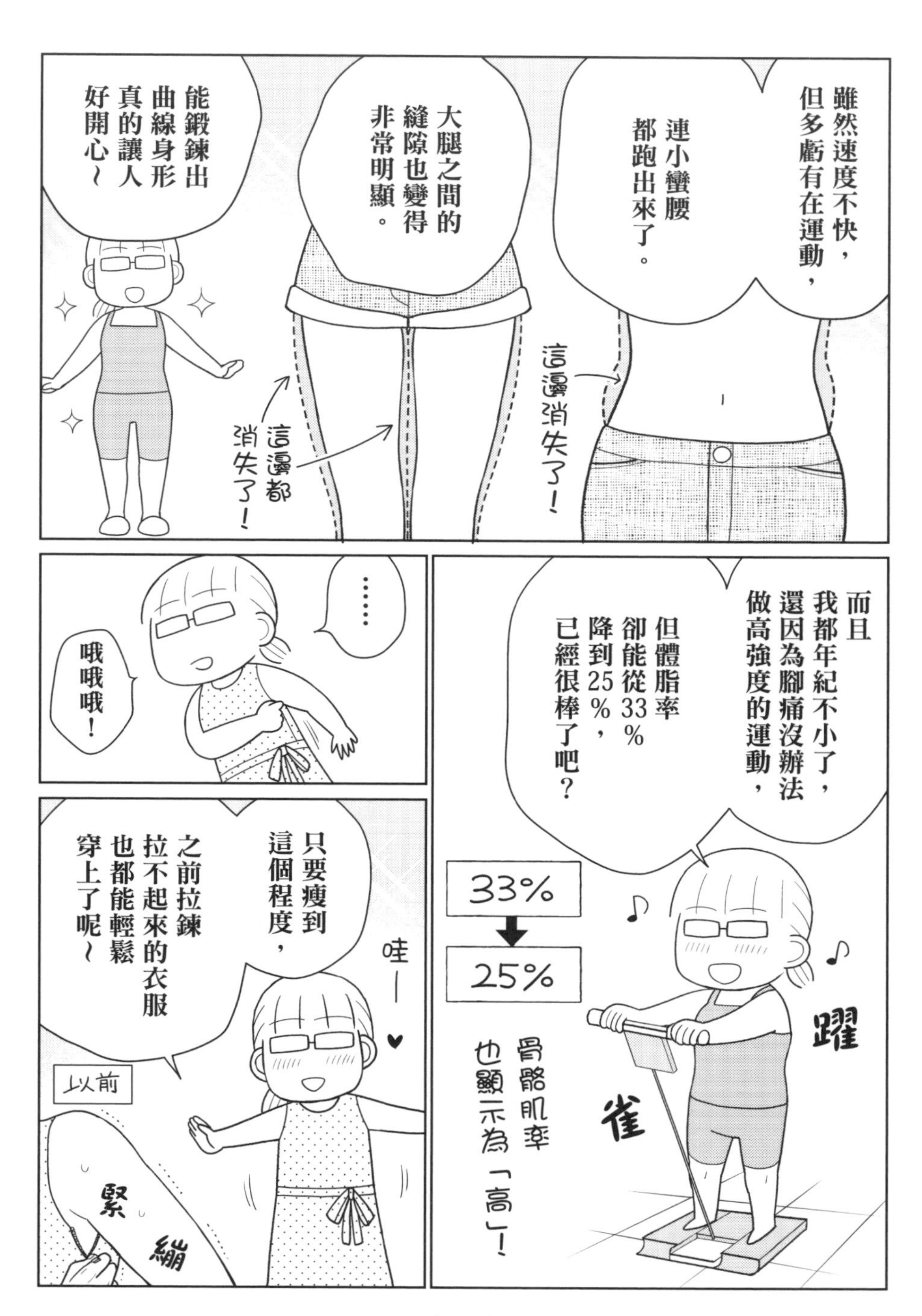
雖然速度不快，但多虧有在運動，
連小蠻腰都跑出來了。
這邊消失了！
大腿之間的縫隙也變得非常明顯。
這邊都消失了！
能鍛鍊出曲線身形真的讓人好開心～
而且我都年紀不小了，還因為腳痛沒辦法做高強度的運動，
但體脂率卻能從33％降到25％，已經很棒了吧？
33%
25%
躍
雀
骨骼肌率也顯示為「高」！
……
哦哦哦！
只要瘦到這個程度，
之前拉不起來的衣服也都能輕鬆穿上了呢～
哇ー♥
以前
緊
繃

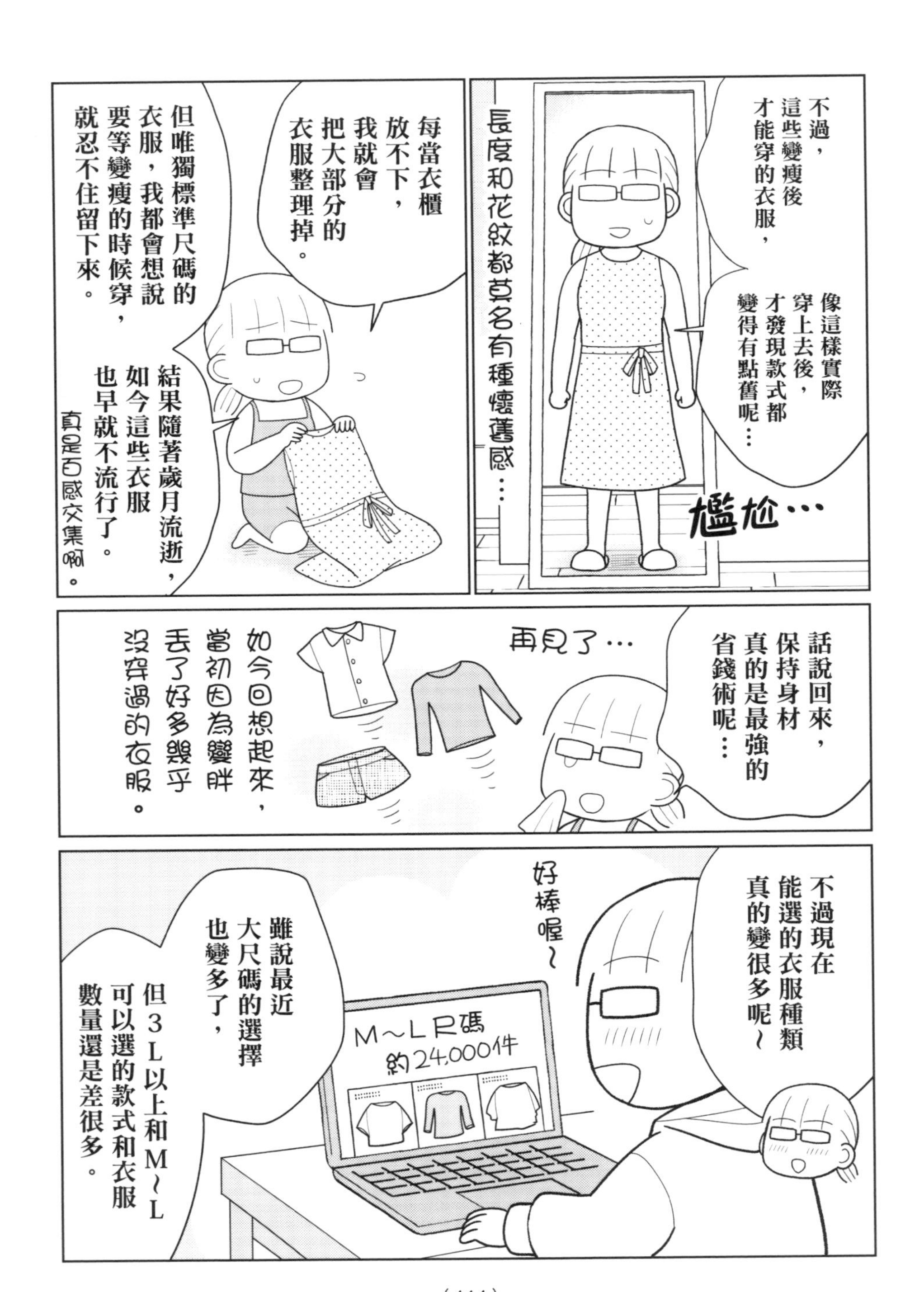
不過，這些變瘦後才能穿的衣服，
像這樣實際穿上去後，才發現款式都變得有點舊呢…
尷尬…
長度和花紋都莫名有種懷舊感…
每當衣櫃放不下，我就會把大部分的衣服整理掉。
但唯獨標準尺碼的衣服，我都會想說要等變瘦的時候穿，就忍不住留下來。
結果隨著歲月流逝，如今這些衣服也早就不流行了。
真是百感交集啊。
話說回來，保持身材真的是最強的省錢術呢…
再見了…
如今回想起來，當初因為變胖丟了好多幾乎沒穿過的衣服。
不過現在能選的衣服種類真的變很多呢～
好棒喔～
M～L尺碼 約24,000件
雖說最近大尺碼的選擇也變多了，
但3L以上和M～L可以選的款式和衣服數量還是差很多。

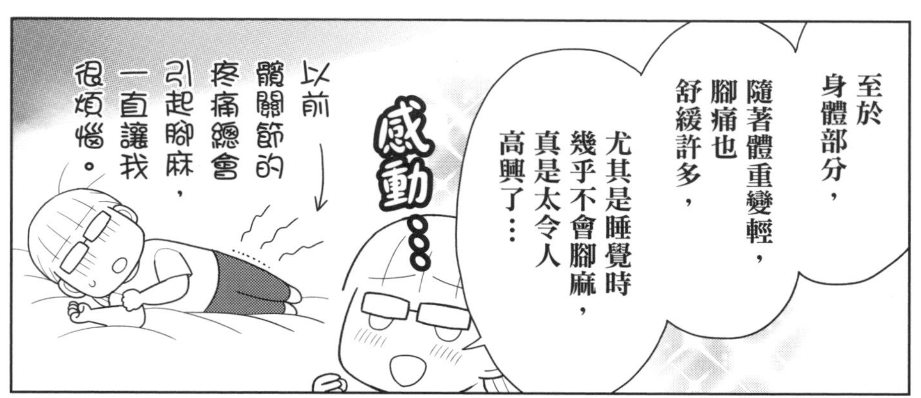
至於
身體部分，
隨著體重變輕，
腳痛也
舒緩許多，
尤其是睡覺時
幾乎不會腳麻，
真是太令人
高興了…
感動…
以前
髖關節的
疼痛總會
引起腳麻，
一直讓我
很煩惱。

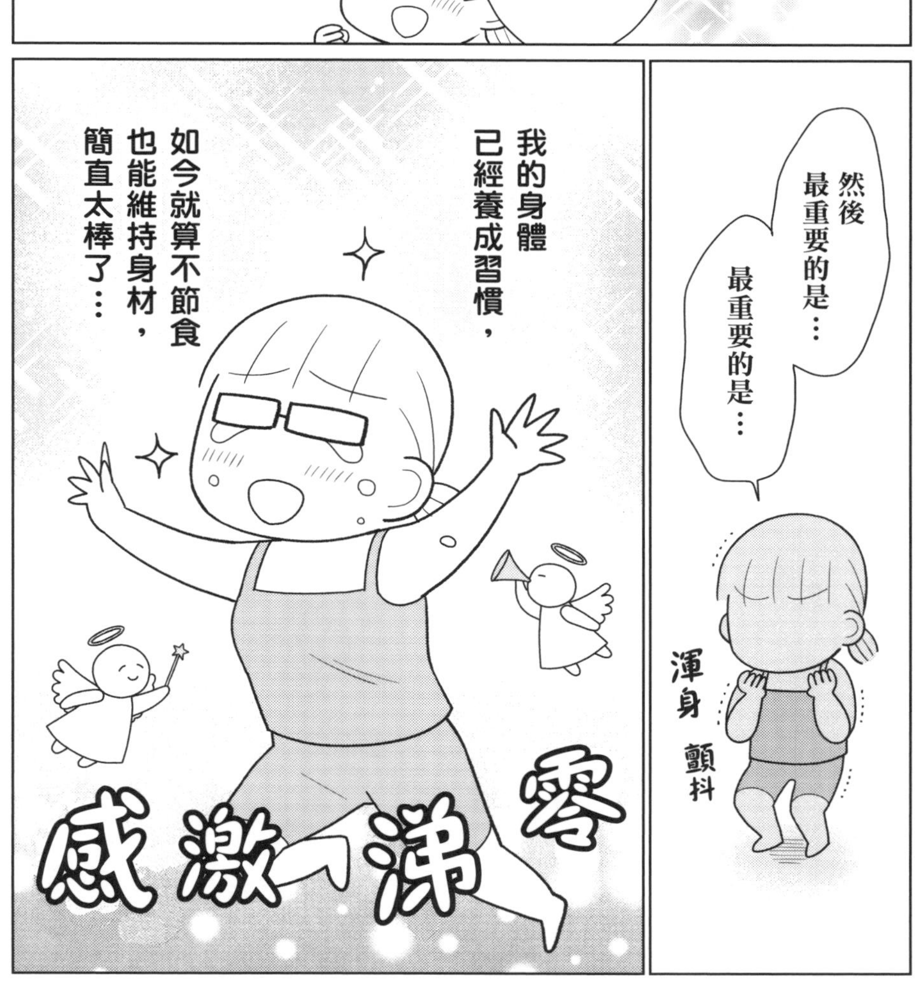
然後
最重要的是…
最重要的是…
渾身
顫抖
我的身體
已經養成習慣，
如今就算不節食
也能維持身材，
簡直太棒了…
感激涕零

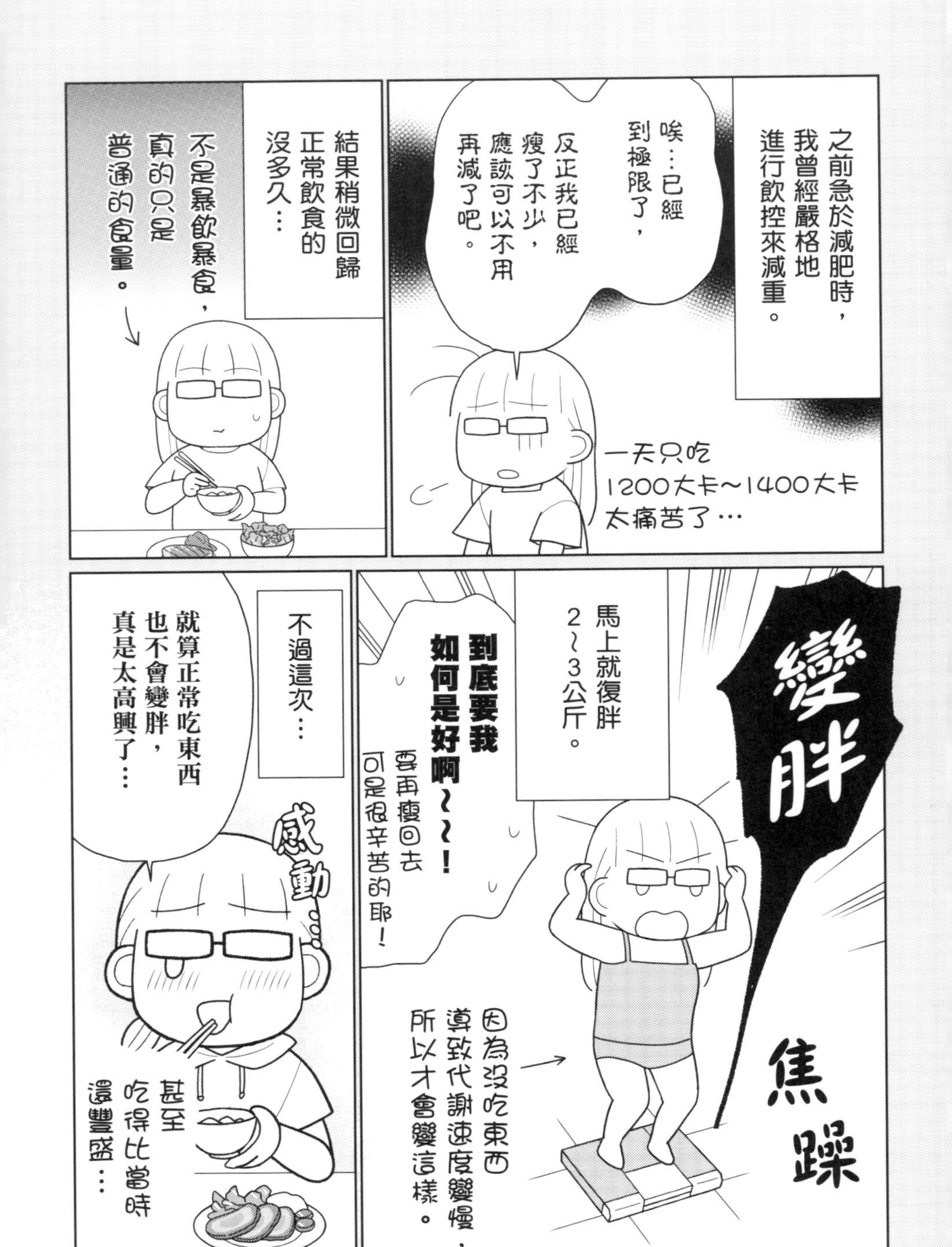
之前急於減肥時，我曾經嚴格地進行飲控來減重。
唉…已經到極限了，反正我已經瘦了不少，應該可以不用再減了吧。
一天只吃1200大卡～1400大卡太痛苦了…
結果稍微回歸正常飲食的沒多久…
不是暴飲暴食，真的只是普通的食量。
變胖
馬上就復胖2～3公斤。
到底要我如何是好啊～～！
要再瘦回去可是很辛苦的耶！
焦躁
因為沒吃東西導致代謝速度變慢，所以才會變這樣。
不過這次…
就算正常吃東西也不會變胖，真是太高興了…
感動…
甚至吃得比當時還豐盛…

畢竟每天都要吃東西，
基本上吃飯這件事就占據了人生樂趣中的一大部分。

這次不用勉強自己吃不喜歡的食物，真是太好了～～～
能正常吃飯好幸福…

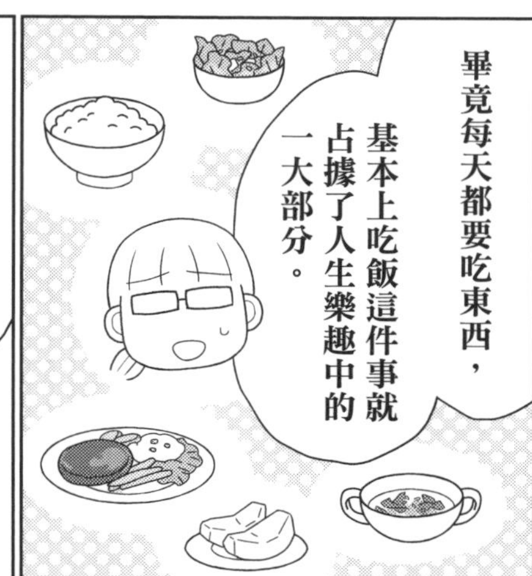

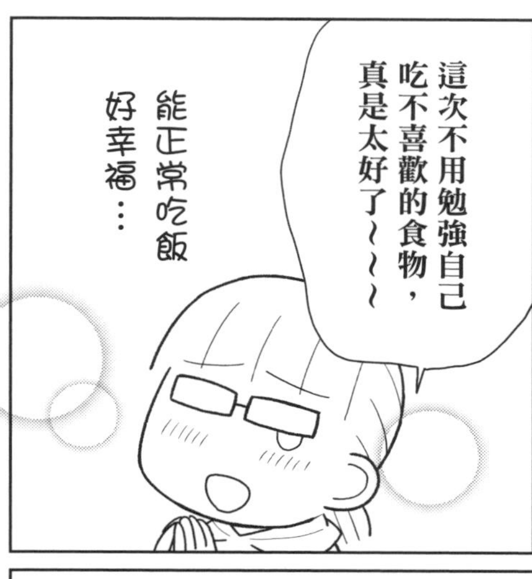

這次的減肥過程中，

我並沒有配合他人的標準，

也沒有為了某些事急於求成，

而是徹底地專注於自己的性格和生活，認真面對自己。

直接套用別人的方法不僅讓我難以忍受，甚至不斷復胖，

因此我決定花時間，摸索出適合自己的菜單和需要攝取的熱量。

原來我一天吃1800大卡～2000大卡也能瘦下來嗎…！

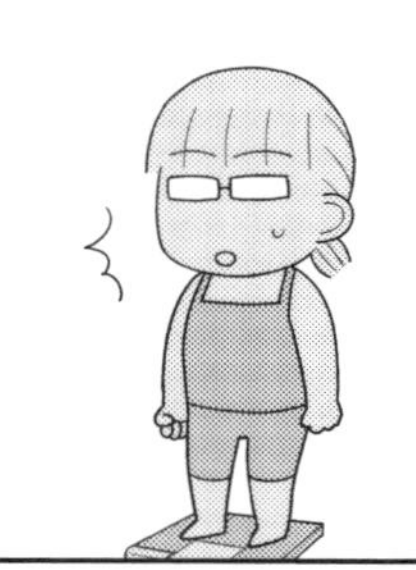

最終我找到了一個，至今以來最輕鬆又無需忍耐的減肥方法。

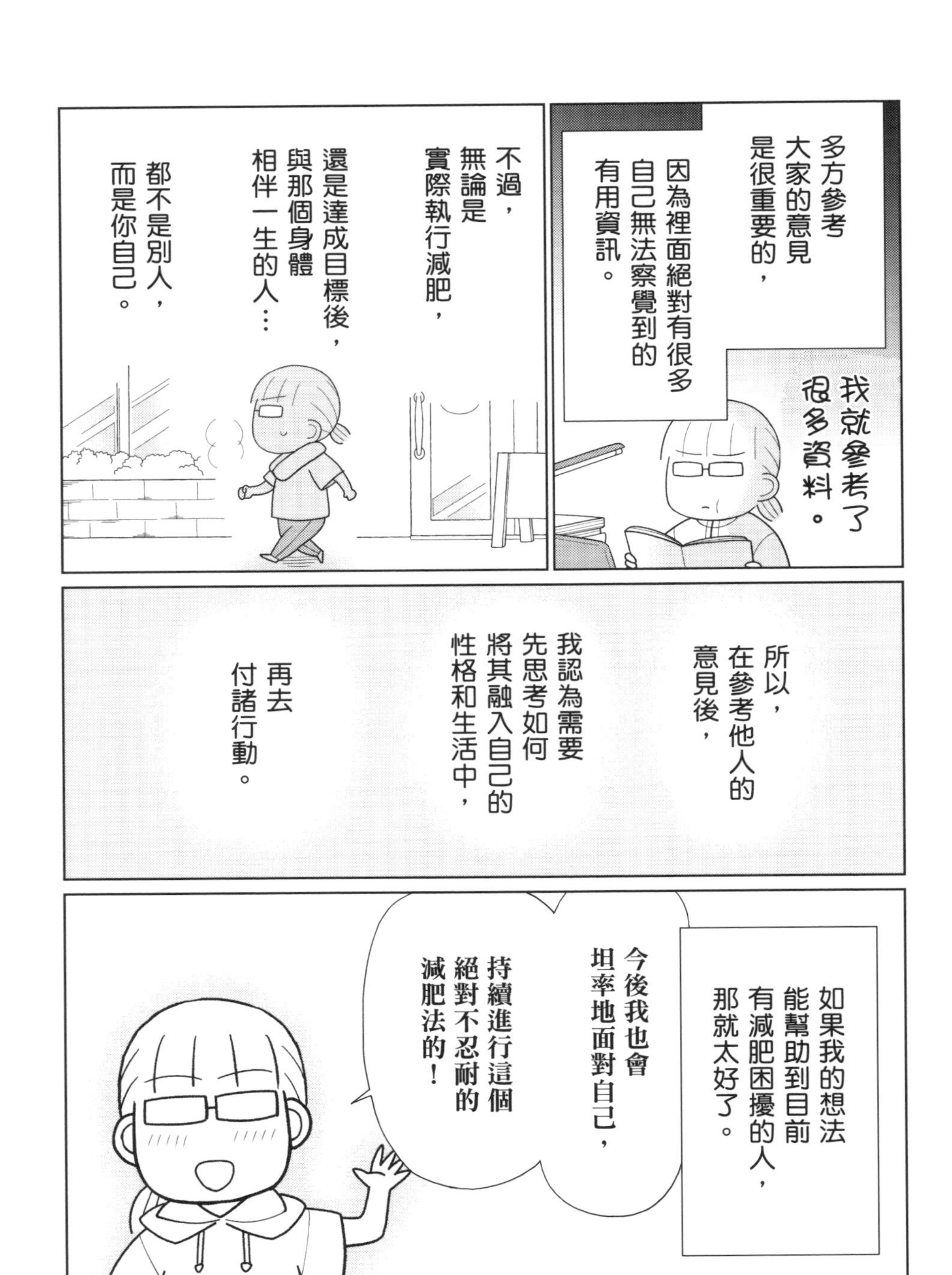
多方參考
大家的意見
是很重要的，
因為裡面絕對有很多
自己無法察覺到的
有用資訊。
我就參考了
很多資料。
不過，
無論是
實際執行減肥，
還是達成目標後，
與那個身體
相伴一生的人…
都不是別人，
而是你自己。
所以，
在參考他人的
意見後，
我認為需要
先思考如何
將其融入自己的
性格和生活中，
再去
付諸行動。
如果我的想法
能幫助到目前
有減肥困擾的人，
那就太好了。
今後我也會
坦率地面對自己，
持續進行這個
絕對不忍耐的
減肥法的！

頓時覺得，人生還真是充滿未知數呢～

幾年前我剛畫完《房間收納法》時，曾跟編輯小姐去居酒屋討論下一本的故事內容。
蘇打8
調酒700
啤酒500
您下一本想畫什麼主題呢？
咦咦？唔嗯…
說到漫畫隨筆的常見題材，通常是減肥之類的…
咦咦咦？不不不…
事到如今要我瘦下來實在太困難了，所以沒辦法啦～～～
不可能、不可能～（笑）
畢竟也老大不小了～
而且都失敗好幾次了～
這樣啊…
當時的我連作夢都沒想到，自己幾年後居然真的出了一本關於減肥的書…

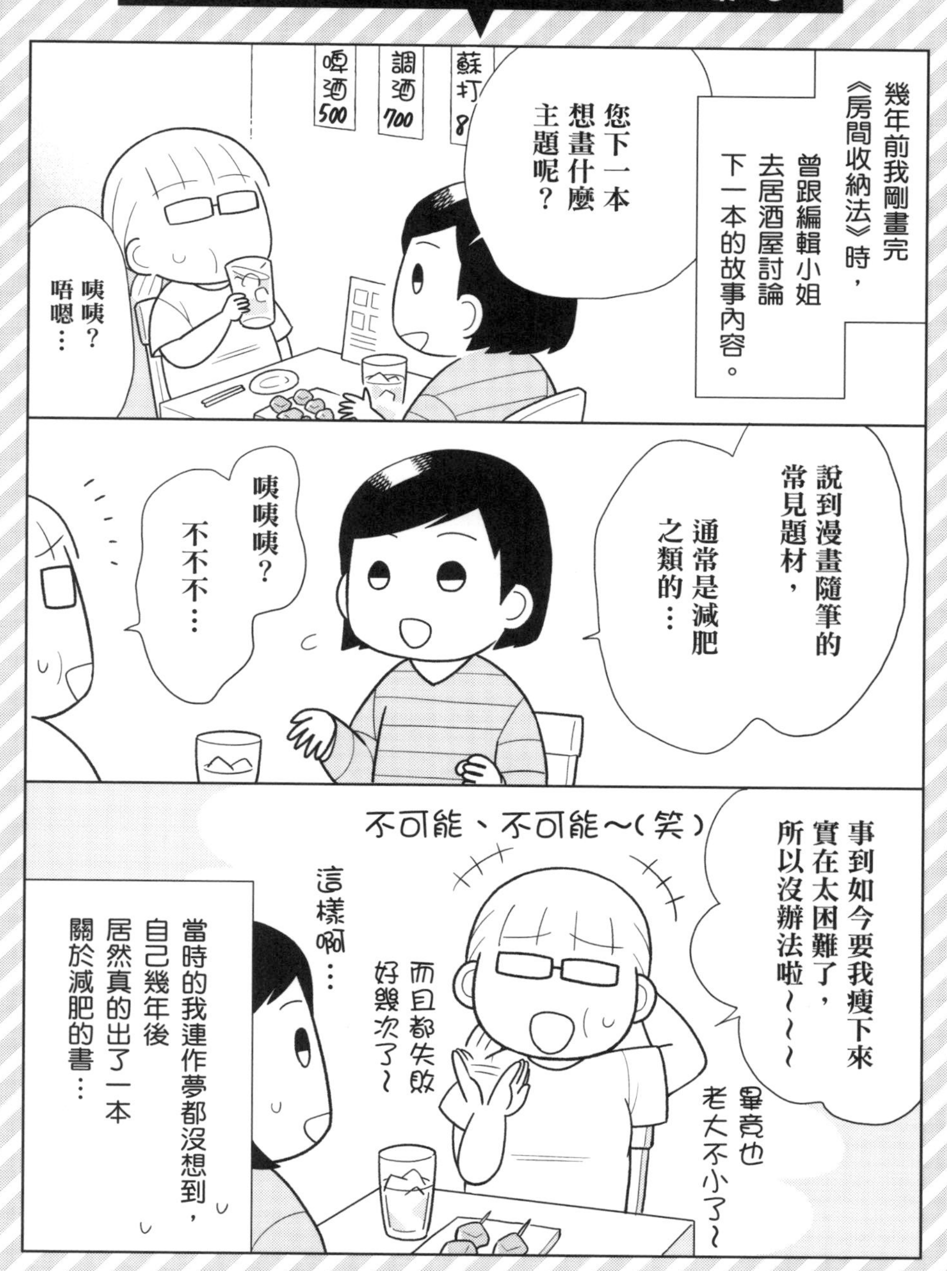

第15話

絕對不忍耐的減肥法　複習篇

那接下來…
就跟我一起複習這次進行的絕不忍耐減肥法吧。
after
before

①只有剛開始也沒關係，用減肥軟體紀錄飲食狀況！
這是為了知道我目前有哪些東西攝取過量，或欠缺什麼營養，
即便後來停止記錄，我也會下意識去注意每餐是否有均衡飲食，真的幫了很大的忙。
而且透過記錄，我也發現自己只要一不留意，
就很容易缺乏蛋白質和維生素A，
或是不小心攝取太多脂肪！

②摸索適合自己、不用刻意節食又能減重的食量！
優先順位應該是…
快速變瘦
>
不抑制食慾
如果因為看到體重減輕而得意忘形，一下子將食量減少太多的話，
身體會逐漸適應這樣的份量，之後便難以恢復到原本的食量。
咚
優先！
咚
快速變瘦
不忍耐
只吃這些也沒關係，
我想快點變瘦！
果然還是不太夠…
但增加食量又會變胖…

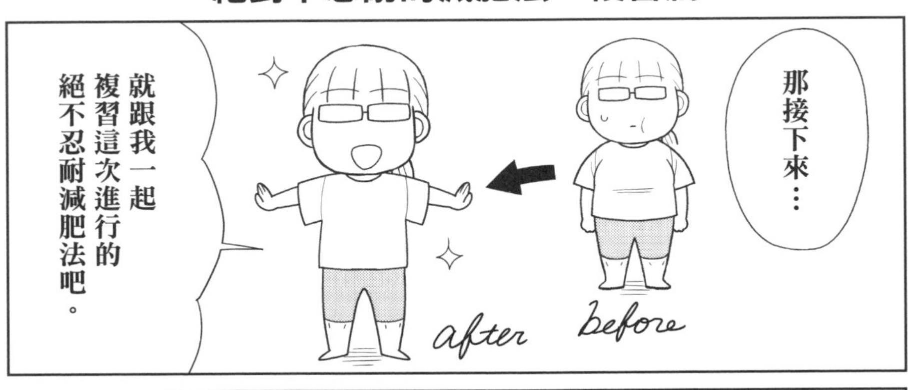

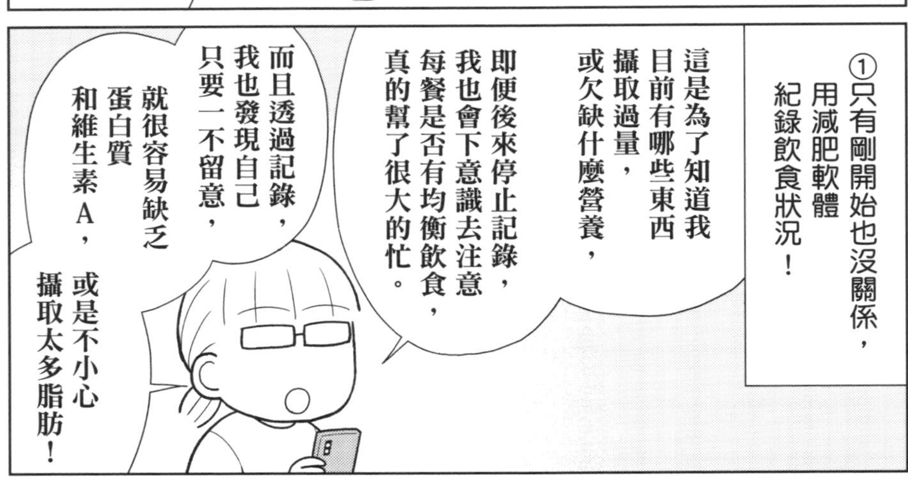

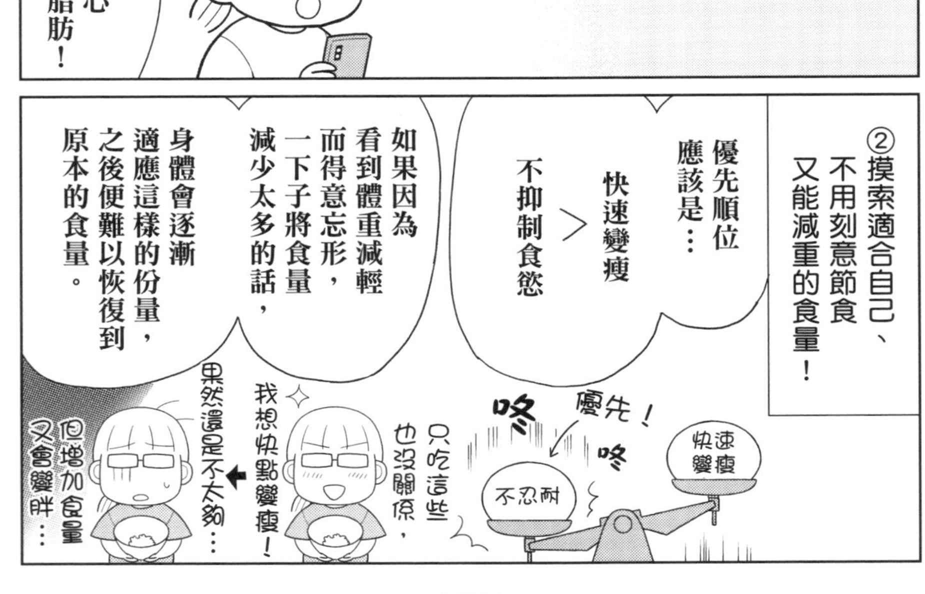

③飲食內容差不多是這樣！
早 白米＋無須調理的配菜＋甜點
午 定食＋蛋白粉＋甜點
點心 沒有碳水化合物（糖）的東西
晚 只吃小菜
考慮到營養均衡，應該極力避開糖＋脂肪的食物，
我一天攝取的熱量大約是1800~2000大卡。
每個人一天應該攝取的熱量都不同，請務必花時間慢慢摸索。

④運動內容則是這樣！
健走 1天20分鐘左右
健身車 1天15分×1～2次
呼拉圈 1天10分鐘左右
阻力訓練・舉啞鈴 1天5～10分鐘左右
雖然有時也會根據當天的狀況或行程調整內容，
但這些運動我幾乎每天都會做，
以一天的運動量來說，這樣其實不算多…

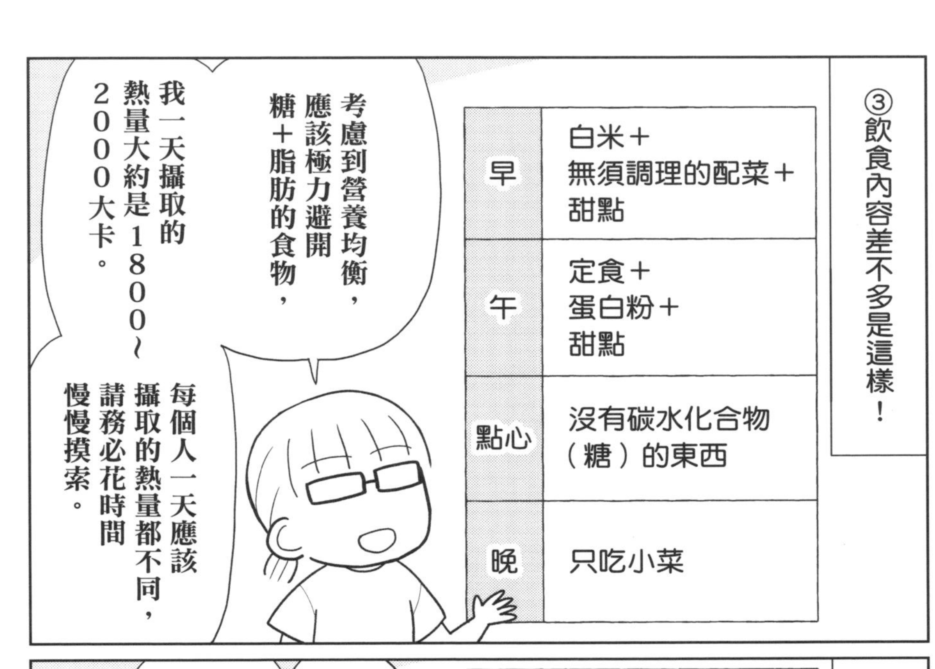

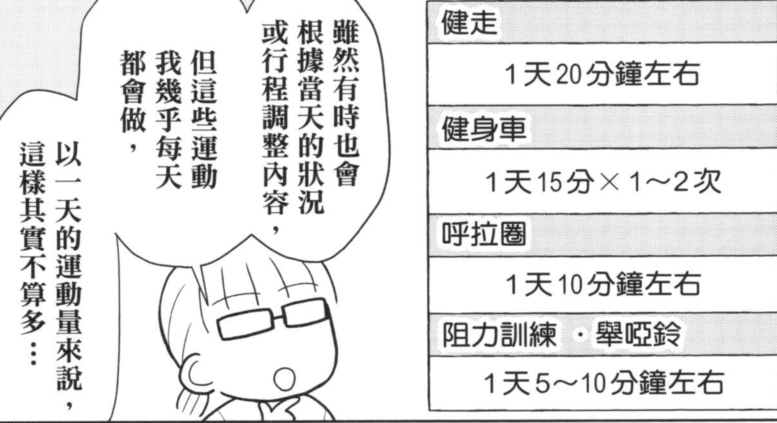

但平時不太運動的人看到這個，

要在生活中加上這些運動實在太麻煩了，我做不到啊～

不行、不行

減肥果然還是要靠努力和毅力啊～

或許會這麼覺得。

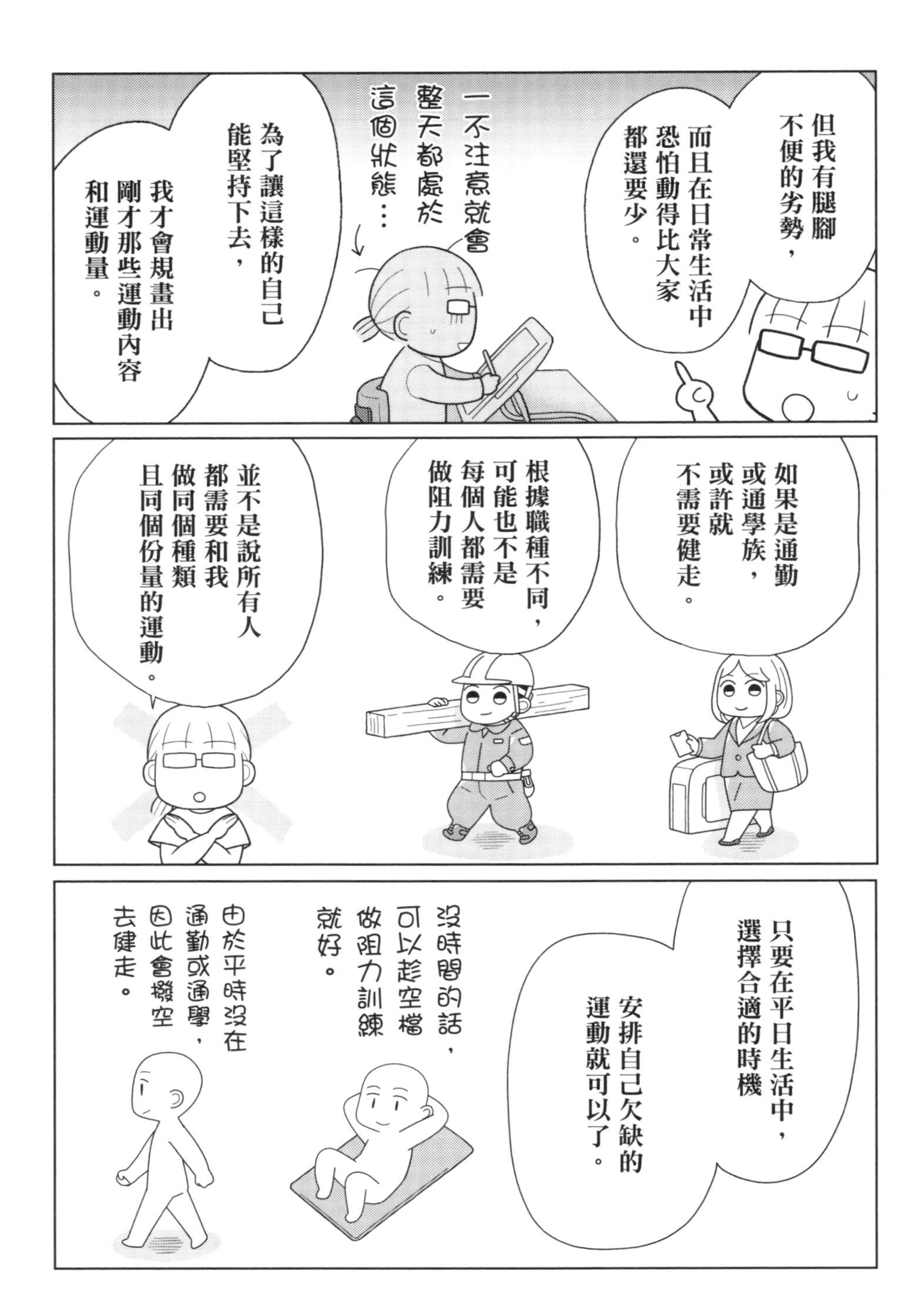
但我有腿腳不便的劣勢，
而且在日常生活中恐怕動得比大家都還要少。
一不注意就會整天都處於這個狀態…
為了讓這樣的自己能堅持下去，
我才會規畫出剛才那些運動內容和運動量。
如果是通勤或通學族，
或許就不需要健走。
根據職種不同，
可能也不是每個人都需要做阻力訓練。
並不是說所有人都需要和我做同個種類且同個份量的運動。
只要在平日生活中，選擇合適的時機
安排自己欠缺的運動就可以了。
沒時間的話，可以趁空檔做阻力訓練就好。
由於平時沒在通勤或通學，因此會撥空去健走。

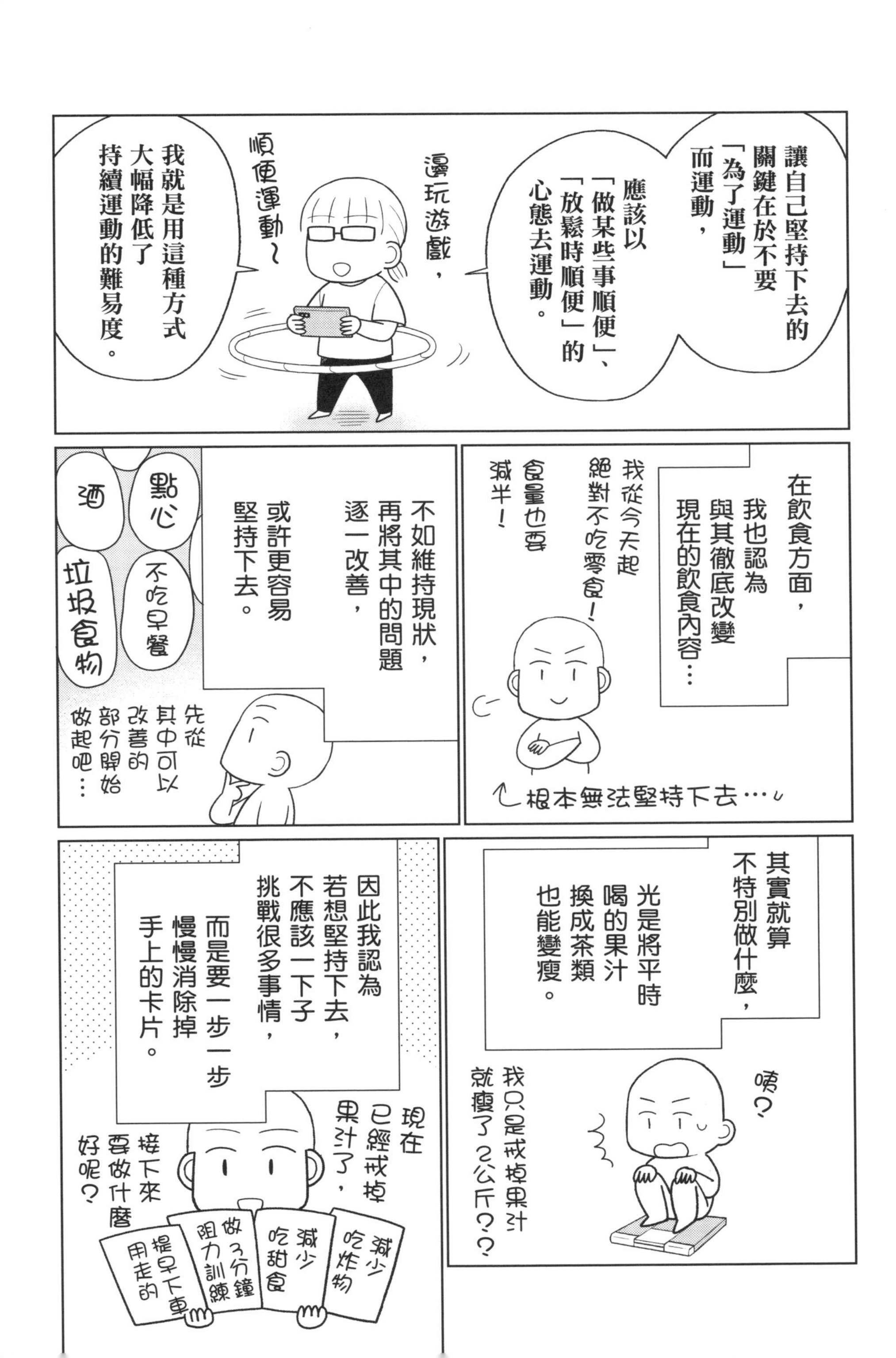
讓自己堅持下去的
關鍵在於不要
「為了運動」
而運動，
應該以
「做某些事順便」、
「放鬆時順便」的
心態去運動。
邊玩遊戲，
順便運動～
我就是用這種方式
大幅降低了
持續運動的難易度。
在飲食方面，
我也認為
與其徹底改變
現在的飲食內容…
我從今天起
絕對不吃零食！
食量也要
減半！
根本無法堅持下去…
不如維持現狀，
再將其中的問題
逐一改善，
或許更容易
堅持下去。
點心
酒
不吃早餐
垃圾食物
先從
其中可以
改善的
部分開始
做起吧…
其實就算
不特別做什麼，
光是將平時
喝的果汁
換成茶類
也能變瘦。
咦？
我只是戒掉果汁
就瘦了2公斤？？
因此我認為
若想堅持下去，
不應該一下子
挑戰很多事情，
而是要一步一步
慢慢消除掉
手上的卡片。
現在
已經戒掉
果汁了，
接下來
要做什麼
好呢？
減少
炸物
減少
吃甜食
做3分鐘
阻力訓練
提早下車
用走的

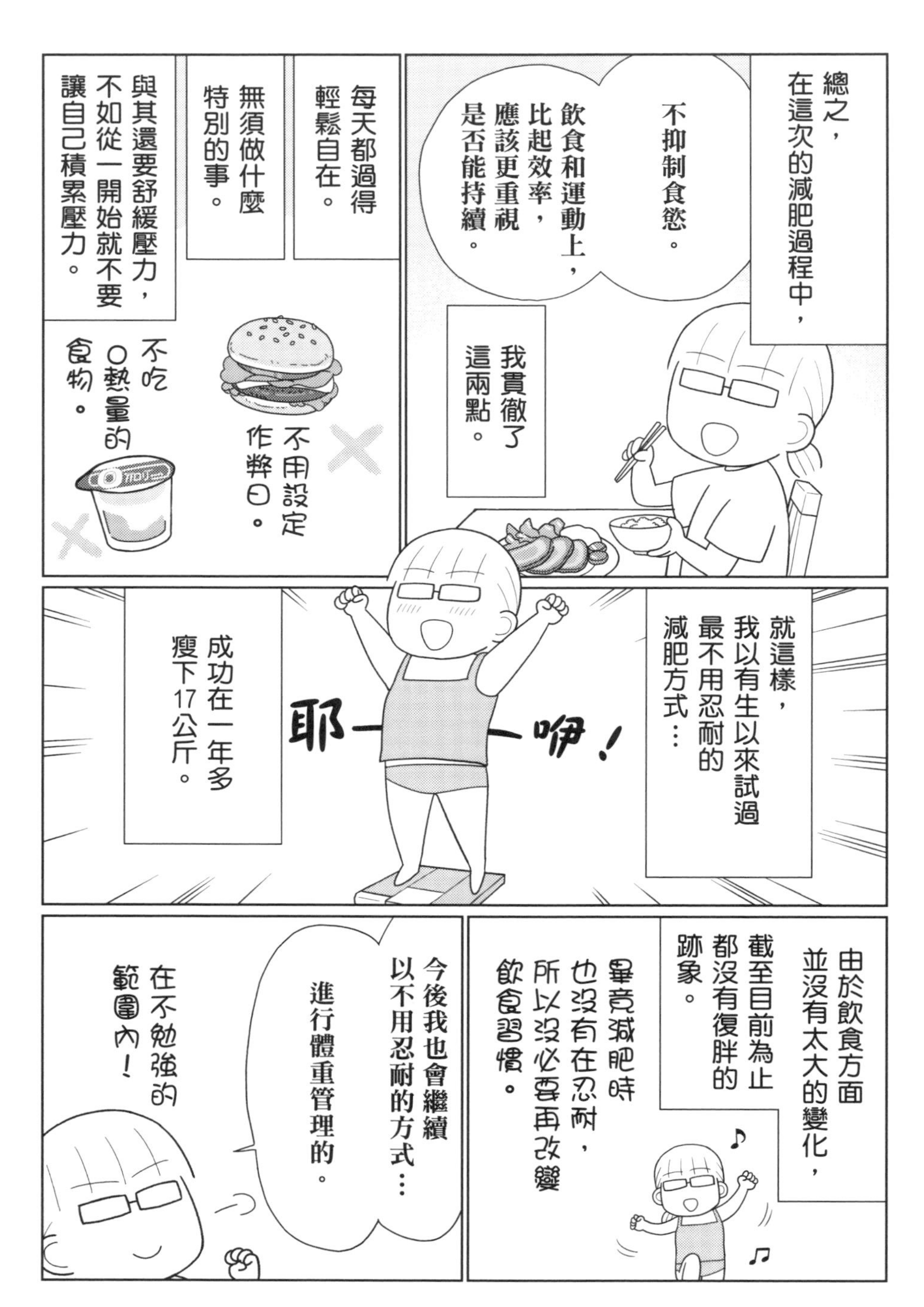
總之，在這次的減肥過程中，
不抑制食慾。
飲食和運動上，比起效率，應該更重視是否能持續。
我貫徹了這兩點。
每天都過得輕鬆自在。
無須做什麼特別的事。
與其還要舒緩壓力，不如從一開始就不要讓自己積累壓力。
不用設定作弊日。
不吃0熱量的食物。
就這樣，我以有生以來試過最不用忍耐的減肥方式…
耶——咿！
成功在一年多瘦下17公斤。
由於飲食方面並沒有太大的變化，
截至目前為止都沒有復胖的跡象。
畢竟減肥時也沒有在忍耐，所以沒必要再改變飲食習慣。
今後我也會繼續以不用忍耐的方式…
進行體重管理的。
在不勉強的範圍內！

很好！

只用三天就把吃外食
變胖的體重減下來了~

第16話

對於「不想受他人言語影響而減肥」的看法

我在這次的減肥過程中
強烈意識到，
應該不忍耐、
不勉強自己，
並且優先考量
「是否能持續」。
以及…
不要因為別人
或某件事減肥，
尊重自己的意志
和步調來減肥…
是很重要的。

在剛開始減肥時，
我曾為了找資料
翻閱過去的日記，
並意外
想起一件往事。
那就是…
我以前曾多次
因為體型的關係，
被其他人嘲笑。
由於
很高＋很胖，
所以格外顯眼。

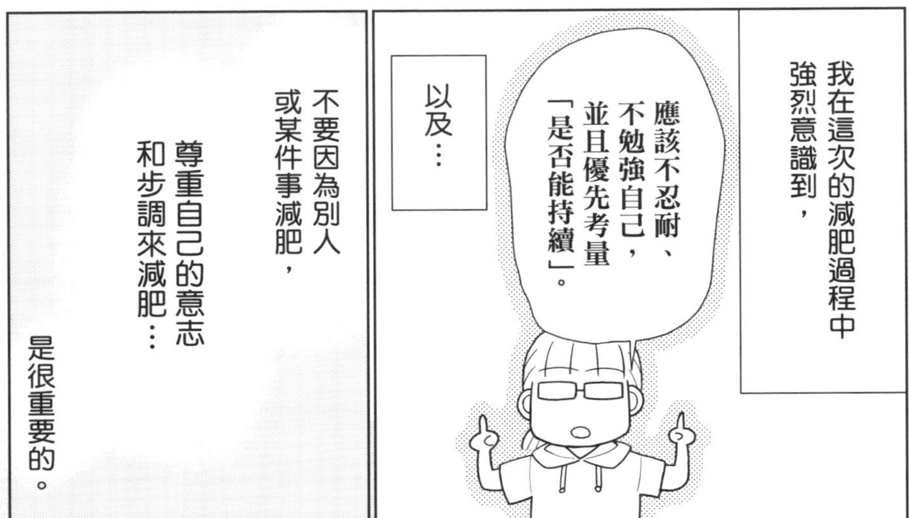

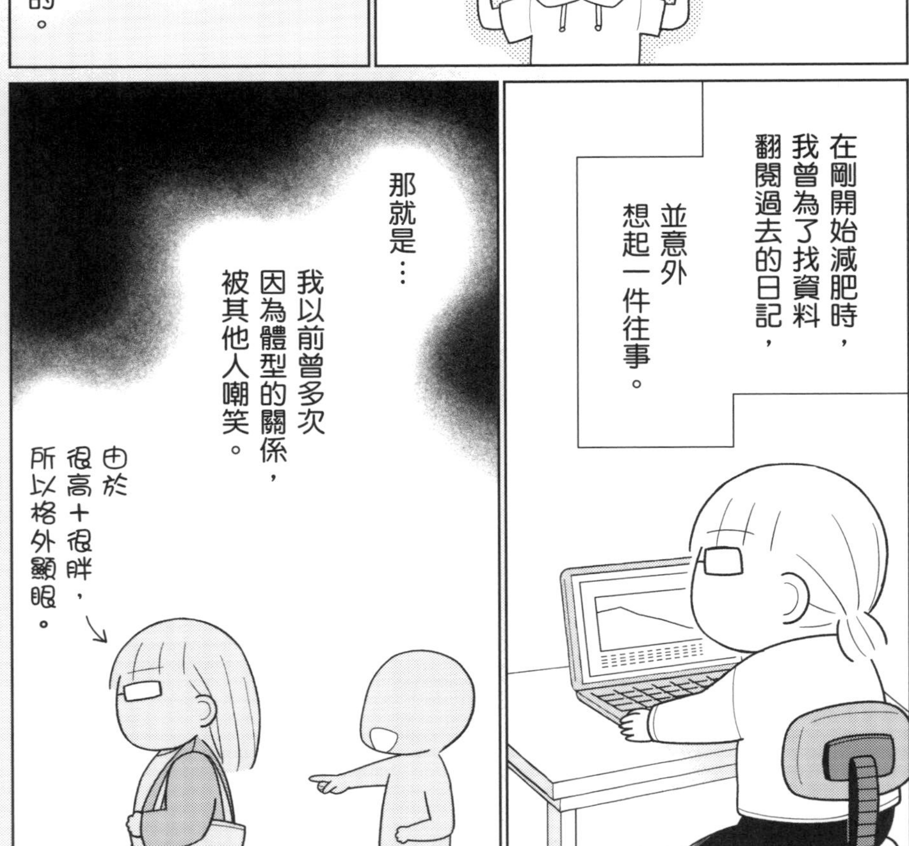

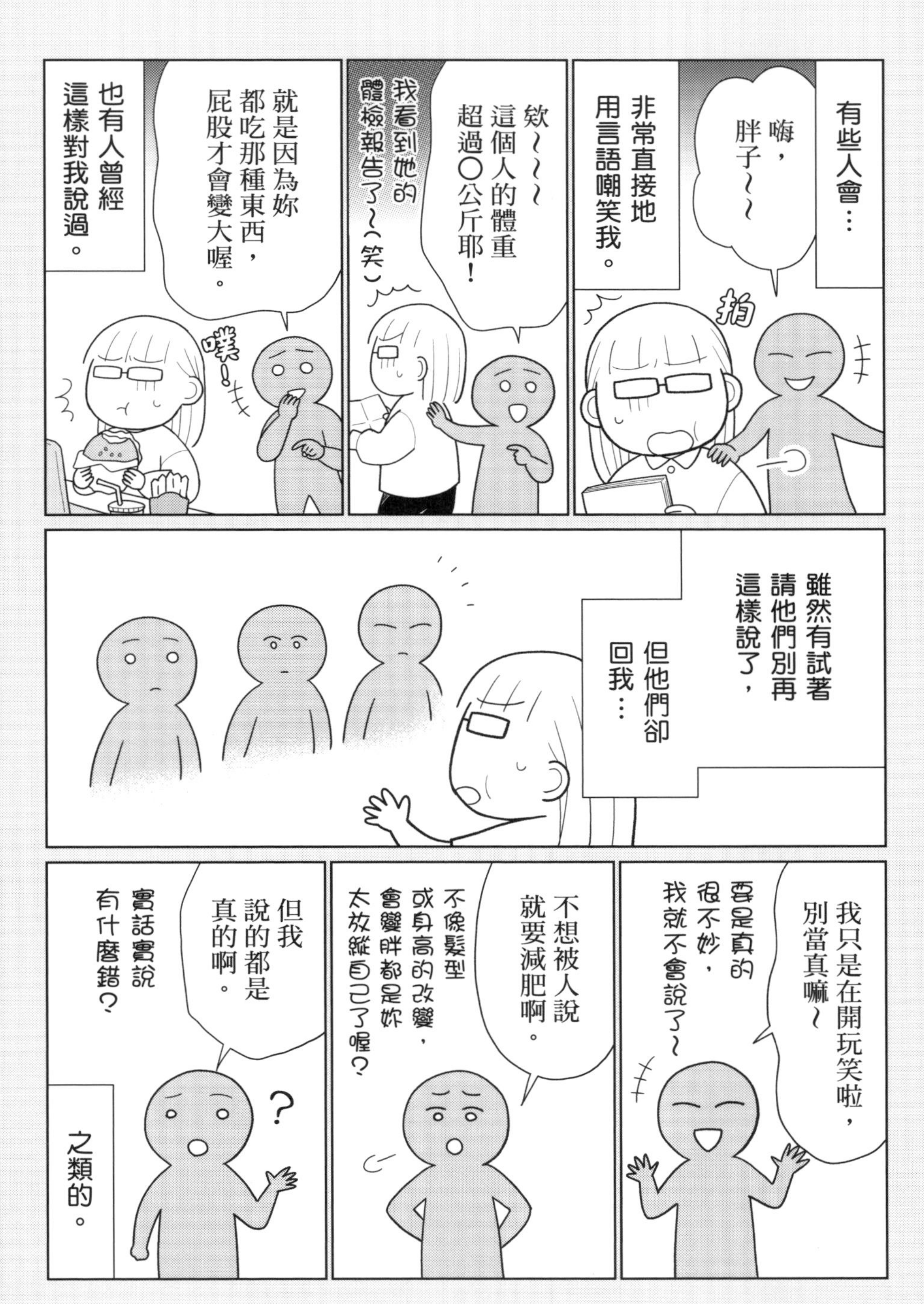
有些人會…
嗨，胖子～～
拍
非常直接地用言語嘲笑我。
欸～～～這個人的體重超過〇公斤耶！
我看到她的體檢報告了～（笑）
就是因為妳都吃那種東西，屁股才會變大喔。
噗！
也有人曾經這樣對我說過。
雖然有試著請他們別再這樣說了，
但他們卻回我…
我只是在開玩笑啦，別當真嘛～
要是真的很不妙，我就不會說了～
不想被人說就要減肥啊。
不像髮型或身高的改變，會變胖都是妳太放縱自己了喔？
但我說的都是真的啊。
實話實說有什麼錯？
?
之類的。

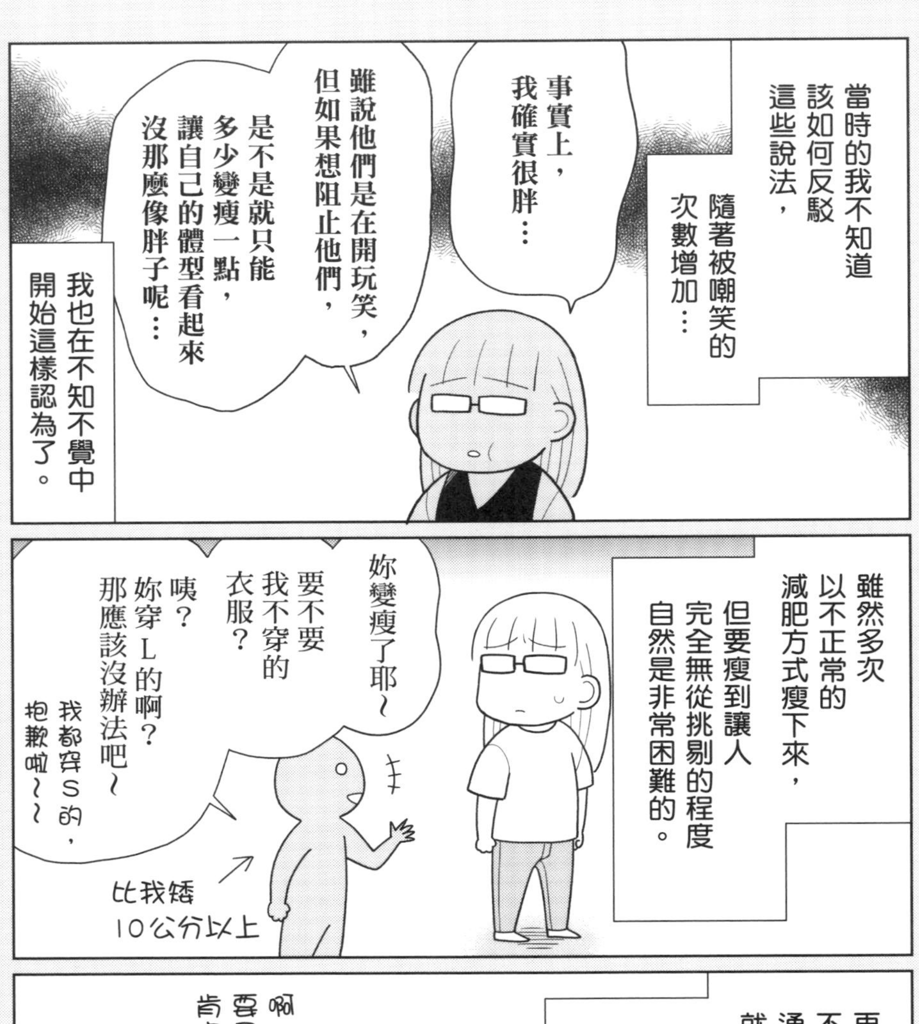
當時的我不知道該如何反駁這些說法，
隨著被嘲笑的次數增加…
事實上，我確實很胖…
雖說他們是在開玩笑，但如果想阻止他們，
是不是就只能多少變瘦一點，讓自己的體型看起來沒那麼像胖子呢…
我也在不知不覺中開始這樣認為了。
雖然多次以不正常的減肥方式瘦下來，
但要瘦到讓人完全無從挑剔的程度自然是非常困難的。
妳變瘦了耶～
要不要我不穿的衣服？
咦？妳穿L的啊？那應該沒辦法吧～
我都穿S的，抱歉啦～～
比我矮10公分以上

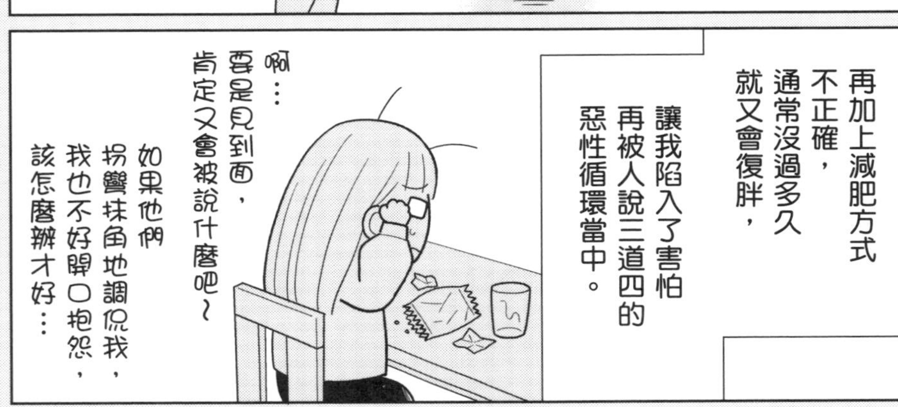
再加上減肥方式不正確，通常沒過多久就又會復胖，
讓我陷入了害怕再被人說三道四的惡性循環當中。
啊…要是見到面，肯定又會被說什麼吧～
如果他們拐彎抹角地調侃我，我也不好開口抱怨，該怎麼辦才好…

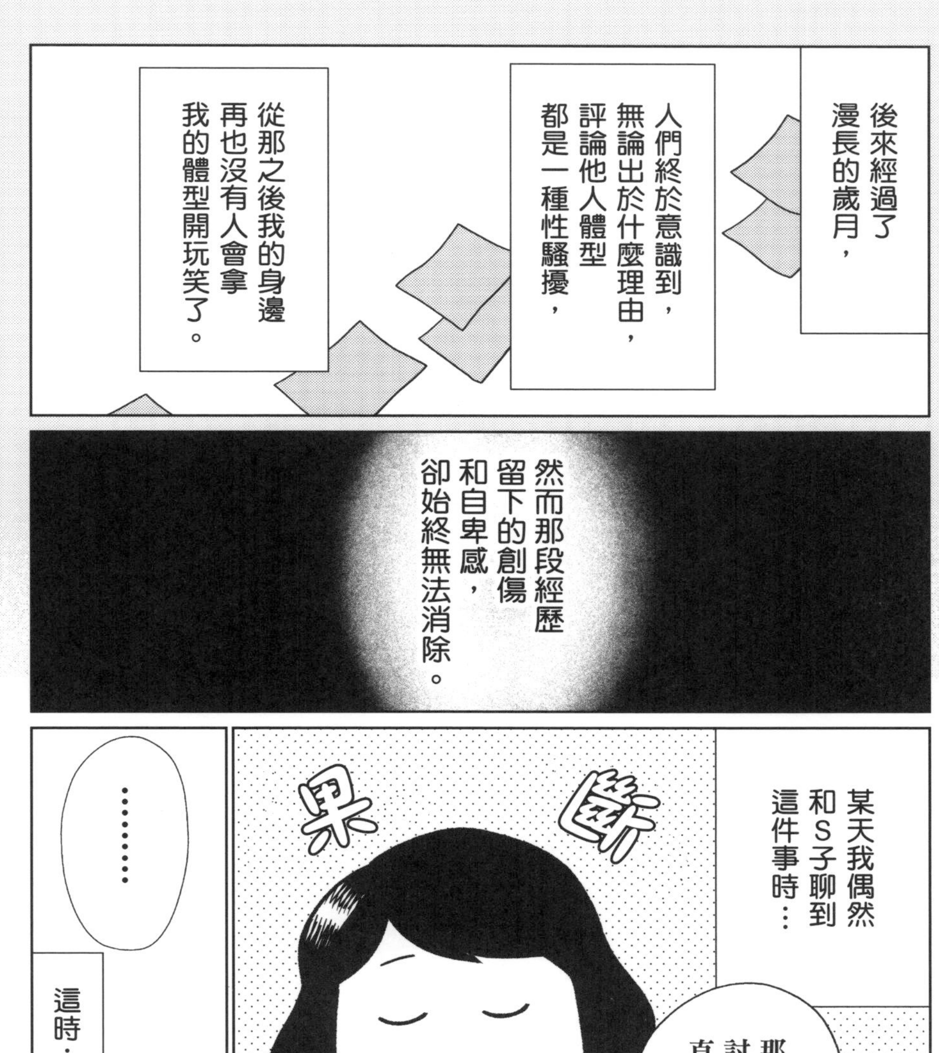
後來經過了漫長的歲月，
人們終於意識到，無論出於什麼理由，評論他人體型都是一種性騷擾，
從那之後我的身邊再也沒有人會拿我的體型開玩笑了。
然而那段經歷留下的創傷和自卑感，卻始終無法消除。

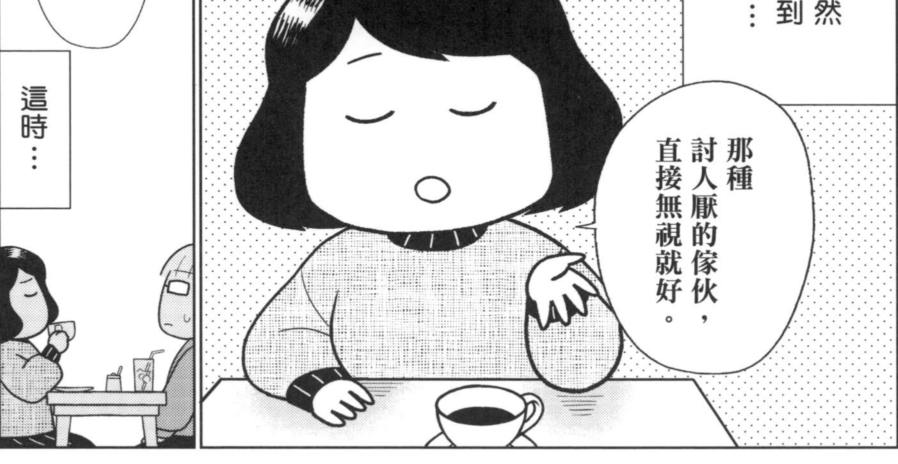
某天我偶然和S子聊到這件事時…
果斷
那種討人厭的傢伙，直接無視就好。
……
這時…

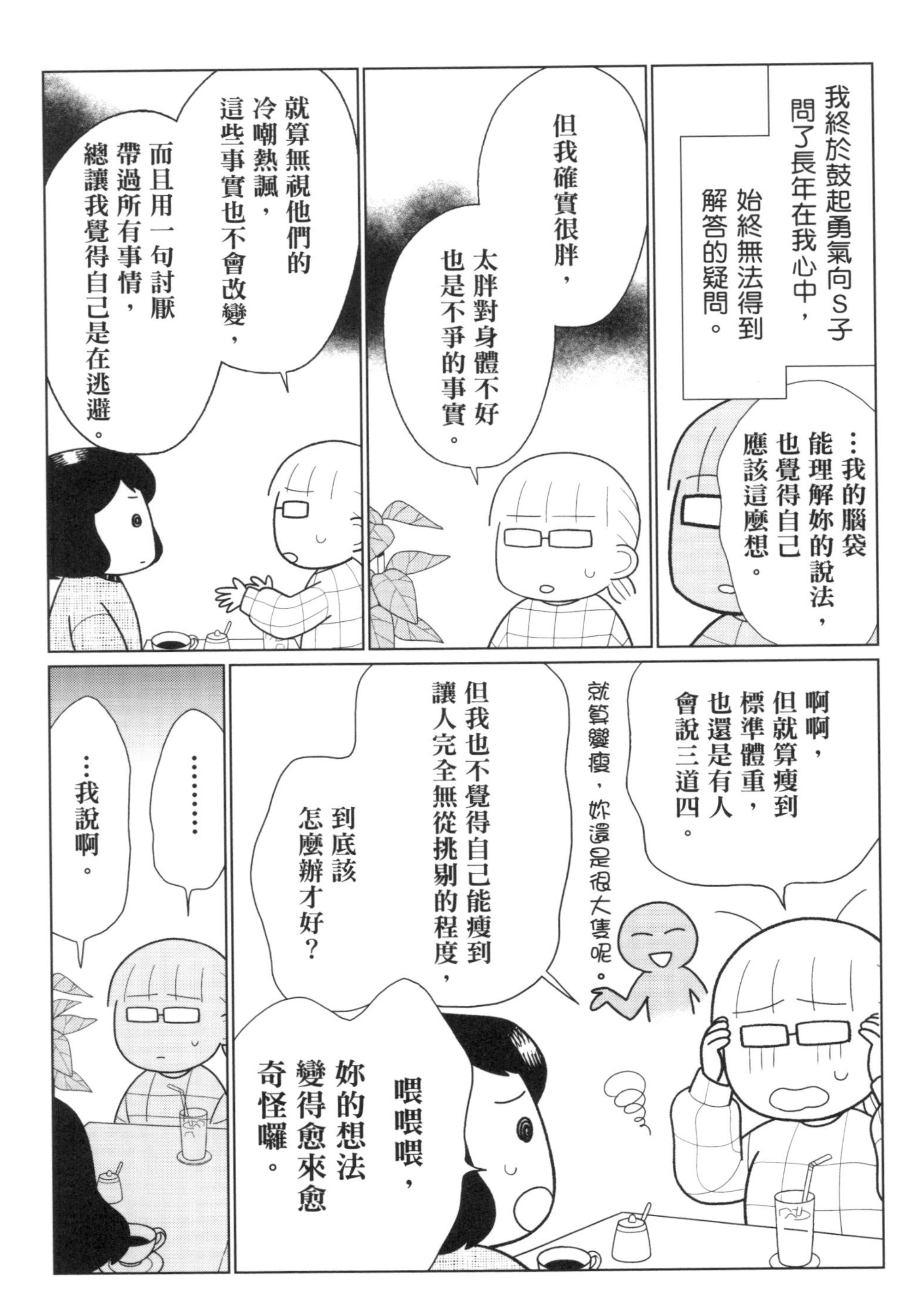
我終於鼓起勇氣向S子問了長年在我心中，始終無法得到解答的疑問。
…我的腦袋能理解妳的說法，也覺得自己應該這麼想。
但我確實很胖，太胖對身體不好也是不爭的事實。
就算無視他們的冷嘲熱諷，這些事實也不會改變，而且用一句討厭帶過所有事情，總讓我覺得自己是在逃避。
啊啊，但就算瘦到標準體重，也還是有人會說三道四。
就算變瘦，妳還是很大隻呢。
但我也不覺得自己能瘦到讓人完全無從挑剔的程度，到底該怎麼辦才好？
喂喂，妳的想法變得愈來愈奇怪囉。
………
…我說啊。

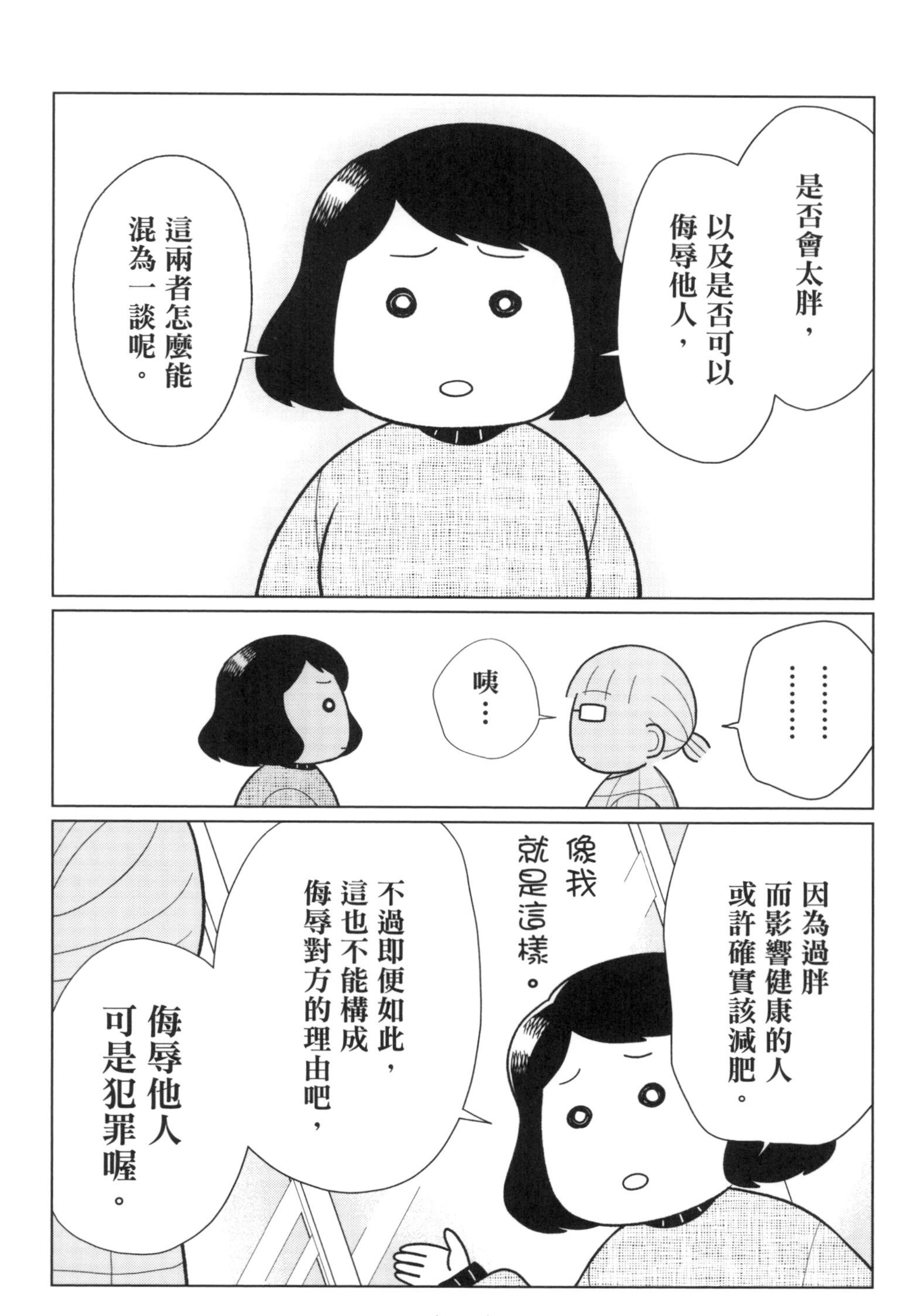
是否會太胖，
以及是否可以
侮辱他人，
這兩者怎麼能
混為一談呢。
…………
咦…
因為過胖
而影響健康的人
或許確實該減肥。
像我
就是這樣。
不過即便如此，
這也不能構成
侮辱對方的理由吧，
侮辱他人
可是犯罪喔。

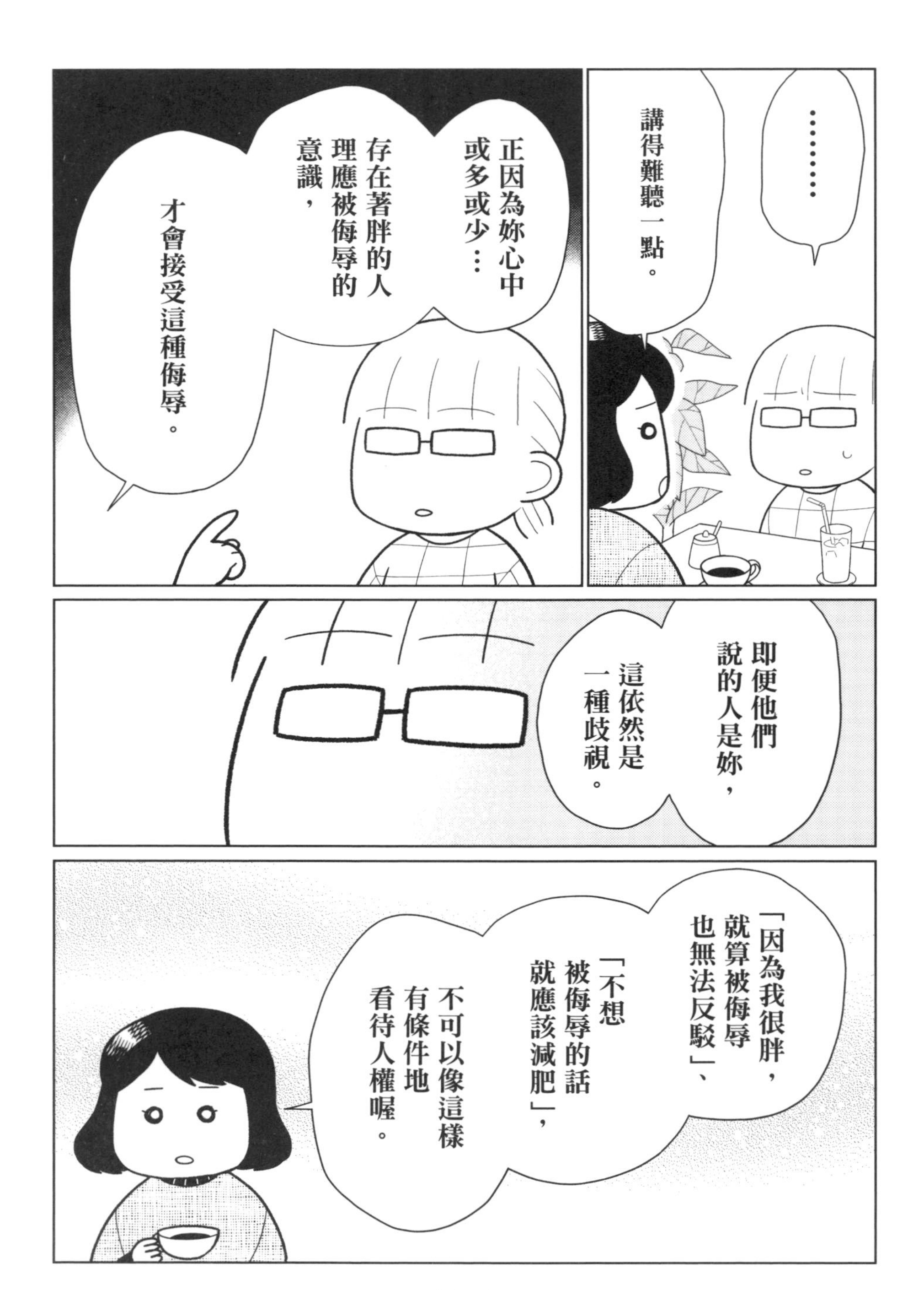
……
講得難聽一點。
正因為妳心中或多或少…存在著胖的人理應被侮辱的意識，
才會接受這種侮辱。
即便他們說的人是妳，
這依然是一種歧視。
「因為我很胖，就算被侮辱也無法反駁」、
「不想被侮辱的話就應該減肥」，
不可以像這樣有條件地看待人權喔。

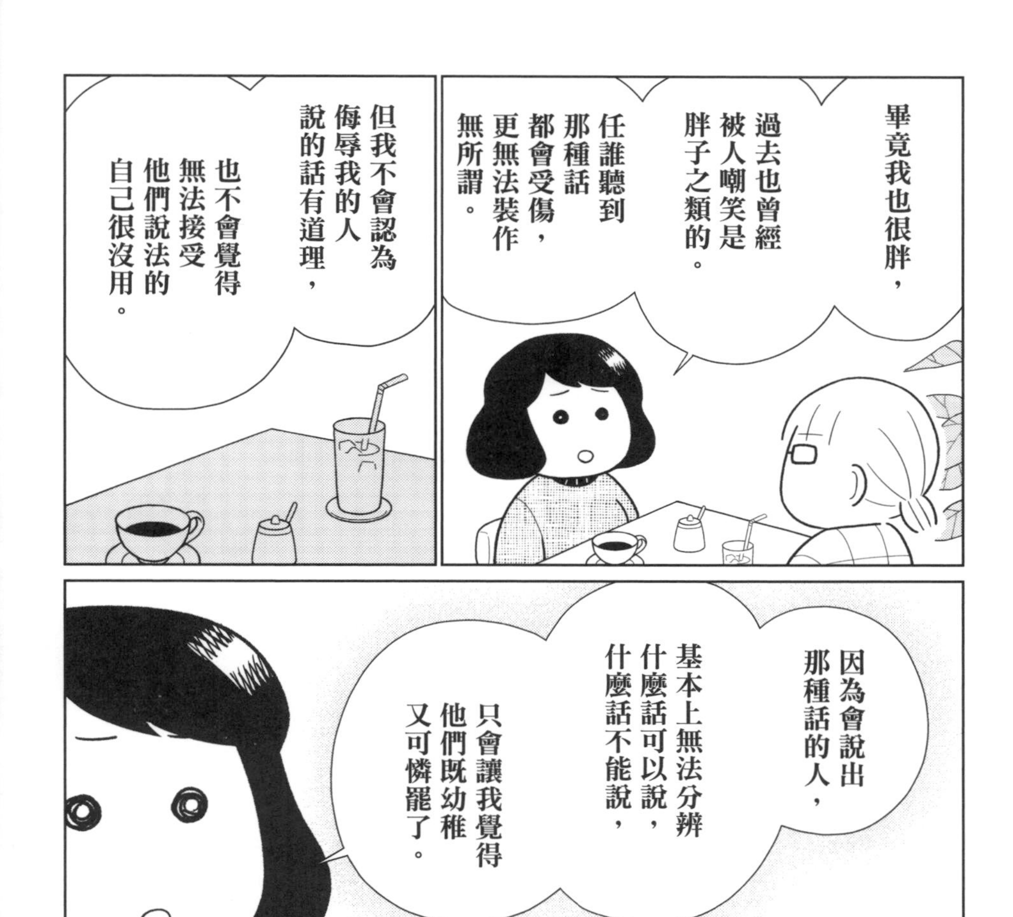
畢竟我也很胖，
過去也曾經被人嘲笑是胖子之類的。
任誰聽到那種話都會受傷，更無法裝作無所謂。
但我不會認為侮辱我的人說的話有道理，
也不會覺得無法接受他們說法的自己很沒用。
因為會說出那種話的人，
基本上無法分辨什麼話可以說，什麼話不能說，
只會讓我覺得他們既幼稚又可憐罷了。

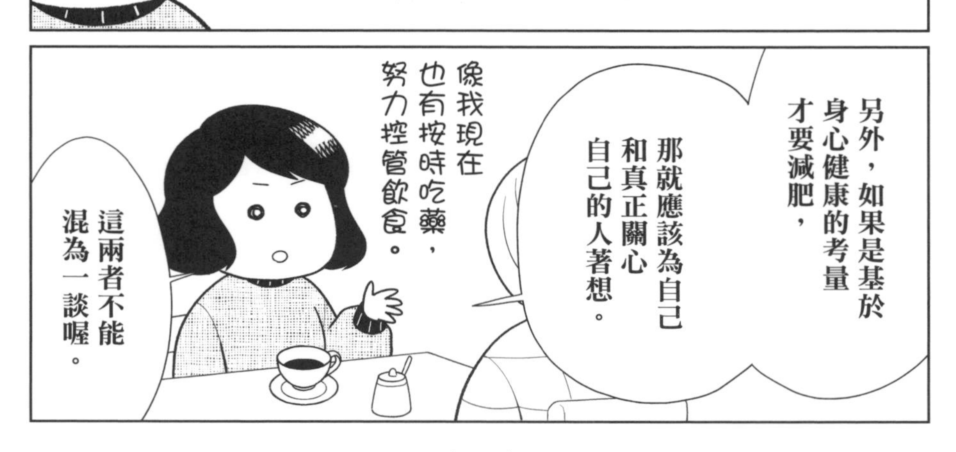
另外，如果是基於身心健康的考量才要減肥，
那就應該為自己和真正關心自己的人著想。
像我現在也有按時吃藥，努力控管飲食。
這兩者不能混為一談喔。

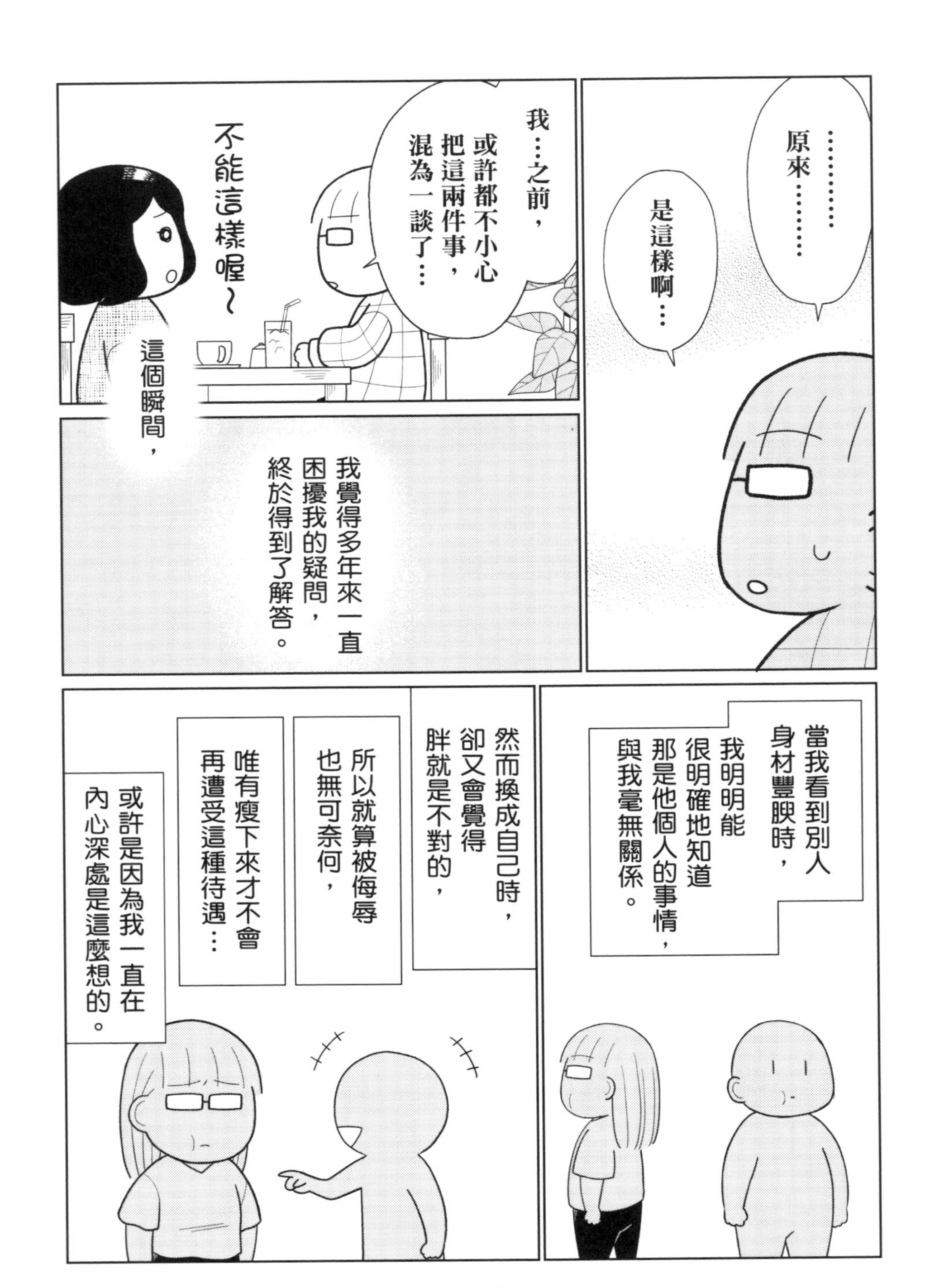
…………原來…………
是這樣啊…
我…之前，
或許都不小心
把這兩件事，
混為一談了…
不能這樣喔～
這個瞬間，
我覺得多年來一直
困擾我的疑問，
終於得到了解答。
當我看到別人
身材豐腴時，
我明明能
很明確地知道
那是他個人的事情，
與我毫無關係。
然而換成自己時，
卻又會覺得
胖就是不對的，
所以就算被侮辱
也無可奈何，
唯有瘦下來才不會
再遭受這種待遇…
或許是因為我一直在
內心深處是這麼想的。

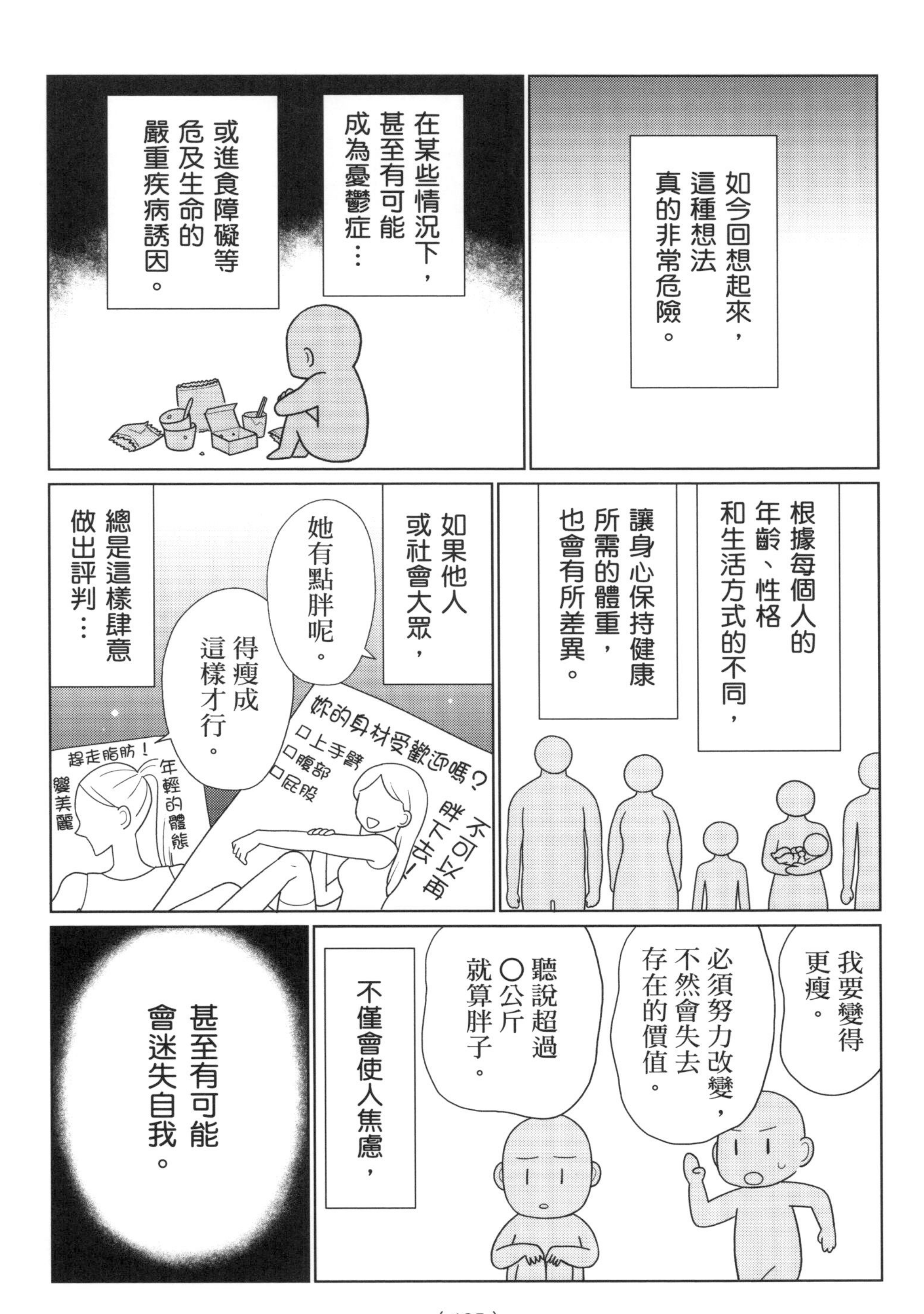
如今回想起來，這種想法真的非常危險。
在某些情況下，甚至有可能成為憂鬱症……
或進食障礙等危及生命的嚴重疾病誘因。
根據每個人的年齡、性格和生活方式的不同，
讓身心保持健康所需的體重，也會有所差異。
如果他人或社會大眾，
她有點胖呢。
得瘦成這樣才行。
總是這樣肆意做出評判……
妳的身材受歡迎嗎？
口上手臂
口腹部
口屁股
不可以再胖下去！
趕走脂肪！
年輕的體態
變美麗
我要變得更瘦。
必須努力改變，不然會失去存在的價值。
聽說超過○公斤就算胖子。
不僅會使人焦慮，
甚至有可能會迷失自我。

在這次的減肥過程中，
我的焦點不是放在
「無論如何都要變瘦」
或是「要馬上瘦下來」。

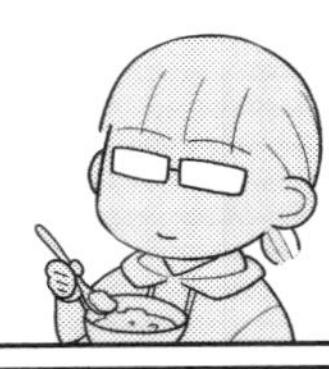

而是讓自己
認真檢視
過去的生活，
並且坦率面對
自己的性格。

最終，
我順利以有生以來
試過最輕鬆
又健康的方式，
瘦下來了。

同時也拯救了，
過去那個不斷受他人
或社會標準左右，

對減肥感到焦慮
和困擾的自己。

希望我的故事
能幫助到和我擁有
同樣煩惱的人，

在此感謝大家
閱讀到最後。

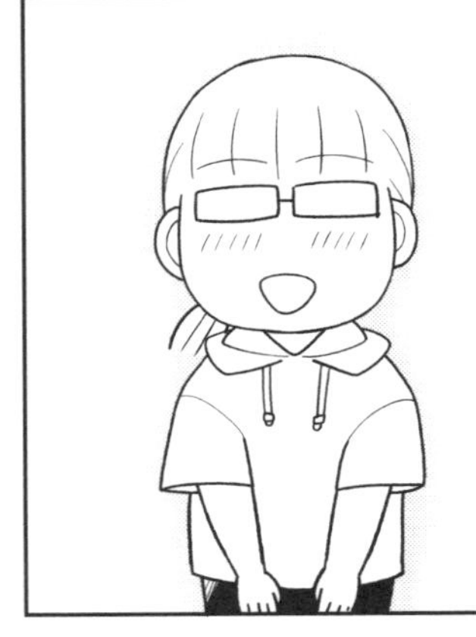

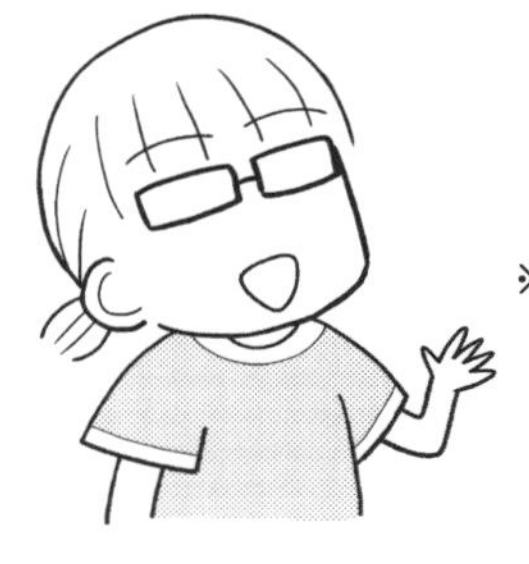

※本次的減肥內容是Nagimayu參考她個人所查詢的資訊，
再根據自身的體質和生活方式規畫出來的，
並不適用於所有人和每位個案。
如有身體不適之情況，還請遵照醫生或專家的指示。

後記

非常感謝大家的閱讀，我是Nagimayu。

至今以來，我曾嘗試減肥很多次，然而每次都過了幾年，就又恢復原狀了。

後來回顧起當時的減肥過程，我發現自己似乎都將「數字慢慢減少」、「周遭的人察覺到自己的變化」、「外觀變得愈來愈苗條」作為減肥的動力。

但體重並不會永遠都在下降，再加上工作的關係，能接觸到他人的機會也變少了，而我對外貌又沒有非常高的要求……

最後無法維持動力，才會導致每次都復胖。

雖說這次減肥的契機是因為朋友和我本身患有的疾病，但卻不像以前那樣有具體的動機，有種突然就開始的感覺。

畢竟這次，我不是為了配合某個活動，也不是因為工作上經常需要見人，再加上我的腿部疾病是會伴隨一生的問題，基本上沒有急著瘦下來的理由……

不過我想，或許就是這種看似難以持續的情況，才促使我減肥成功的。

Afterword by Nagimayu

透過以往的失敗經驗，我發現自己即便只是稍微忍耐，長久累積下來終究會導致自己不堪負荷，進而演變成暴飲暴食，所以我決定這次絕對不要在飲食方面忍耐。如果非要忍耐的話，即便只要努力就能一個月瘦1公斤，我也寧願只減少0.1公斤。因為比起減重，我更希望打造出一個明年、後年，甚至一輩子都能維持現在這個食量的身體。

與其執著於眼前的數字，我選擇將目光放在更長遠的未來，最終順利地以有史以來最輕鬆的方式達到了健康的體重。

如今我依然照著減肥期間規畫的飲食方式吃飯，體重也維持得很理想。在這次的減肥過程中我深刻地體會到，若想無壓力地維持體重，無論是減肥中還是減肥後都不能強迫自己節食，亦不能在食量方面妥協。

此外，這次減肥帶給我最大的收穫，其實不是減少的數字或變瘦的雙腿，而是無須抑制食慾也能維持體重的身體和習慣。

在漫畫中也有提到，我過去曾經多次因為體型遭人嘲笑。

當時我總是下意識地認為：「畢竟我確實很胖，雖然不喜歡他們這樣說，但只要我還沒瘦下來，就算被人侮辱也是無可奈何的事。」

然而，即便你瘦到像模特兒一樣，讓那些人無話可說，你也會一直擔心自己如果又胖回來，或許會再次遭受侮辱，在這種緊張狀態下，是無法安心建立人際關係的。

如今我才瞭解到，不去質疑侮辱自己的壞人，反而抱持著「為了不被侮辱而去做些什麼」心態生活的人，自然也難以學會尊重自己。

或許我們今後還是會在某個地方遇見喜歡嘲笑他人體型的人。

但如果能改掉「因為我很胖，就算被人侮辱也是無可奈何的事」這種思考方式，並打從心底認為「就算我們很胖，這樣隨意侮辱他人也是不正確的」。即便受到過分的言語傷害，你也不會再因為受挫而迷失自我。

每當我和別人提起這件事時，經常會得到「這不是理所當然的事嗎？」這種回覆，但我卻花了很長一段時間才真正理解這個道理。

Afterword by Nagimayu

如果現在有人和我一樣正為自己的體型煩惱，甚至不斷責備自己，我想告訴你們，正如我朋友所說，「是否會太胖、是否有必要減肥」以及「是否可以侮辱他人」是兩回事，你沒必要承受他人的侮辱。

透過這場減肥，我瞭解到為了健康地瘦身，我們需要的並不是與周遭他人比較，或是承受他人帶來的壓力這種「他人軸」的想法，而是要以「自我軸」去生活，認真思考自己該怎麼做才能輕鬆減重，又該怎麼做才能輕鬆維持體重。

最後，由衷感謝我的朋友S子，以及在減肥和漫畫創作過程中支持我的朋友們，還有所有參與本書出版過程的相關人士。

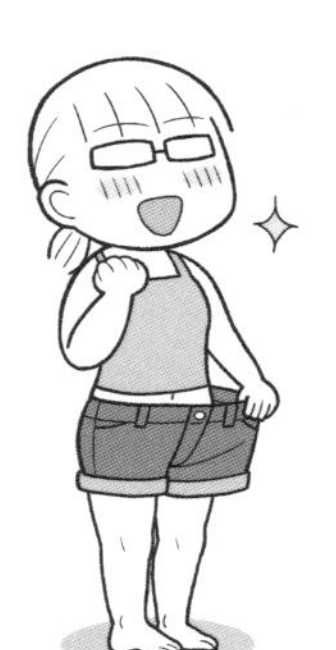

STAFF

書籍設計
坂野弘美

DTP
小川卓也（木蔭屋）

瘦身中最重要的，
竟然不是「變瘦」這件事!?
一起揭曉不知不覺就
瘦下17公斤的祕密！

漫畫版

別再勉強自己！

不必節食的瘦身哲學

出　　版／楓葉社文化事業有限公司
地　　址／新北市板橋區信義路163巷3號10樓
郵政劃撥／19907596 楓書坊文化出版社
網　　址／www.maplebook.com.tw
電　　話／02-2957-6096
傳　　真／02-2957-6435
作　　者／Nagimayu
翻　　譯／曾薏珊
責任編輯／黃穫容
內文排版／楊亞容
港澳經銷／泛華發行代理有限公司
定　　價／360元
出版日期／2025年2月

國家圖書館出版品預行編目資料

漫畫版 別再勉強自己！不必節食的瘦身哲學／Nagimayu作；曾薏珊譯. -- 初版. -- 新北市：楓葉社文化事業有限公司, 2025.2 面； 公分
ISBN 978-986-370-769-1（平裝）
1. 減重
411.94 113019920